基礎から学ぶ
内分泌薬学

厚味厳一［編集］

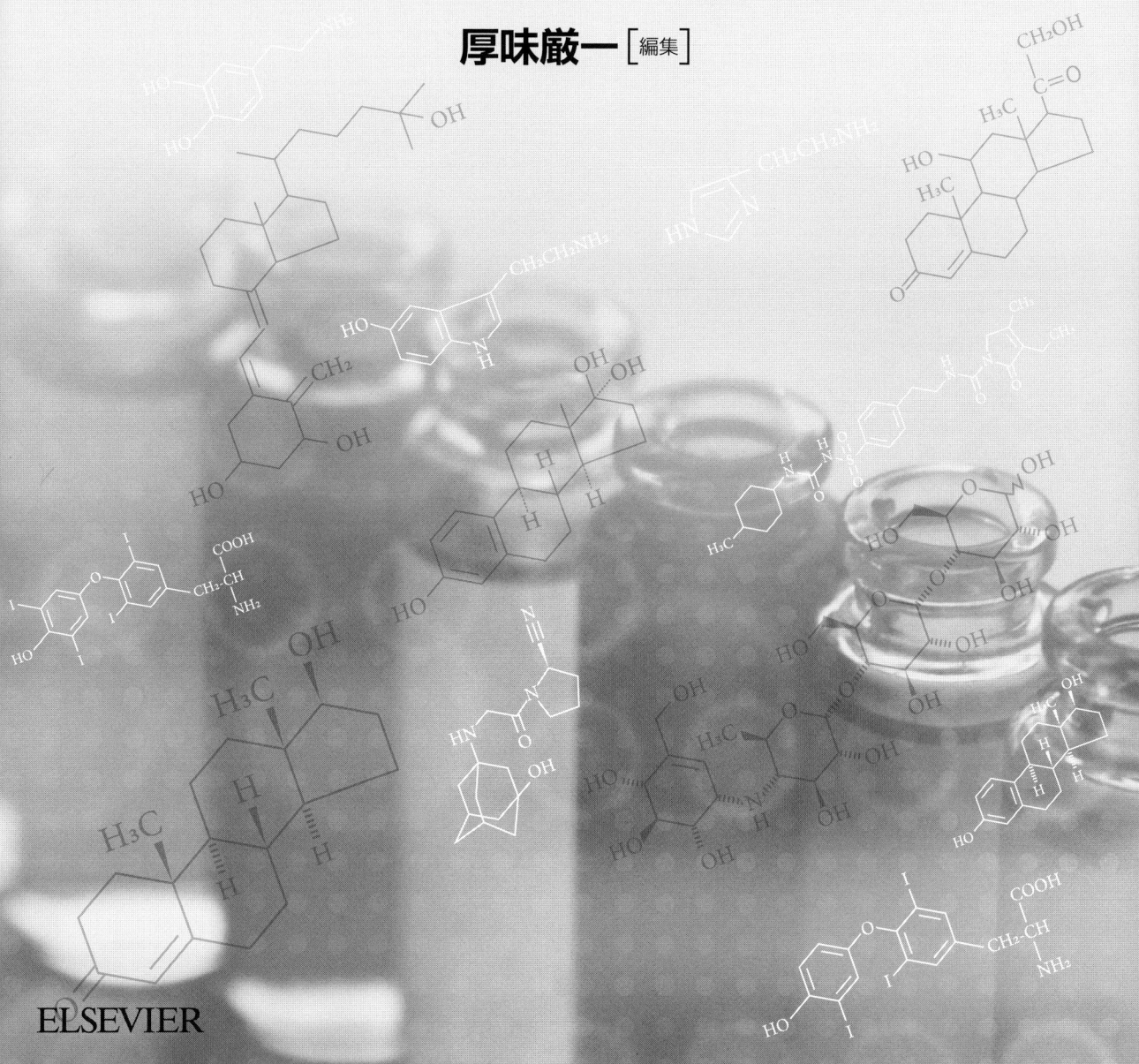

ELSEVIER

編集にあたって

　前版『ミクス薬学シリーズ⑧ 内分泌薬学』が刊行されてから10年以上が経過した。「内分泌薬学」は，生理学あるいは内分泌疾患からの視点でのみ語られていたホルモンを，薬物利用といった視点から取り上げており，きわめて斬新な切り口の書物である。しかし，この10年の間には分析技術のみならず，基礎科学が進歩し，数多くのホルモンの新たな生理作用や疾患との関連性が明らかになり，「内分泌薬学」では足りない部分がみられるようになった。そこで，前版の編集を務められた川島光太郎先生からの強い要望とともに，改訂版の作成を検討することになり，私が編集を任された。

　私がまず意識したのは，2つである。1つ目としては，「内分泌薬学」の精神を受け継ぎ，ホルモンをその構造を含めた物質の面から取り上げ，薬学の本を作ることである。疾患を中心としたホルモンの本は医学関係で既に多く出版されており，臨床現場で働いておられる医師の執筆内容にはかなわないと考えた。そこで，構造を含めた化学の視点でホルモンを捉え，薬物への応用を踏まえた執筆をお願いすることで，薬学の本の作成を目指すことにした。実際著者には，構造をできるかぎり載せることや，その特徴を記載することをお願いした。

　2つ目としては，卒業後も使える本を目指した。つまり，現場で働く医療従事者が目を通しても，新たな発見がある内容とすることにこだわった。そのためには，ただ新しいことを記載すればよいというのではないと考えた。ホルモンの物性，薬物利用への意義など，ほかの書物には見当たらないような内容の記載を，薬学部で実際に教えている著者の先生方にお願いしたところ，薬学教育によって培われた感性で，各先生方はこの要望に応えてくださったと感じている。そして，薬学独特の本ができ上がったといえるのではないであろうか。

　薬学部が6年制となり7年が過ぎようとしている。6年制での国家試験も2回目を迎え，新たな薬学教育は，なんとか軌道に乗りつつある。問題解決能力を備えた薬剤師の養成を目指し，大学教育は行われている。今行っている教育が実を結ぶまでには，まだまだ年月はかかるであろうが，薬学を学ぶ者として，ほかの医療従事者では培えない感性をもつことを意識し続けなければならないと感じる。それは，"化学の眼で医療を見る"ことではないであろうか。本書がその一助となるのであれば，幸いである。

　最後に，当初の計画から大幅に遅れはしたが，出版までたどりつけたのは，執筆をお願いした先生方はもちろん，エルゼビア・ジャパンの方々のご尽力のおかげである。感謝の意を申し上げる。特に，編集の安田みゆきさんは，数多くの無理をお願いしたにもかかわらず，こころよくすべてをお引き受けくださった。心からお礼を申し上げる。

平成25年3月

厚味　厳一

●執筆者一覧

厚味 厳一　帝京大学薬学部病態生理学研究室教授
徳山 尚吾　神戸学院大学薬学部臨床薬学研究室教授
森山 賢治　武庫川女子大学薬学部臨床病態解析学講座教授
中陳 静男　星薬科大学薬学部生化学教室教授
田村 和広　東京薬科大学 内分泌・神経薬理学教室准教授
田中 資子　鈴鹿医療科学大学薬学部病態薬学研究室教授
竹内 孝治　京都薬科大学病態薬科学系薬物治療学分野教授
新木 敏正　日本薬科大学薬学部薬学科教授
秋葉 　聡　京都薬科大学病態薬科学系病態生化学分野教授

(執筆順, 第1刷刊行時点の所属を表す)

ミクス薬学シリーズ⑧内分泌薬学
編集にあたって

　従来，ホルモン薬は他の多くの薬物とともに薬理学の一部をなすものとして講義されてきた。しかし，ホルモンは内部環境の恒常性を維持するものとして，生体自身が合成し，生体自身に作用しているところに，外来性の他の多くの薬物との間に一線を画している。また，ホルモン薬ならびにその関連薬は，内分泌疾患の是正にきわめて有効な薬として長く使われてきた。しかし，近年の薬理学あるいは周辺の学問の著しい進歩により，ホルモンの作用と作用機序の解明が進むにつれ，内分泌疾患という概念にとらわれず，他の多くの疾患に有効に使用されるようになってきた。また，ホルモン研究を通し，細胞内情報伝達機構の解明も大きく進展することになった。現在もこの研究領域の発展は目を見張るものがある。このような観点から，もはや，ホルモン薬は薬理学の講義の中だけでは十分な内容を伝えることが困難になっているのではないだろうか。現在，多くの大学において，薬理学の講義のほかに，「内分泌薬学」が開講されているのはこのためであろう。

　薬剤師国家試験においても，ホルモン関連の問題は毎年12〜13題（全体の約5%）出題されている。特定分野の問題ととらえると異例の高率である。また，基礎薬学，医療薬学全般にわたって出題され，情報伝達を含めたホルモンの基礎から，医薬品としてのホルモン，疾患の理解まで多くの知識が要求されている。本書はこのような状況をふまえ，国家試験に有効に対応できることを念頭におきながら，ホルモンとその関連薬を物質的な基礎から臨床応用までわかりやすく解説することを目的として編集された。そのため，本書では，キーワードを選んだり，本文の中に出てくる語群，あるいは疾患の解説を欄外で行ったり，また，各章ごとに練習問題を設けたりして，理解を深める工夫をしている。また，将来，医療の現場に出たときの理解のために，繁用される医薬品については化学名だけでなく，商品名も載せることとした。

　本書の執筆者はいずれも大学で「内分泌薬学」を講義している先生方である。薬剤師をめざす諸君の学習におおいに役立つものと期待している。

平成13年2月

川島　光太郎

ミクス薬学シリーズ⑧内分泌薬学

●執筆者一覧
川島 光太郎, 佐倉 直樹, 田中 資子, 中陳 静男, 阿刀田 英子

●執筆協力
厚味 厳一

内分泌薬学

目　　次

● 略語・用語集　　　　　　　　　　　　　　　　　　　　　　　xii

1章　ホルモンの概要　　　　　　　　　　　　　　厚味 厳一

Ⅰ．ホルモンとは　　　　　　　　　　　　　　　　　　　　　　2
　　1．分泌様式と作用発揮　　　　　　　　　　　　　　　　　2
　　2．構造に基づいた分類　　　　　　　　　　　　　　　　　3
Ⅱ．ホルモン産生臓器　　　　　　　　　　　　　　　　　　　　6
Ⅲ．産生や分泌の調節　　　　　　　　　　　　　　　　　　　　6
　　1．階層的調節　　　　　　　　　　　　　　　　　　　　　6
　　2．フィードバック　　　　　　　　　　　　　　　　　　　8
　　3．リズム　　　　　　　　　　　　　　　　　　　　　　　8
Ⅳ．作用発揮の発揮　　　　　　　　　　　　　　　　　　　　 10
　　1．受容体　　　　　　　　　　　　　　　　　　　　　　 10
　　2．情報伝達　　　　　　　　　　　　　　　　　　　　　 10
Ⅴ．ホルモンの異常と疾患　　　　　　　　　　　　　　　　　 13
　● 練習問題　　　　　　　　　　　　　　　　　　　　　　 14

2章　視床下部ホルモン／下垂体ホルモン　　徳山 尚吾

Ⅰ．視床下部ホルモン　　　　　　　　　　　　　　　　　　　 18
　　1．甲状腺刺激ホルモン放出ホルモン　　　　　　　　　　 20
　　2．性腺刺激ホルモン放出ホルモン　　　　　　　　　　　 21
　　3．成長ホルモン放出ホルモン　　　　　　　　　　　　　 23
　　4．副腎皮質刺激ホルモン放出ホルモン　　　　　　　　　 24
　　5．成長ホルモン抑制ホルモン　　　　　　　　　　　　　 25
　　6．プロラクチン放出ホルモン／プロラクチン抑制ホルモン　 27
Ⅱ．下垂体前葉ホルモン　　　　　　　　　　　　　　　　　　 28
　　1．甲状腺刺激ホルモン　　　　　　　　　　　　　　　　 30
　　2．性腺刺激ホルモン　　　　　　　　　　　　　　　　　 31

	3. 成長ホルモン	33
	4. 副腎皮質刺激ホルモン	36
	5. プロラクチン	37
III.	下垂体後葉ホルモン	39
	1. オキシトシン	41
	2. バソプレシン	42
IV.	摂食，睡眠調節，痛みなど	43
	1. オレキシン	43
	2. オピオイドペプチド	45
	3. ニューロペプチドY	46
● 練習問題		48

3章　甲状腺ホルモン　　　　　　　森山 賢治

● 練習問題　　93

4章　副腎ホルモン　　　　　　　中陳 静男

1. 副腎皮質ホルモン　　100
2. 副腎髄質ホルモン　　107
● 練習問題　　113

5章　性ホルモン　　　　　　　田村 和広

Ⅰ. 男性ホルモン　　122
Ⅱ. タンパク質同化ステロイド　　128
Ⅲ. 女性ホルモン　　130
　　1. 卵胞ホルモン（エストロゲン）　　131
　　2. 黄体ホルモン　　138
　　3. その他　　142
● 練習問題　　145

6章　血糖値調節ホルモン　⋯⋯⋯⋯⋯田中 資子

    1. インスリン　159
    2. グルカゴン　174
    3. インクレチン　175
  ● 練習問題　179

7章　消化管ホルモン　⋯⋯⋯⋯⋯竹内 孝治

    1. セクレチン　187
    2. ガストリン　188
    3. コレシストキニン　191
    4. モチリン　192
    5. グルコース依存性インスリン分泌促進ポリペプチド
      （胃液分泌抑制ポリペプチド）　193
    6. 膵臓ポリペプチド　193
    7. 血管作動性小腸ペプチド　194
    8. ソマトスタチン　195
    9. ボンベシン　197
    10. グレリン　198
  ● 練習問題　201

8章　アディポサイトカイン　⋯⋯⋯⋯⋯厚味 厳一

  Ⅰ．アディポサイトカイン　204
    1. 総論　204
    2. アディポネクチン　205
    3. レプチン　207
    4. レジスチン　209
    5. プラスミノーゲンアクチベータインヒビター–1　209
  ● 練習問題　211

9章　カルシウム代謝調節ホルモン　　　　新木 敏正

  1．副甲状腺ホルモン　　214
  2．カルシトニン（エルカトニン，サケカルシトニン）　　219
  3．活性型ビタミンD　　221
  4．RANKL　　224
  5．骨代謝に関連する薬物　　225
● 練習問題　　231

10章　その他（オータコイド）　　　　秋葉 聡

  Ⅰ．アミン類　　238
   1．ヒスタミン　　238
   2．セロトニン　　242
  Ⅱ．ペプチド類　　247
   1．アンギオテンシンⅡ　　247
   2．キニン（ブラジキニンおよびカリジン）　　251
   3．エンドセリン　　253
   4．利尿ペプチド　　254
  Ⅲ．脂質　　255
   1．エイコサノイド　　255
   2．血小板活性化因子　　259
   3．内因性カンナビノイド　　259
   4．リゾリン脂質　　260
   5．セラミド　　261
  Ⅳ．サイトカイン　　261
  Ⅴ．一酸化窒素　　267
● 練習問題　　268

● 索引　　283

内分泌を学ぶうえで知っておくべき略語

AA（amino-acid）	アミノ酸
ACE（angiotensin-converting enzyme）	アンギオテンシン変換酵素
ACTH（adrenocorticotropic hormone）	副腎皮質刺激ホルモン
ADH（antidiuretic hormone）	抗利尿ホルモン
cAMP（cyclic adenosine monophosphate）	サイクリック AMP
Ang-II（angiotensin II）	アンギオテンシンン II
ATP（adenosine triphosphate）	アデノシン三リン酸
CCK（cholecystokinin）	コレシストキニン
CGRP（calcitonin gene-related peptide）	カルシトニン遺伝子関連ペプチド
COX（cyclooxygenase）	シクロオキシゲナーゼ
CRH（corticotropin-releasing hormone）	副腎皮質刺激ホルモン放出ホルモン
CSF（colony-stimulating factor）	コロニー刺激因子
CTZ（chemoreceptor trigger zone）	化学受容器引き金体
DBP（vitamin D-binding protein）	ビタミン D 結合タンパク質
DHEA（dehydroepiandrosterone）	デヒドロエピアンドロステロン
ET（endothelin）	エンドセリン
Free T_3, FT_3（free triiodothyronine）	遊離 T_3
Free T_4, FT_4（free thyroxine）	遊離 T_4
FSH（follicle-stimulating hormone）	卵胞刺激ホルモン
GH（growth hormone）	成長ホルモン
GHRH（growth hormone releasing hormone）	成長ホルモン放出ホルモン
GIH（growth hormone releasing inhibiting hormone）	成長ホルモン抑制ホルモン
GIP（glucose-dependent insulinotropic polypeptide）	グルコース依存性インスリン分泌促進ポリペプチド
GLP（glucagon-like-peptide）	グルカゴン様ペプチド
GLUT（glucose transporter）	グルコース輸送担体
Gn（gonadotropin）	性腺刺激ホルモン
GnRH（gonadotropin-releasing hormone）	性腺刺激ホルモン放出ホルモン
HbA_{1c}（glycosylated hemoglobin）	糖化ヘモグロビン
hCG（human chorionic gonadotropin）	ヒト絨毛性性腺刺激ホルモン
HDL（high density lipoprotein）	高密度リポタンパク質
HGF（hepatocyte growth factor）	肝細胞増殖因子
hMG（human menopausal gonadotropin）	ヒト下垂体性性腺刺激ホルモン
HRE（hormone responsive element）	ホルモン応答配列
IDDM（insulin-dependent diabetes mellitus）	インスリン依存性糖尿病
IFN（interferon）	インターフェロン
IGF（insulin-like growth factor）	インスリン様成長因子
IL（interleukin）	インターロイキン
IP_3（inositol triphosphate）	イノシトール三リン酸

IRS (insulin receptor substrate)	インスリン受容体基質
LDL (low density lipoprotein)	リポタンパク質リパーゼ
LH (luteinzing hormone)	黄体形成ホルモン
LPL (lipoprotein lipase)	低密度リポタンパク質
LT (leukotriene)	ロイコトリエン
MCHA (microsomes hemagglutinin test)	抗甲状腺マイクロゾーム抗体（マイクロゾームテスト）
MMI (thiamazole)	チアマゾール
mRNA (messenger ribonucleic acid)	伝令 RNA
NIDDM (non- insulin-dependent diabetes mellitus)	インスリン非依存性糖尿病
PDGF (platelet-derived growth factor)	血小板由来増殖因子
PG (prostaglandin)	プロスタグランジン
PIP2 (phosphatidylinositol 4,5-bisphosphate)	ホスファチジルイノシトール 4,5- 二リン酸
PK (protein kinase)	プロテインキナーゼ
PL (phospholipase)	ホスホリパーゼ
PPARγ (peroxisome proliferator activated receptor γ)	ペルオキシソーム増殖因子活性化受容体γ（ガンマ）
PTH (parathyroid hormone)	副甲状腺ホルモン
PTU (propylthiouracil)	プロピルチオウラシル
RA (renin-angiotensin)	レニン－アンギオテンシン
RANKL (receptor activator of nuclear factor kappa B ligand)	破骨細胞分化因子
SERM (selective estrogen receptor modulator)	選択的エストロゲン受容体モジュレーター
SIADH (syndrome of inappropriate secretion of antidiuretic hormone)	抗利尿ホルモン不適合分泌症候群
SNRI (selective serotonin-norepinephrine reuptake inhibitor)	セロトニン・ノルアドレナリン再取り込み阻害薬
SSRI (selective serotonin reuptake inhibitor)	選択的セロトニン再取り込み阻害薬
SU (sulfonylurea)	スルホニル尿素
T_3 (total triiodothyronine)	総 T_3
T_4 (total thyroxine)	総 T_4
TCA (tricarboxylic acid)	クエン酸
Tg (thyroglobulin)	チログロブリン
TgAb (thyroglobulin antibody)	抗チログロブリン抗体
TGF (transforming growth factor)	トランスフォーミング増殖因子
TH (throsine hydroxylase)	チロシンヒドロキシラーゼ
TNF (tumor necrosis factor)	腫瘍壊死因子
TPO (thyroid peroxidase)	甲状腺ペルオキシダーゼ
TPOAb (TPO antibody)	抗甲状腺ペルオシキダーゼ抗体
TRAb (TSH receptor antibody)	抗 TSH 受容体抗体

TRH〔TSH releasing hormone（TRF, TSH releasing factor）〕	甲状腺刺激ホルモン放出ホルモン
TRE（thyroid hormone response element）	甲状腺ホルモン応答配列
TSAb（thyroid stimulating antibody）	甲状腺刺激型抗体
TSBAb（thyroid stimulation blocking antibody）	甲状腺刺激ブロッキング（阻害型）抗体
TRH（thyrotropin-releasing hormone）	甲状腺刺激ホルモン放出ホルモン
TSH（thyroid-stimulating hormone（thyrotropin））	甲状腺刺激ホルモン
TTR（transthyretin）	トランスサイレチン
VDRE（vitamin D response element）	ビタミンD応答配列
VEGF（vascular endothelial growth factor）	血管内皮細胞増殖因子
VIP（vasoactive intestinal polypeptide）	血管作動性小腸ペプチド
VLDL（very low density lipoprotein）	超低密度リポタンパク質

1章 ホルモンの概要

Key word

- ホルモン－エンドクリン，パラクリン，オートクリン
- ホルモン－ペプチドホルモン，ステロイドホルモン，アミノ酸誘導体
- ペプチドホルモン－細胞膜受容体－親水性－甲状腺刺激ホルモン，成長ホルモン，インスリン，バソプレシン
- ステロイドホルモン－細胞内受容体－脂溶性－副腎皮質ホルモン，性ホルモン
- アミノ酸誘導体－細胞膜受容体－親水性カテコールアミン，メラトニン，細胞内受容体－脂溶性－甲状腺ホルモン

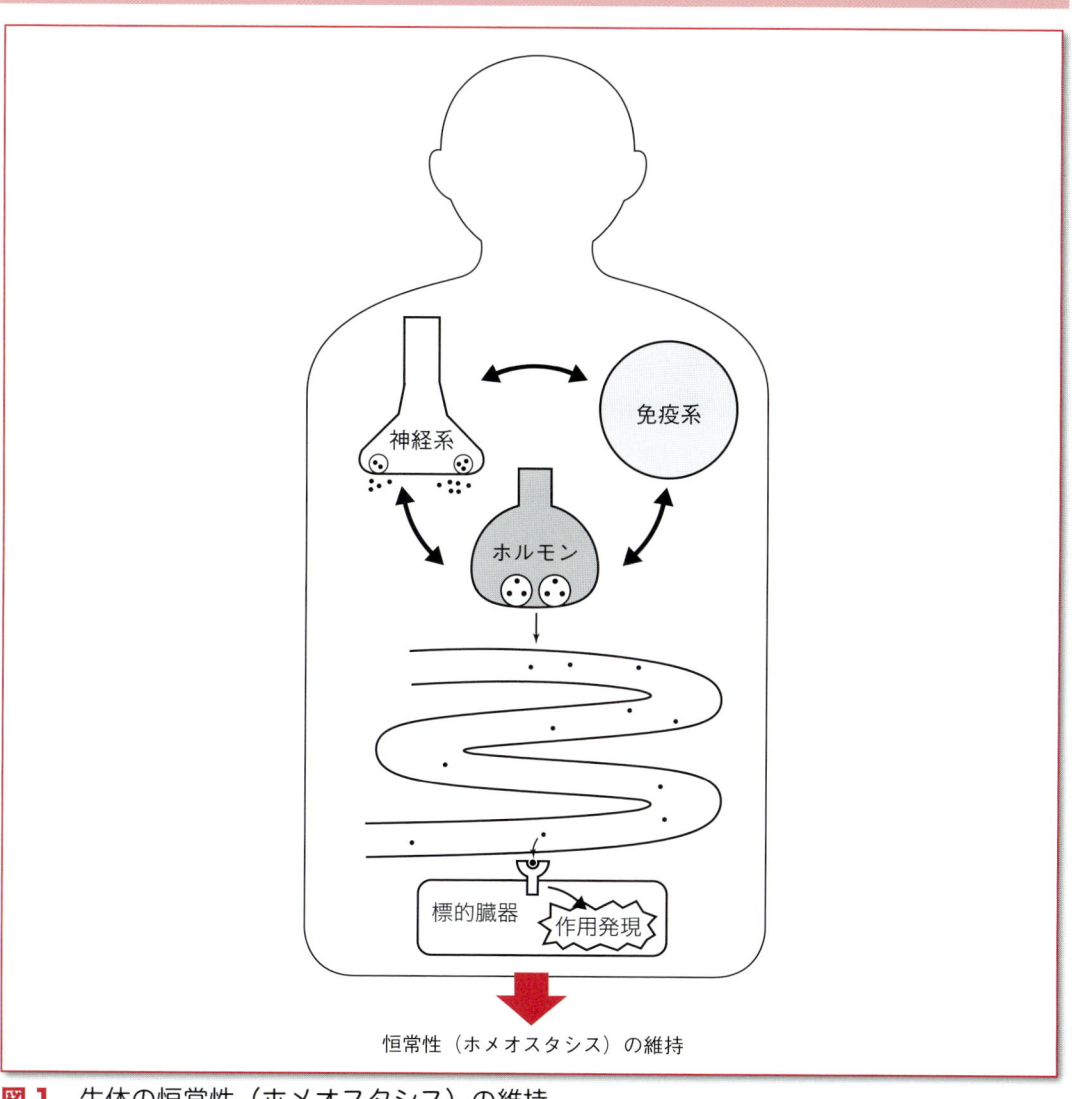

図1 生体の恒常性（ホメオスタシス）の維持

I. ホルモンとは

　ホルモンは，ある特定の細胞（器官）で産生された後に分泌され，標的となる細胞（器官）で作用を発揮する物質である。古くから見つかっていた物質の多くが血液中で検出されたことから，血中に分泌される物質と考えられ，「ホルモンは血液で運ばれて遠隔の細胞（器官）に作用する物質」との概念ができ上がっていた。しかし，分析技術の向上によって微量な物質の検出が可能になったことから，血流に乗らずに近接した細胞（器官）や分泌細胞自身に作用するホルモンの存在が示された。またサイトカインや神経伝達物質との区別が困難である点も踏まえて，「ホルモンとは，標的細胞が存在し，微量で生理作用を発揮して，生体内において細胞間の情報伝達をつかさどる物質の1つ」という表現が適切と考えられる。

　ホルモンの作用は多彩であり，外界からの刺激や変化に応じてその産生量や分泌量を調節し，体内のさまざまな生理作用にかかわることが明らかにされている。つまり，ホルモンの大切な役割に生体の**恒常性（ホメオスタシス）**を維持する働きがある[*1]（**図1**）。ほかにもエネルギー代謝や成長，生殖などにかかわる。

1. 分泌様式と作用発揮

　ホルモンは，刺激によって細胞内から分泌される。その際には，細胞内に蓄積していたホルモンが開口分泌する場合や，新たに合成されてすぐに分泌される場合がある。ホルモンは内分泌物質とも呼ばれるように，体の内部，特に血液に分泌される**内分泌（エンドクリン）**が一般的である。内分泌されたホルモンは，血液によって標的となる臓器（細胞）に届けられる[*2]（**図2**）。

　ホルモンは，内分泌以外に近接の細胞での作用発現を引き起こす**傍分泌（パラクリン）**や，分泌細胞自身が作用を発揮する**自己分泌（オートクリン）**など，さまざまな分泌様式によって作用を発揮する[*3]。また，神経細胞がホルモンを産生し分泌するような場合を神経分泌（ニューロクリン）と呼ぶ。

　ホルモンが作用を発揮するためには，受容体の存在が必須である。つまりホルモンがもつ作用の特異性や選択性は，受容体が決めるといってもよい。また，受容体はその存在部位により，**細胞内受容体**と**細胞膜受容体**との2つに大きく分けられ，細胞膜上の受容体には親水性が高いホルモン（ペプチドホルモンなど）が主に結合し，細胞内の受容体には脂溶性が高いホルモン（ステロイドホルモン，甲状腺ホルモン

[*1] ホルモンは恒常性の維持のために，神経系や免疫系と協調して作用している。このようにホルモンは，自律神経調節を含んだ神経系と，T細胞や抗体などによる作用の免疫系と密接に関連していることが想定されている。
[*2] 一方，汗や母乳のような体表面からの分泌や，消化酵素などの腸管への分泌は**外分泌**と呼ばれる。
[*3] 最近では，産生した細胞内でホルモンが細胞外へと分泌されることなく作用する細胞内分泌（イントラクリン）と呼ばれる様式も知られている。ペプチドホルモンのなかには，このように作用すると考えられるものがある。

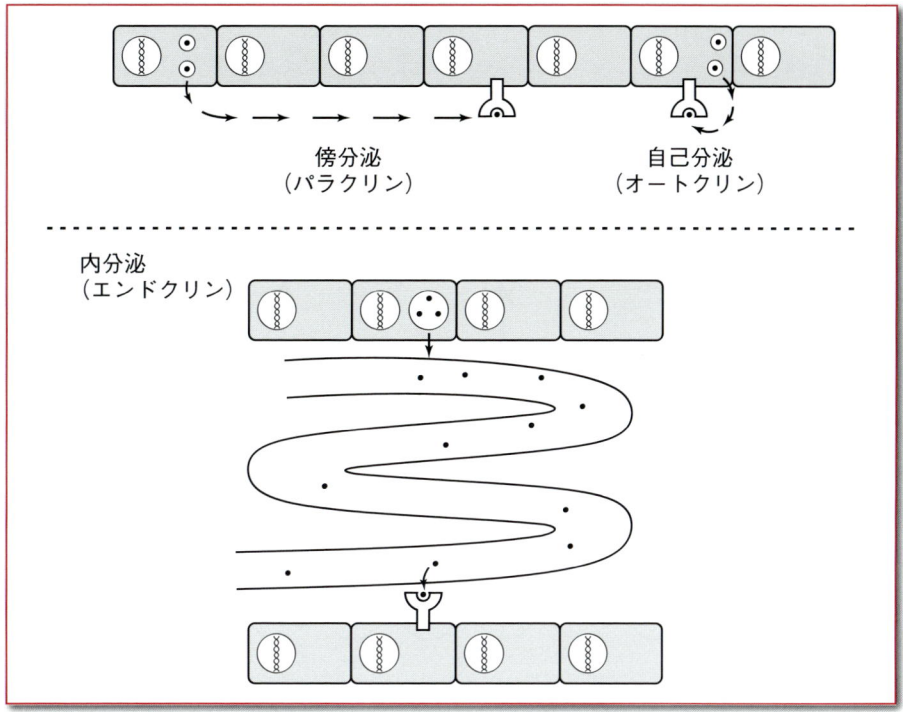

図2 分泌様式と作用発揮

など）が結合する（図3）。

2. 構造に基づいた分類

　ホルモンは，その構造から**ペプチドホルモン**，**ステロイドホルモン**，**アミノ酸誘導体**の3つに大きく分類できる（図3）。

　ペプチドホルモンはアミノ酸がペプチド結合によって連なった構造をしており，親水性が高く，細胞膜上の受容体に結合して作用を発揮する。産生量の調節は，遺伝子からのRNA発現量の変化によって行われる場合が多い。また，伝令RNA（mRNA：messenger ribonucleic acid）から翻訳された当初はプレプロホルモン[*4]といった前駆体構造をしているが，最終的にはプロセシング[*5]などによって，作用を発揮する形（成熟型のホルモン）になり，分泌顆粒内に貯蔵される。代表的なものとして，甲状腺刺激ホルモン（TSH：thyroid-stimulating hormone），成長ホルモン（GH：

[*4] プレプロホルモン
　ホルモンの最終的な配列に加え，分泌顆粒に運ばれるための目印となるシグナルペプチドや正しい立体構造をつくるためには不要な部分などが含まれているもの。

[*5] プロセシング
　タンパク質分解酵素によって前駆体から成熟体になること。mRNAが成熟型になる際にもRNA分解酵素（リボヌクレアーゼ）によって起こる。

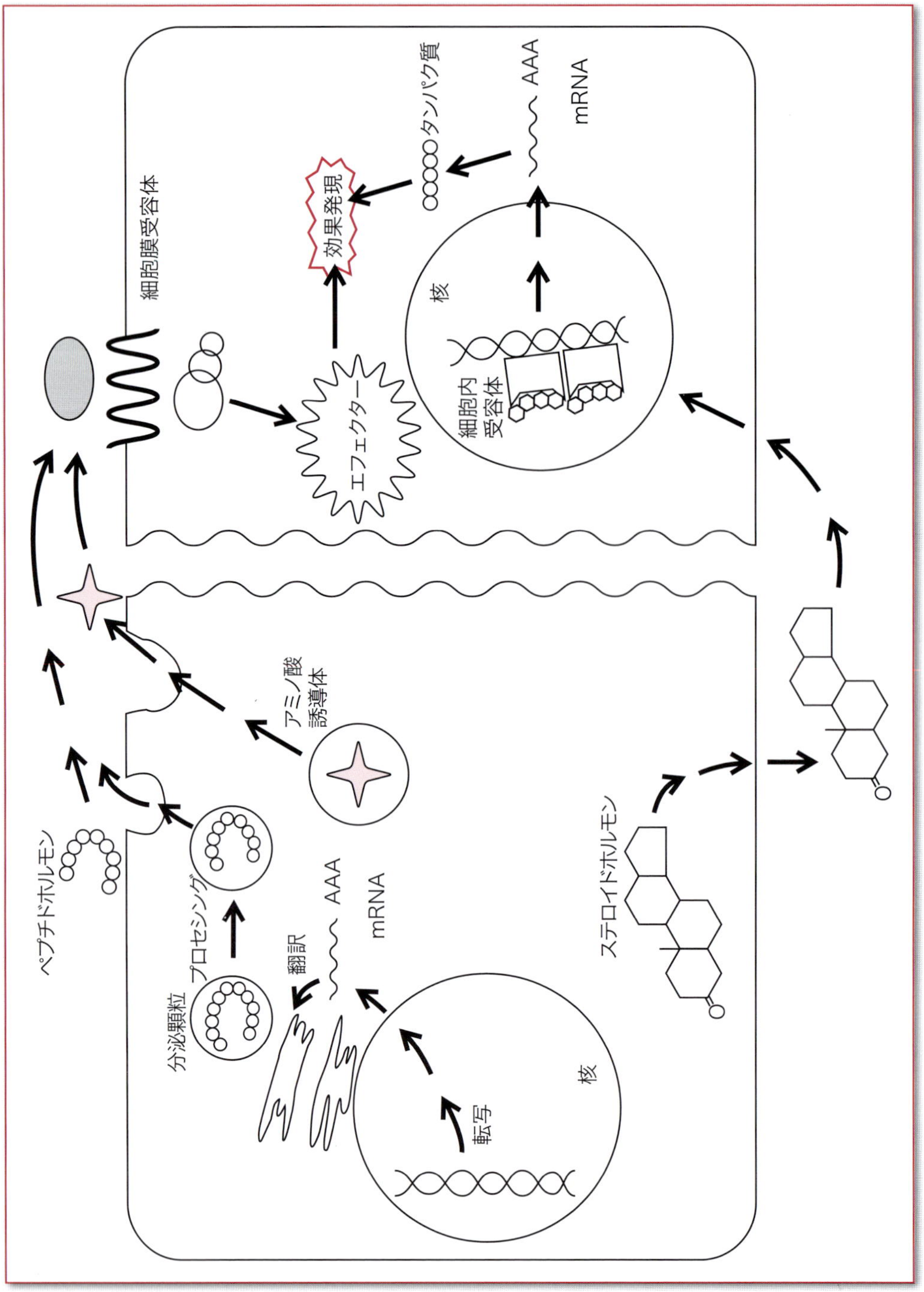

図 3 ホルモンの構造と受容体

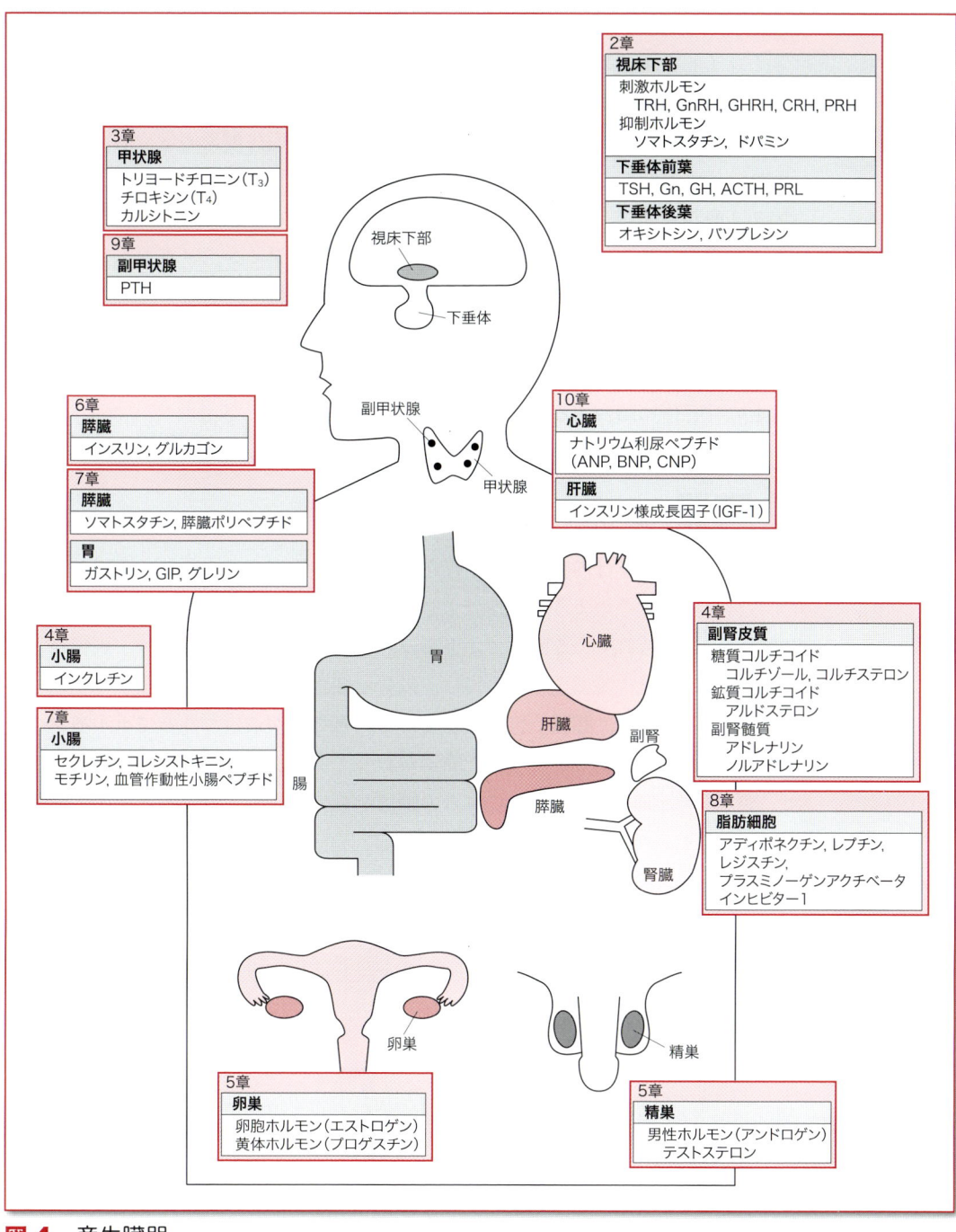

図4 産生臓器

growth hormone)，インスリン，バソプレシンなどがある。

ステロイドホルモンは，ステロイド骨格をもつホルモンで，コレステロールが原材料となる。脂溶性が高く，細胞内の受容体に結合して作用を発揮する。また，細胞内に貯蔵することができないため，産生量の調節は産生酵素の量や活性によって行われる。代表的なものとして，副腎皮質ホルモンや性ホルモンがある。

アミノ酸誘導体は，アミノ酸を原材料として産生されるものと，タンパク質の分解によって産生されるものがある。前者にはカテコールアミン，メラトニンなどがあり，後者には甲状腺ホルモンがある。甲状腺ホルモンは，ベンゼン環をもつアミノ酸であるチロシンが2分子重合した構造をしており，脂溶性が高いため，細胞内の受容体に結合する。しかし，甲状腺ホルモン以外のアミノ酸誘導体ホルモンは，細胞膜上の受容体に結合する。

II. 産生臓器（図4）

長い間，ホルモンは内分泌細胞が存在する特定の臓器でつくられ，分泌されると考えられていた。そのような臓器は大きく2つに分けられる。1つは，多くの内分泌細胞で形づくられている臓器で，下垂体，甲状腺，副甲状腺，性腺，副腎などである。もう1つは，臓器全体としては，内分泌細胞が多くはないが集まっている場所が存在する臓器で，膵臓や腎臓などである。ところが最近になってホルモンを分泌することが新たに明らかになった臓器が数多くある。例えば血管，心臓，脂肪細胞，胃，腸，肝臓などである。これらの臓器からのホルモン分泌量と疾患との関連性が注目されている。

III. 産生や分泌の調節

1. 階層的調節

ホルモンの産生や分泌の調節は，階層的に行われる場合が多い。そのほとんどは，視床下部ホルモン－下垂体前葉ホルモン－末梢ホルモンといった階層的な支配である（図5）。つまり上位に位置するホルモンが，その下位に位置するホルモンの産生を制御する。ほとんどの場合は，産生や分泌を増加させる方向への制御であるが，逆に抑制する場合もある[*6]。なかでも視床下部ホルモンは，その主たる作用が下垂体前葉ホルモンの産生調節であり，ホルモン産生を制御するためのホルモンといえる。

[*6] **抑制するホルモン**
視床下部から分泌されるソマトスタチンは，下垂体前葉の成長ホルモン産生を抑制する。

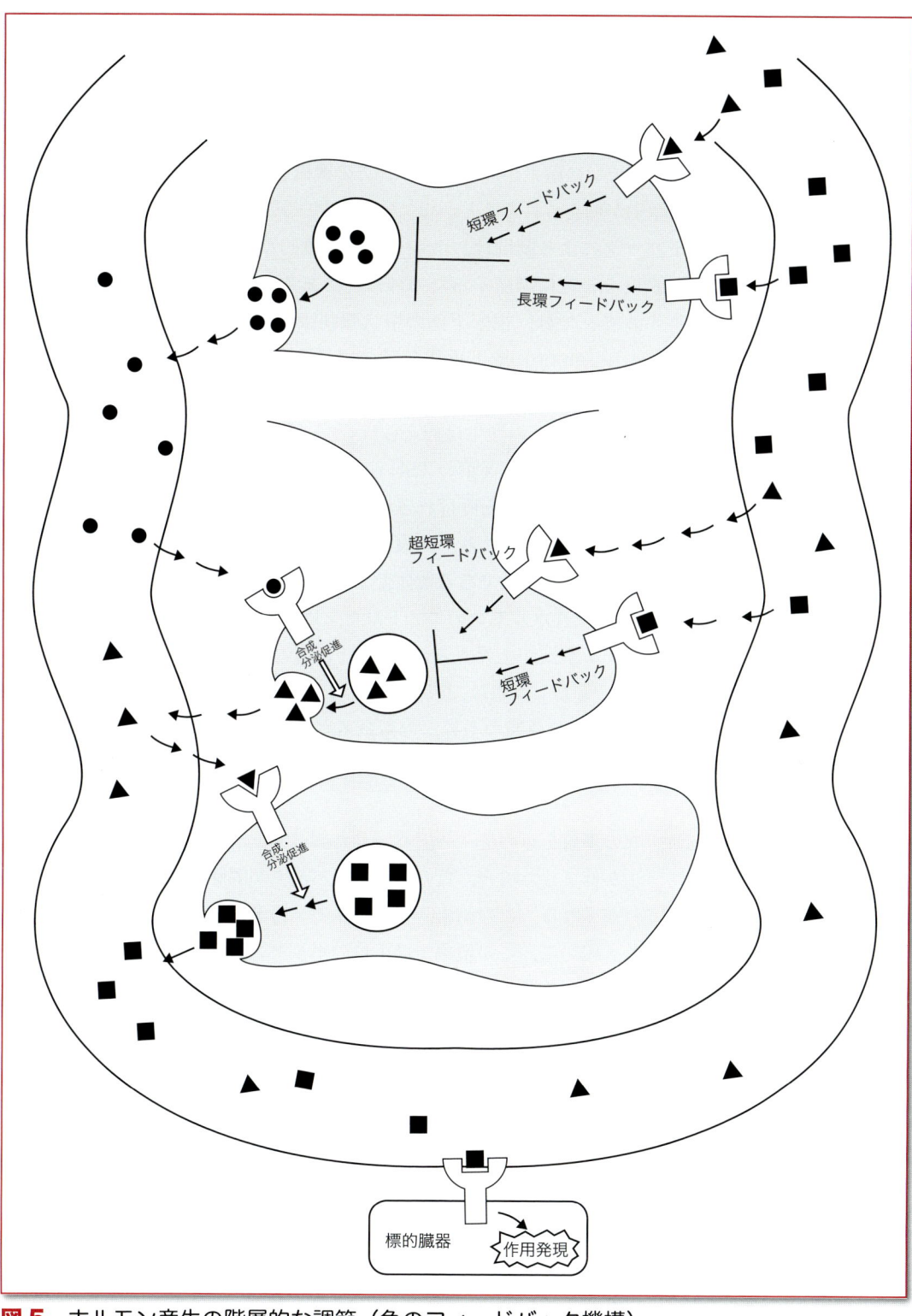

図5 ホルモン産生の階層的な調節（負のフィードバック機構）

2. フィードバック

　階層的な制御において，下位に位置するホルモンの血中濃度が上昇すると，上位に位置するホルモンの産生が抑えられる。この機構をフィードバックと呼び，上位のホルモン産生が抑えられることから，**負のフィードバック**とも呼ばれる（**図5**）。

　フィードバックによる制御は，ホルモンの一般的な制御機構であり，最下位のホルモンの濃度を一定に調節するための機構である。たとえば，甲状腺でつくられる甲状腺ホルモンでは，視床下部の甲状腺刺激ホルモン放出ホルモン（TRH：TSH releasing hormone）や下垂体前葉の甲状腺刺激ホルモン（TSH：thyroid-stimulating hormone）によって産生量が調節されている。甲状腺ホルモン濃度が上昇した場合，TRHとTSHの産生は抑えられる[7]。また，TSHは視床下部でのTRHの産生だけではなく，下垂体前葉のTSH産生も抑える[8]。

　一方，正のフィードバックと呼ばれる現象も存在する。これは，ホルモン濃度の急激な上昇が必要な場合に起こる。代表的な例として，排卵時のホルモン濃度変化がある。下垂体前葉ホルモンである黄体形成ホルモン（LH：luteinzing hormone）は，下位に位置する女性ホルモンのエストロゲンによってその産生が抑制される。排卵前はエストロゲン濃度が上昇するので，LHの産生は低下するはずである（負のフィードバック）。しかし実際は，排卵前のエストロゲン濃度の上昇に応じてLH産生が増加し，LH濃度の急激な上昇がみられる。これが，正のフィードバックと呼ばれる現象である。このLH濃度の急激な上昇は，排卵に必要であることが知られている[9]。

　ところで，次の現象を正のフィードバックと誤って理解することがある。最下位のホルモン産生が低下した場合，負のフィードバックが解除されて上位のホルモン産生は抑制されなくなる。その結果，上位ホルモンの産生が増し，下位のホルモン産生が増加する。確かに，この現象では下位のホルモン産生が増加するので正の方向への変化と捉えられるが，この現象は正のフィードバックではなく，負のフィードバックの解除である。

3. リズム

　多くのホルモンは，外界からの刺激や変化に応じて産生や分泌されるため，これらの刺激が同期しないかぎり周期性を示さない。ホルモンのなかには，血中濃度変

---

[7] 長環フィードバックと呼ぶ
[8] 短環フィードバックと呼ぶ。特に，TSHがTSH自身の産生を抑制するような場合を，超短環フィードバックと呼ぶ。
[9] **LH濃度の急激な上昇**
　　LHサージと呼ばれる。不妊症の原因の1つとして，この現象が起こらない事がある。

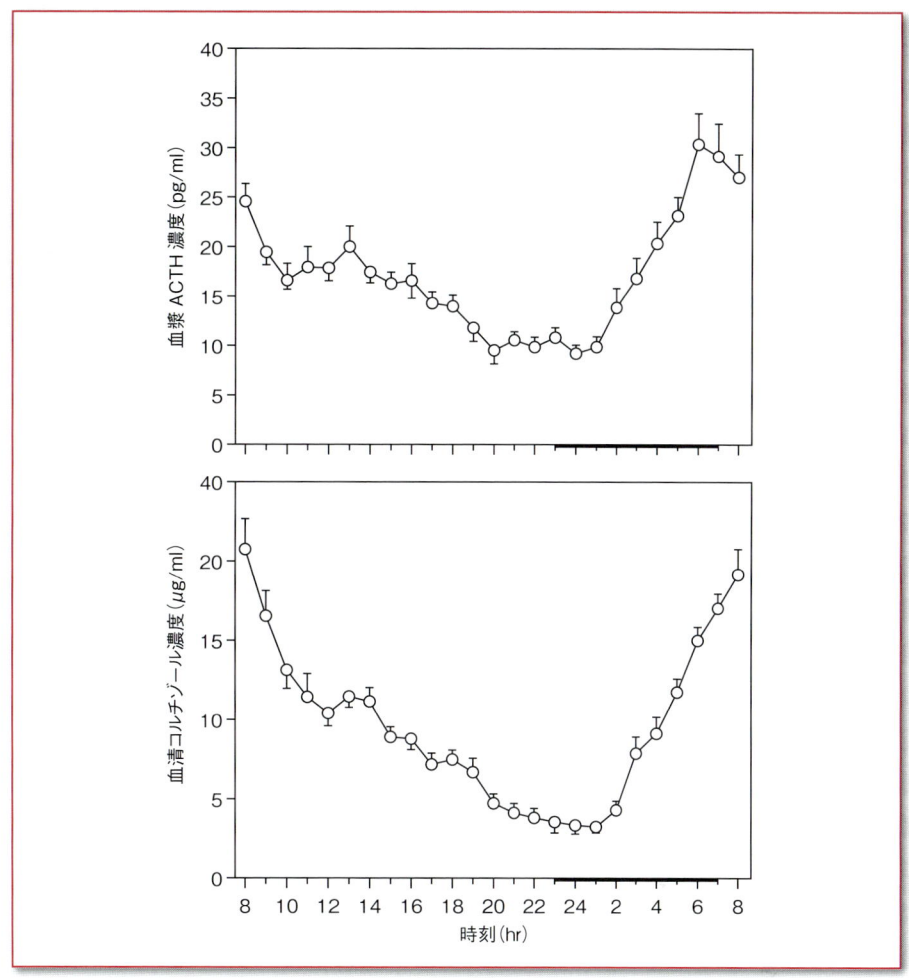

図6 ACTHとコルチゾールの血中濃度変化
(Fig.2: J Clin Psychiatry. 2010 August; 71(8): 1079-1087.)

化に周期性を示すものがある（図6）。この周期性も，1～3時間程度の周期，24時間周期，さらには月周期や年周期までさまざまである。

　1～3時間周期の変動は，拍動性に分泌されることからつくり出される。ホルモンが持続的に作用すると，受容体量が減るなどの脱感作が起こることが知られており，拍動性に分泌し，これを防ぐと考えられている。LH，性腺刺激ホルモン放出ホルモン（GnRH：gonadotropin-releasing hormone）やGHでみられる。

　24時間周期の変化は，概日リズムによるものと考えられ，副腎皮質刺激ホルモン（ACTH：adrenocorticotropic hormone），糖質コルチコイドやGHなどでみられる[*10]。図6に示すように，血中ACTHとコルチゾールは早朝に濃度が高まる。

---

*10　**同期性**
　概日リズム（サーカディアンリズム）の形成にかかわる要因として，体内時計や睡眠がある。ACTHや糖質コルチコイドは体内時計によって，GHは睡眠によってリズムがつくり出されていることがわかっている。

月周期の代表的なものは，女性ホルモンである。約28日の周期に従って，女性ホルモン，その産生を支配する性腺刺激ホルモン（Gn：gonadotropin）やGnRHの濃度が規則的に変化する[*11]。年周期は気温や日の長さなどが関与して，形づくられていると考えられる[*12]。メラトニンなどがこの周期を示すとされているが，不明な点も多い。

IV. 作用の発揮

1. 受容体

血液中に分泌されたホルモンがどこで作用を発揮するのかを決めるのは，受容体である。すなわちどの細胞にそのホルモンに対する受容体が存在するかで決まる。また，ホルモンの構造によって，結合する受容体の場所が異なる。細胞膜上に存在する受容体には，ペプチドホルモンやアミノ酸誘導体ホルモンが結合し，細胞内に存在する受容体には，甲状腺ホルモンやステロイドホルモンが結合する（**図3**）。

細胞膜上に存在する受容体の多くは，細胞膜を貫通している。単量体として働くものや2量体として働くものがある[*13]。細胞外の部分にホルモンが結合すると，受容体の細胞内部分に存在する酵素活性が活性化する場合や，細胞内部分に結合しているタンパク質が活性化する場合がある[*14]。

細胞内に存在する受容体には，ホルモンが結合していない状態では細胞質に存在しているものと核内に存在するものがある[*15]。いずれもホルモンの結合により形成されるホルモン－受容体複合体は，核内でDNAに結合し転写活性を調節する[*16]。

2. 情報伝達

ホルモンの作用を発揮するためには，受容体が刺激されたのちに，細胞内で何らかの反応が引き起こされる必要がある。そのためには，受容体と作用発揮の間をつな

[*11] **女性ホルモン，Gn，GnRH濃度の規則的な変化**
　この変化は，排卵や妊娠でとても重要であり，乱れは不妊症の原因になる。周期の乱れと食生活をはじめとする生活習慣との関連も示唆されている。

[*12] **一年周期**
　冬眠や繁殖などの機能にかかわっている。

[*13] 単量体として働くのは，グルカゴン，アドレナリンや下垂体ホルモンなどの受容体である。2量体として働くのは，GH，インスリン（正しくは2組の2量体）や心房性ナトリウム利尿ペプチドなどの受容体である。

[*14] リガンドが結合すると構造が変化し，イオンを透過させるようになる受容体（イオンチャネル型受容体）も存在するが，このようなリガンドの多くは神経伝達物質である。

[*15] 細胞質に主に存在するのは糖質コルチコイドや鉱質コルチコイドの受容体，核内に主に存在するのは性ホルモンや甲状腺ホルモンの受容体である。

[*16] 結合するDNAの配列は，受容体に特異的な配列である。まとめてホルモン応答配列（HRE：Hormone Response Element）とも呼ばれる。

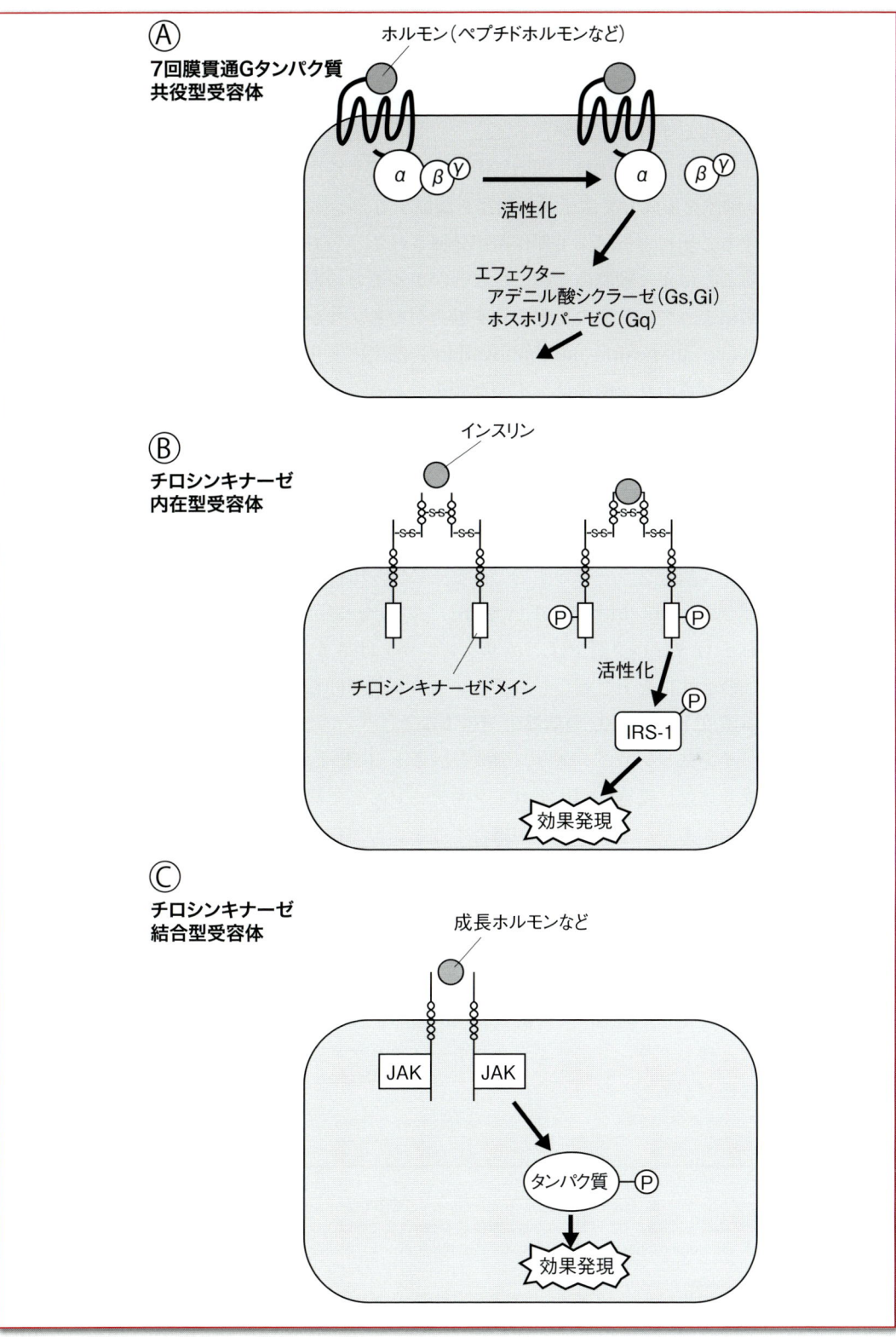

図7 ホルモン受容体の結合と細胞内の変化

ぎ，何らかの働きをする分子が必要となる。このような分子はエフェクターと呼ばれ，アデニル酸シクラーゼやチロシンキナーゼなど酵素活性をもつ分子が多い。どのような反応が起こるかはさまざまであるが，受容体の種類によって，細胞内の変化を想定することができる。

細胞内の受容体は，細胞質内と核内のどちらに存在していても，活性化されると2量体を形成して遺伝子の転写を調節する。その結果，特定のタンパク質の量が変化することによって，生理作用が発揮される。一方，細胞膜上の受容体は，活性化することにより細胞内で起こることがホルモンの種類によって異なるが，受容体の種類によっては共通の変化を示す場合がある。なかでもサイクリックAMP（cAMP：cyclic adenosine monophosphate）濃度の変化，細胞内カルシウム濃度上昇やタンパク質のリン酸化は，主要な変化である。

7回膜を貫通した構造をもつ受容体のなかには，Gタンパク質[*17]と共役するものがある。受容体の活性化により，Gタンパク質のαサブユニットが活性化し，受容体や$\beta\gamma$サブユニットから離れる（図7A）。GsやGiと呼ばれるGタンパク質では，αサブユニットはアデニル酸シクラーゼの活性調節を行う。それによって，アデニル酸シクラーゼの産物であるcAMPの細胞内濃度が変化し，プロテインキナーゼ（PK：protein kinase）Aを介したさらなる反応が調節される。また，Gqと呼ばれるGタンパク質では，αサブユニットはホスホリパーゼ（PL：phospholipase）Cの活性化を引き起こし，イノシトール代謝回転[*18]を促進させ，細胞内カルシウム濃度上昇やPKCの活性化が起こる。

インスリンやインスリン様成長因子Ⅰ（IGF-1：insulin-like growth factor-1）の受容体は，受容体内にチロシンキナーゼとして働く部分（チロシンキナーゼドメイン）があり，インスリンが結合すると受容体自身をリン酸化する。また，インスリン受容体基質（IRS：insulin receptor substrate)-1などもリン酸化し，細胞内で次々に情報が伝達される（図7B）。

GHやプロラクチンなどの受容体は，分子内にはチロシンキナーゼ活性はないものの，細胞質内にあり受容体に共役しているチロシンキナーゼが受容体の刺激により活性化し，細胞内での情報伝達が開始される（図7C）。ほかには，受容体にグアニル酸シクラーゼ活性を示す部分が含まれる心房性ナトリウム利尿ペプチドの受容体などがある。

[*17] Gタンパク質
　一般的にはグアノシン三リン酸（GTP：guanosine triphosphate）が結合しているタンパク質を指す。受容体と共役するGタンパク質は，3つのサブユニット（α，β，γ）からなる3量体Gタンパク質と呼ばれるものである。不活性化状態ではグアノシン二リン酸（GDP：guanosine diphosphate）が結合しているが，受容体にホルモンが結合すると，GDPがGTPと交換され，Gタンパク質が活性化される。

[*18] イノシトール代謝回転
　ホスファチジルイノシトール二リン酸（PIP_2：phosphatidylinositol 4,5-bisphosphate）がPLCにより分解され，ジアシルグリセロール（DAG：diacylglycerol）とイノシトール三リン酸（IP_3：inositol triphosphate）ができる。DAGはPKCの活性化を，IP_3は小胞体からのカルシウム遊離を引き起こす。

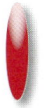 ## V. ホルモンの異常と疾患

　　ホルモンは微量で作用を示し，その作用が全身に及ぶものが多い。このため，ホルモンの量が大きく変化すると，さまざまな疾患が引き起こされる。ホルモンの分泌や産生が過剰な場合だけではなく，低下した場合でも疾患が発症する[*19]。また，階層的な調節を受けているホルモンでは，上位や下位にあるホルモン量の変化も影響する。ホルモンの作用が増加するような場合を機能亢進症，逆に低下する場合を機能低下症と呼ぶ。

[*19] 疾患の発症は，ホルモン量が変化しない場合でも起こることがある。それは，受容体の変化による場合である。たとえば受容体量が減少すると（ダウンレギュレーションと呼ばれる），機能低下症になる。

必須問題

 **問1** ペプチドホルモンはどれか。1つ選べ。

1　甲状腺ホルモン
2　アドレナリン
3　糖質コルチコイド
4　インスリン
5　アンドロゲン

【解　　説】甲状腺ホルモンとアドレナリンは，アミノ酸誘導体ホルモン。糖質コルチコイドとアンドロゲンは，ステロイドホルモン。
【正　　解】4

 問2 細胞膜上の受容体に結合するホルモンはどれか。1つ選べ。

1　甲状腺ホルモン
2　糖質コルチコイド
3　エストロゲン
4　アルドステロン
5　プロラクチン

【解　　説】プロラクチン以外は，脂溶性が高いホルモンであり，細胞内の受容体に結合する。
【正　　解】5

理論問題

ホルモンの作用に関する記述について，誤っているのはどれか。2つ選べ。

1 分泌した細胞自身に作用することを，パラクリンと呼ぶ。
2 ホルモンは，血液中に分泌され，作用を発揮することができる。
3 ホルモンが作用を発揮するのには，受容体が必要となる。
4 ホルモンが神経終末から分泌され，作用することをニューロクリンと呼ぶ。
5 ホルモンは，必ず細胞内に蓄積されている。

【解　説】
1　誤：分泌細胞自身に作用することは，オートクリンと呼ばれる。
2　正：ホルモンの血液中への分泌は，一般的に内分泌あるいはエンドクリンと呼ばれる。
3　正：ホルモンの特異性は，受容体によって決まる。
4　正：視床下部ホルモンなどは，神経終末から分泌される。
5　誤：ステロイドホルモンなど脂溶性のホルモンは，合成されると速やかに分泌される。

【正　解】1, 5

ホルモンの産生とその調節に関する記述について，正しいのはどれか。2つ選べ。

1 ホルモンは，消化管では産生されない。
2 成長ホルモンは，当初は前駆体として合成されるが，プロセシングなどによって成熟型となり作用を発揮する。
3 視床下部ホルモンは，甲状腺に直接作用して甲状腺ホルモン産生を調節する。
4 甲状腺ホルモンは，視床下部の甲状腺刺激ホルモン放出ホルモンの産生を抑える。
5 下垂体前葉ホルモンは，負のフィードバック機構を示すことができない。

【解　説】
1　誤：7章でも取り上げているように，消化管では数多くのホルモンが産生される。
2　正：ペプチドホルモンのほとんどは，その遺伝情報が転写され，タンパク質へと翻訳されて，活性できない前駆体がつくられる。その後，タンパク質分解酵素などによって，分解されて成熟型となる。
3　誤：視床下部ホルモンは，下垂体前葉の機能調節を行うホルモンである。
4　正：負のフィードバックと呼ばれる。
5　誤：下垂体前葉のホルモンは，視床下部に対して負のフィードバックを示し，視床下部ホルモンの産生を抑える。

【正　解】2, 4

 **ホルモンの作用発揮に関する記述について，誤っているのはどれか。2つ選べ**

1 甲状腺ホルモンと受容体との複合体は，DNA に結合して，作用を発揮する。
2 G タンパク質共役型の受容体は，細胞膜上に存在する。
3 インスリンの受容体は，チロシンキナーゼ活性をもつ。
4 Gi タンパク質が活性化すると，アデニル酸シクラーゼの活性化が起こる。
5 成長ホルモンの受容体が活性化されると，分子内にあるグアニル酸シクラーゼ活性が増加する。

【解　説】
1　正：甲状腺ホルモンの受容体は細胞内にあり，甲状腺ホルモンと結合することで DNA に結合して，遺伝子発現を調節する。
2　正：7回膜を貫通する構造である。
3　正：インスリン受容体の細胞内部位には，チロシンキナーゼ活性を促すドメインがあり，インスリンが結合するとその作用が発揮される。
4　誤：Gs タンパク質に関する記述。Gi タンパク質は，アデニル酸シクラーゼ活性を抑制する。
5　誤：心房性ナトリウム利尿ペプチドに関する記述。成長ホルモンの受容体の細胞内にはチロシンキナーゼが共役しており，受容体が活性化されると，このチロシンキナーゼも活性化される。

【正　解】4，5

2章 視床下部ホルモン/下垂体ホルモン

Key word

- 視床下部－フィードバック機構
- 視床下部ホルモン－下垂体後葉ホルモン－下垂体前葉ホルモン
- TRH → TSH － PRL － TRH 受容体
- GnRH→LH/FSH－GnRH受容体－ゴナドレリン酢酸塩，リュープロレリン酢酸塩，ブセレリン酢酸塩
- GHRH → GH －ソマトレリン酢酸塩，プラルモレリン塩酸塩
- CRH → POMC → ACTH，コルチコレリン，テトラコサクチド酢酸塩
- GIH －ソマトスタチン，オクトレオチド酢酸塩
- PRH/PIH（ドパミン）－ PRL
- 下垂体前葉ホルモン－ラトケ嚢→ TSH，Gn，GH，ACTH，PRL
- 下垂体後葉ホルモン－オキシトシン，バソプレシン－抗利尿ホルモン
- オレキシン－ナルコレプシー，オピオイド受容体－ MOP，DOP，KOP，NPY － PYY，PP

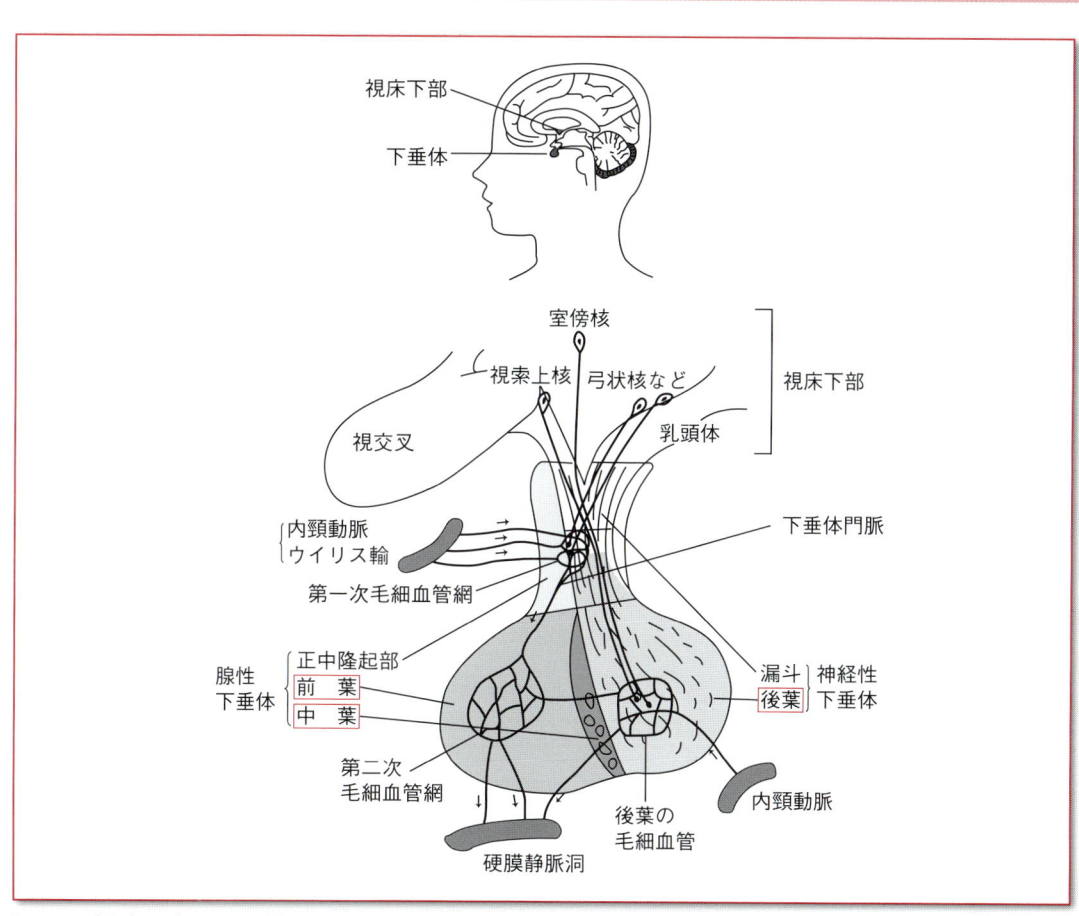

図1　視床下部–下垂体系
（坂井建雄：解剖生理学．p131，エルゼビア・ジャパン，1995．より改変）

I. 視床下部ホルモン

視床下部は，摂食，飲水，自律神経系，性行動，体温の調節に加え，下垂体前葉および後葉の内分泌腺の調節機能を担っている。視床下部は主として下垂体の調節を介して，全身の末梢内分泌腺を支配しているので視床下部－下垂体系と呼ばれる。一方，末梢内分泌腺から分泌された末梢ホルモンは，視床下部－下垂体系を含む中枢神経系に作用し，フィードバック機構の1つとして，これら一連の活動に影響を及ぼす。

視床下部ホルモンは，視床下部の特定の神経核（室傍核，視索上核，弓状核など）に存在する神経細胞において産生・分泌され，下垂体後葉ホルモンの産生や，下垂体前葉ホルモンの産生・分泌を促進あるいは抑制する。これらの神経細胞には中枢神経系のほかの領域からの線維[*1]が直接あるいは間接的につながっている。さらに，このような神経性入力だけではなく，末梢ホルモンをはじめとする血中に存在する物質からの体液性入力も神経分泌細胞に影響を与えることにより，最終的な視床下部ホルモンおよび下垂体（後葉）ホルモンの分泌量と分泌パターンが決定される。

下垂体は前葉と後葉に分けられ，それぞれは発生過程における起源が異なる。一般的に，その中間部分は前葉に含められるが，中葉と呼ばれることもある。前葉には上下垂体動脈から，後葉には下下垂体動脈から血液が流れ込む。前葉は腺性下垂体とも呼ばれ，そこに存在している細胞によってホルモンが産生され分泌される。一方，後葉は神経性下垂体とも呼ばれ，細胞体自体は視床下部に存在する（図1）。

下垂体前葉ホルモンおよび後葉ホルモンは，いずれも視床下部の調節を受けているが，その調節様式はそれぞれ異なる。視床下部神経細胞は視床下部ホルモンを産生し，これを下垂体門脈へ分泌することにより，体液性，さらに間接的に下垂体前葉ホルモンを調節している（腺性下垂体，図2）のに対して，後葉ホルモンはそれ自身が視床下部神経細胞で産生され，軸索内を輸送後に，後葉に貯蔵されているので，神経性に直接的な調節を受けている（神経性下垂体，図2）。

視床下部ホルモンは，5つの刺激ホルモン[*2]と2つの抑制ホルモン[*3]とに大きく分けられる。そのうちドパミンを除いて，ほかはすべて3～44個のアミノ酸から構成されるペプチドであり，C末端がアミド化されている（図3）。これらのペプチドに関しては，遺伝子の転写，タンパク質への翻訳によってホルモン前駆体が合成され，その後酵素による切断を受けて最終的な視床下部ホルモンが完成される。

[*1] **中枢神経系のほかの領域からの線維**
すなわち，大脳辺縁系（海馬，扁桃体，中隔など）から下行してくる線維，脳幹から上行してくるノルアドレナリンやドパミン，セロトニン作動性神経線維，体内時計（脳内時計）である視交叉上核からの神経線維，末梢感覚器からの知覚性線維などである。

[*2] **5つの刺激ホルモン**
甲状腺刺激ホルモン放出ホルモン（TRH），性腺刺激ホルモン放出ホルモン（GnRH），成長ホルモン放出ホルモン（GHRH），副腎皮質刺激ホルモン放出ホルモン（CRH），プロラクチン放出ホルモン（PRH）

[*3] **2つの抑制ホルモン**
ソマトスタチン，ドパミン

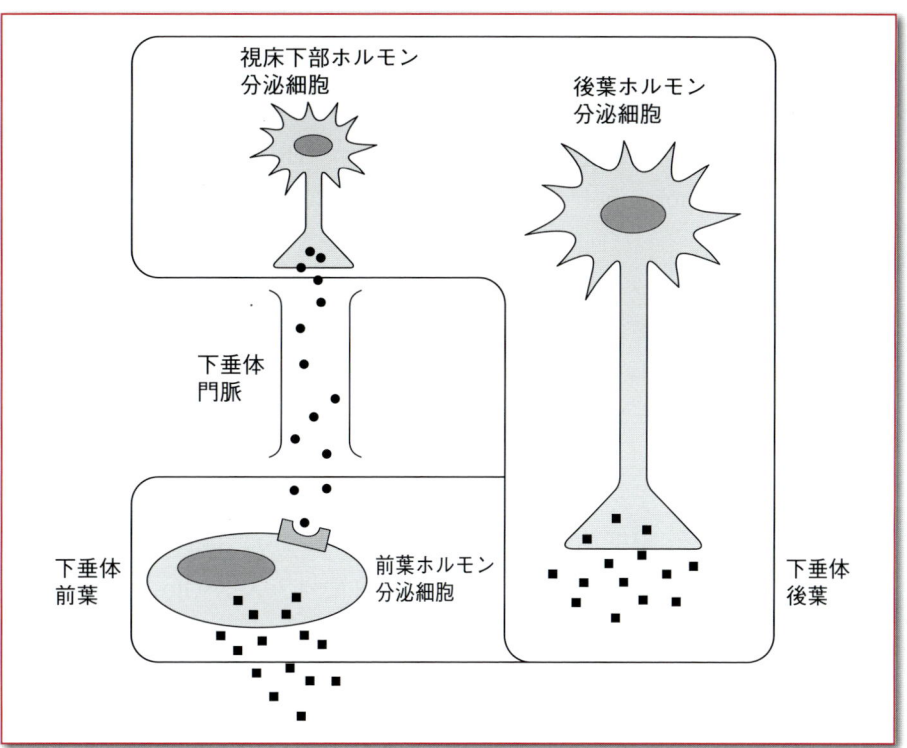

図2 視床下部ホルモンによる下垂体ホルモンの分泌調節

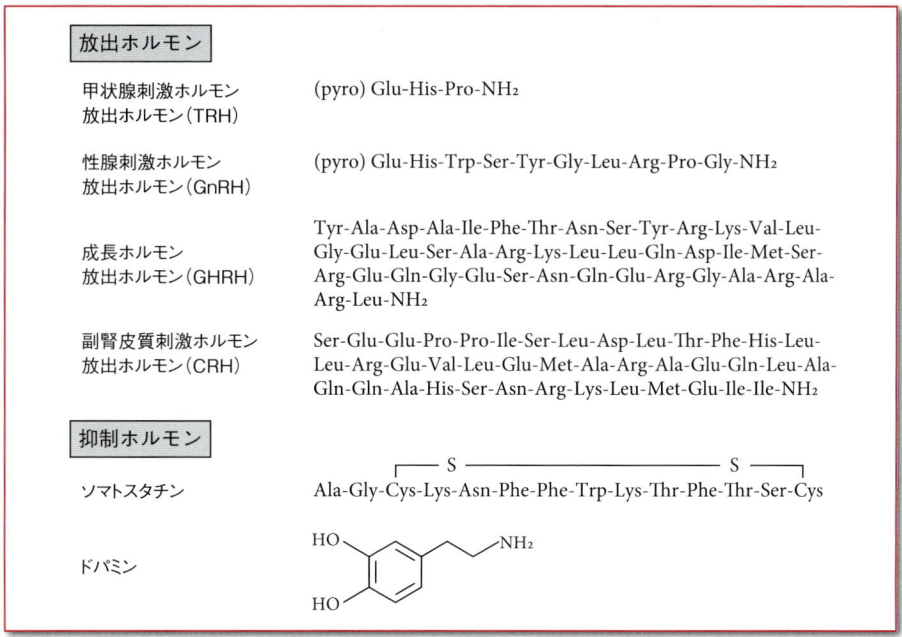

図3 視床下部ホルモンの構造

1. 甲状腺刺激ホルモン放出ホルモン

a. プロフィール

甲状腺刺激ホルモン放出ホルモン（TRH：thyroid-stimulatinghormone-releasinghormone）[*4]は1969年にR.C.L. GuilleminとA.W. Schallyの2つの研究グループからほぼ同時に，視床下部ホルモンとしてその化学構造がはじめて報告された。TRHが実際に視床下部から抽出されたことによって，視床下部が下垂体前葉ホルモンの分泌を調節しているという仮説が証明された。

TRHは3個のアミノ酸からなり，C末端がアミド化されたペプチドである。ペプチドホルモンとして最小分子のホルモンである（pGlu–His–Pro–NH$_2$：分子量362.4）。TRHの生物活性の発現には，N末端の環状構造のpGluとC末端のNH$_2$が必要である。またTRHは，視床下部以外の中枢神経系や消化管にも存在する。

ヒト視床下部TRHは，前駆体（プレプロ）TRHとして生合成される。前駆体タンパク質の分子内には6個のTRH配列（–X–X–Gln–His–Pro–Gly–X–X）が存在する。XはLysまたはArgであり，塩基性アミノ酸対が酵素的に切断された後，H–Gln–His–Pro–Gly–OHのGlnがpGluに，–Pro–Gly–OHがPro–NH$_2$に酵素的に変換され，TRHとなる。

b. 生理作用

TRHは下垂体門脈に分泌され，標的器官の下垂体前葉で甲状腺刺激ホルモン（TSH：thyroid-stimulatinghormone）の合成・分泌の促進や，プロラクチン（PRL：prolactin）の分泌を調節する。視床下部におけるTRHの分泌は，甲状腺ホルモンにより負のフィードバック調節を受ける。なお，下垂体TSH産生細胞におけるTRH受容体は，細胞膜7回貫通型の構造を有し，Gqタンパク質と共役する。

TRHは視床下部以外の中枢神経系にも存在するが，覚醒レベルの上昇や，痛み伝達の抑制などの作用を脳の部位特異的に発揮する。さらに，膵臓や消化管におけるTRHは，膵臓ホルモンや膵酵素の分泌，膵組織血流および消化管運動に関与する。

c. 関連疾患

視床下部TRHの合成と分泌はTSHに影響されるが，甲状腺機能亢進症や低下症と血中TRH濃度との関連は明確ではない。

d. 臨床応用

TRH製剤のプロチレリンは，下垂体前葉におけるTSHやPRLの分泌能検査薬として使用される。治療目的としてはTRHの中枢神経細胞活性化作用を利用して，脊

[*4] 甲状腺刺激ホルモン放出ホルモン（TRH：thyroid-stimulating hormone-releasing hormone）
TSH-RH（thyroid stimulating hormone-releasing hormone）とも呼ばれる

髄小脳変性症における運動失調改善に用いられる。近年，本疾患に対して，経口投与可能な錠剤タイプのTRH誘導体であるタルチレリンが開発され，2009年9月にはOD錠*5が保険適応医薬品として収載された。

2. 性腺刺激ホルモン放出ホルモン

a. プロフィール

性腺刺激ホルモン放出ホルモン（GnRH：gonadotropin-releasinghormone）*6は視床下部で合成・分泌され，黄体形成ホルモン（LH：luteinzinghormone）と卵胞刺激ホルモン（FSH：follicle-stimulatinghormone）を下垂体前葉から分泌させるペプチドホルモンである。GnRHは1971年にノーベル賞受賞者のA.W.Schallyらによって，ブタの視床下部から抽出され，化学構造の決定（pyroGlu–His–Trp–Ser–Tyr–Gly–Leu–Arg–Pro–GlyNH$_2$）がなされた。GnRH前駆体の遺伝子は第8番染色体に位置する。この前駆体は92個のアミノ酸からなり，デカペプチドのGnRHに変換される。

GnRHは特定の神経細胞で産生され，その神経末端から放出される神経ホルモンと考えられている。視床下部のGnRH産生の主要部位は視索前野で，そこにほとんどのGnRH分泌神経が含まれている。GnRHは視床下部にある正中隆起から門脈血流へ分泌され，下垂体前葉にある性腺刺激ホルモン（Gn：gonadotropin）産生細胞の膜上にあるGnRH受容体を活性化させる。ヒトGnRH受容体は，7回膜貫通型のGタンパク質共役型受容体で，GnRHにより起こるGnの放出と生合成促進には，Gqタンパク質を介したCa^{2+}上昇が関与している。なお，GnRHはタンパク質分解酵素によって，分泌後数分以内に分解される。

GnRH受容体は脳内各部位に発現している。また生殖腺にも下垂体のものと同様の受容体が存在し，プロゲステロンやプロスタグランジンの生合成促進に関与するとされるが，その詳細な作用機序については明らかではない。

GnRHはその生理作用の重要性から，高活性誘導体や受容体拮抗薬の開発を目的に膨大な合成研究がなされた。多数の化学合成品の生理活性を測定することで，構造－活性相関が明らかになっている（図4）。C末端Gly–NH$_2$をエチルアミドに置換すると高活性になり，また分子中央部の6位のGlyをD–アミノ酸に置換すると生体内での酵素分解にも抵抗性が増して，高活性アナログとなる。これらの知見に基づいた高活性誘導体が医薬品として用いられている。

---

*5 **OD（oral dispersing，口腔内崩壊）錠**
唾液で崩壊する錠剤で，水なしでも服用できる。

*6 **性腺刺激ホルモン放出ホルモン（GnRH：gonadotropin-releasing hormone）**
LH-RH：luteinizing hormone-releasing hormone, FSH-RH：follicicle stimulating hormone-releasing hormone, FSH/LH-RH：FSH/LH-releasing hormone とも呼ばれる。

> GnRH（ゴナドレリン酢酸塩）
> pGlu-His-Trp-Ser-Tyr-Gly-Leu-Arg-Pro-Gly-NH$_2$・2CH$_3$COOH
>
> リュープロレリン酢酸塩（リュープリン®）
> pGlu-His-Trp-Ser-Tyr-DLeu-Leu-Arg-Pro-NH-CH$_2$CH$_3$・CH$_3$COOH
>
> ブセレリン酢酸塩（スプレキュア®）
> pGlu-His-Trp-Ser-Tyr-DSer(Bu^t)-Leu-Arg-Pro-NH-CH$_2$CH$_3$・CH$_3$COOH

図4 哺乳類 GnRH およびその誘導体

b. 生理作用

下垂体において GnRH は LH と FSH の合成と分泌に作用するが，その調節は GnRH 分泌による刺激と，性ホルモンであるアンドロゲンとエストロゲンのフィードバックによってなされている。GnRH 分泌には性差が存在し，男性では GnRH は一定の頻度で分泌されるのに対し，女性では月経周期によってその頻度が異なり，排卵前に GnRH の分泌が急激に高まる。GnRH は正常の生殖機能を維持するのに不可欠であり，女性では卵胞成熟，排卵，黄体の保持，そして男性では精子形成を制御する。

GnRH 活性は幼少期には非常に弱いが，思春期以降においては，複数のフィードバック機構によって制御されるようになり，繁殖機能において重要な役割を果たす。しかしながら，妊娠すると GnRH 活性はほぼ消失する。さらに，GnRH 活性は視床下部あるいは下垂体の機能不全や損傷（外傷，腫瘍）によって強い影響を受ける。

c. 関連疾患

GnRH の血中濃度は卵胞期，黄体期に比較して，排卵前期には数倍に上昇する。ターナー（Turner）症候群[*7]，閉経後婦人などでは，性ホルモン分泌低下によって負のフィードバック機構が抑制され，GnRH は高値を示す。

d. 臨床応用

ゴナドレリン酢酸塩は，下垂体性 LH と FSH の分泌予備能検査に用いられている。治療として用いる場合は，視床下部性性腺機能低下症〔カルマン（Kallmann）症候群など〕に対し，排卵誘発や精子形成を促進する目的で，ミニポンプを用いてゴナドレリン酢酸塩を間欠的に皮下投与する方法が行われている（図4）。

GnRH のアミノ酸配列を変えて得られた強力な GnRH 高活性誘導体を持続的に投与すると，下垂体の GnRH 受容体の脱感作（ダウンレギュレーション）が起こり，

[*7] **ターナー（Turner）症候群**
染色体異常の1つで，正常女性の性染色体が XX の2本なのに対し，X 染色体が1本しかないことによって発生する。一連の症候群のことである。身長は同年齢の人に比べて著しく低く，外陰部に形態異常はないものの，成長しても小児様の外観のままである。月経発来，恥毛の発育などの2次性徴の発現もほとんどみられない。子宮，腟，卵管は存在するものの，発育は不十分である。

Gnおよび性ホルモンの分泌は著しく低下する。リュープロレリン酢酸塩は前立腺がん，子宮内膜症の治療に4週間に1回皮下にデポ剤[*8]として注射する。ブセレリン酢酸塩は子宮筋腫縮小の目的や子宮内膜症，中枢性思春期早発症の治療に点鼻薬または皮下注射薬として用いられる。類似の点鼻薬にナファレリン酢酸塩がある（図4）。一方，GnRH受容体アンタゴニストであるセトロレリクス酢酸塩やガニレリクス酢酸塩は，主に体外受精療法において，下垂体から分泌される内因性のLHサージ[*9]を抑制する目的で使用されている。

3. 成長ホルモン放出ホルモン

a. プロフィール

成長ホルモン放出ホルモン（GHRH：growth hormone releasing hormone）は44個のアミノ酸からなるペプチドホルモンである。従来の視床下部ペプチドホルモン発見の経緯とは異なり，1982年にGuilleminらによって，先端巨大症をきたした異所性GHRH産生膵腫瘍から単離同定された。GHRHはGH放出因子（GRF：gastrin-releasing factor）とも呼ばれ，構造的には，脳腸管ペプチドであるセクレチン，グルカゴン，血管作動性小腸ペプチド（VIP：vasoactiveintestinalpolypeptide）などと相同性が高く，セクレチンファミリーに分類される（7章「5. 胃液分泌抑制ポリペプチド」参照）。

GHRHは弓状核の神経で産生される。視床下部正中隆起の神経分泌神経末端から脈動的に下垂体門脈血中に放出され，下垂体前葉からの成長ホルモン（GH：growth hormone）分泌を特異的に促進する（視床下部-下垂体門脈循環）。一方，視床下部に存在する成長ホルモン分泌抑制ホルモンであるソマトスタチン（本節「5. 成長ホルモン抑制ホルモン」参照）は，GHRHと同様に，下垂体門脈血中に放出され，GHの（脈動的）分泌を抑制する。したがって，下垂体からのGH分泌制御はGHRHとソマトスタチンとのバランスによって成り立っている。

b. 生理作用

GHRHの下垂体のGH産生細胞に対する作用は，時間的経過に応じて3種類に分類できる。秒・分単位で起こる反応として，GH細胞に特異的に発現しているGHRH受容体[*10]に結合し，細胞内のサイクリックAMP（cAMP：cyclic adenosine

---

[*8] デポ剤
　注射用の持効性製剤の1つである。1回の注射で薬効が数日ないし数カ月持続するようにつくられた注射剤で，油性注射剤か懸濁性注射剤の形で適用されている。

[*9] LHサージ
　卵巣内の卵胞は，成熟してくると自らエストロゲンを分泌するようになる。そしてこの多量に分泌されたエストロゲンによって，脳下垂体が刺激されて，排卵直前にLHが大量に分泌されること。正のフィードバックによって起こる。

[*10] GHRH受容体
　7回膜貫通型G$_s$タンパク質共役型であり，GHRHと受容体との結合により，ただちにGHが放出される。

monophosphate）濃度を上昇させることで，GHの分泌・合成を促進することが知られている。さらに，時間・日単位ではGH遺伝子の発現を促進するとされ，月・年単位ではGH産生細胞の増殖を促進し，腫瘍形成を誘発する場合もある。そのほかのGHRHの作用として，睡眠誘発作用が報告され，徐波睡眠時にGHRHの分泌が促進することが知られている。

c. 関連疾患

ヒトにおいては，ほかの視床下部ホルモンと同様に，血中のGHRH濃度を測定することによって，疾患，睡眠，運動状態の変化などに伴う視床下部機能を推定することは困難であると考えられている。

関連疾患としては，まれに異所性GHRH産生腫瘍による先端巨大症がみられる。さらに，GHRH受容体異常による小人症も報告されている。

d. 臨床応用

ソマトレリン酢酸塩，プラルモレリン塩酸塩が，それぞれ下垂体GH分泌機能検査薬およびGH分泌不全症の診断薬として用いられている。

4. 副腎皮質刺激ホルモン放出ホルモン

a. プロフィール

副腎皮質刺激ホルモン放出ホルモン（CRH：corticotropin-releasing hormone）は，視床下部から分泌されるペプチドホルモンの1つであり，CR因子（CRF：corticotropin-releasing factor）と呼ばれることもある。視床下部の底部にある正中隆起の血管網に放出され，下垂体門脈を通って下垂体前葉に到達し，副腎皮質刺激ホルモン（ACTH：adrenocorticotropic hormone）の分泌を促進させる。

下垂体が視床下部によって調節されている可能性は，1950年代にGeoffrey W. Harrisによって提唱されていた。視床下部から分離され，培養状態に置かれた前葉細胞は副腎皮質刺激能が低下するが，視床下部抽出物により刺激能が回復することが根拠となっていた。R. C. L. Guilleminは，TRH抽出の前に，当初CRHの抽出を試みたが，1955年から7年もかけて数十万頭にも及ぶ家畜の脳を用いても果たせなかった。1981年になってW. W. Valeらがヒツジの視床下部から単離して構造を決定した。ヒトおよびラットのCRHはアミノ酸配列が同じで，いずれも41個のアミノ酸からなり，C末端はアミド構造をしている。

b. 生理作用

CRHは，下垂体前葉からACTHおよびその関連ペプチドであるβ-リポトロ

ピンなどを分泌させ，さらにはACTHの前駆体であるプロオピオメラノコルチン（POMC：pro-opiomelanocortin）遺伝子を発現させる。ストレスによる糖質コルチコイドの基礎分泌量の増加は，CRHを介したACTH分泌に依存している。CRHの作用は特異的であり，ACTH分泌細胞を刺激するが，ほかの下垂体ホルモンの分泌[11]には影響を与えない。

　CRHは，CRH受容体[12]に結合して作用を発現する。種々のストレスによって，視床下部でのCRHの産生が増大し，これが下垂体前葉でのACTH分泌を促進し，副腎における糖質コルチコイドの分泌を高める。その結果，交感神経系の興奮によって血圧上昇，心拍数増加，血糖値の上昇をもたらし，生体をストレス環境に適応させる作用がある。

　CRHの分泌は，糖質コルチコイドによる長環フィードバックおよびACTHによる短環フィードバックによって抑制される（1章Ⅲ．産生や分泌の調節「2．フィードバック」参照）。CRHとACTHの分泌には概日リズムがあり，両ホルモンの血中濃度は早朝に最も高く，就寝時に最も低い（1章 図6 参照）。

c. 関連疾患

　CRHは，ストレス時に上昇することが知られている。クッシング（Cushing）症候群（4章「1．副腎皮質ホルモン」参照）においては，血中CRH濃度は低下傾向，副腎皮質機能低下症では増加傾向となる。しかしながら，CRHの末梢血における濃度変化のみによって，視床下部機能を推定することは困難であると考えられている。

d. 臨床応用

　コルチコレリンが視床下部‐下垂体‐副腎皮質ホルモン分泌機能検査薬として用いられる。

5. 成長ホルモン抑制ホルモン

a. プロフィール

　ソマトスタチン（somatostatin）は，1973年Guilleminらによりヒツジの視床下部から下垂体前葉のGH分泌を抑制するペプチド，すなわち成長ホルモン抑制ホルモン（GIH：growth hormone releasing inhibiting hormone）[13]として単離され，構造決定がなされた。GIHはGHだけではなく，ほかの多くの物質の分泌を抑

---

[11] ほかの下垂体ホルモン
　　GH, PRL, TSH, LH, FSHなど
[12] CRH受容体
　　ACTH産生細胞の膜に存在するG$_s$タンパク質共役型受容体である
[13] 成長ホルモン抑制ホルモン（GIH：growth hormone releasing inhibiting hormone）
　　ホルモン分泌抑制因子（SRIF：somatotropin-release inhibiting factor）とも呼ばれる

制することが明らかとなり，somato（体）static（静かな）なホルモンということでソマトスタチンと呼ばれるようになった。また，ソマトスタチンは中枢神経系にも広く分布し，末梢でも消化管や膵臓の内分泌細胞，末梢神経および甲状腺などにも存在が確認され，多彩な生理作用を示す典型的な脳腸管ホルモンの1つとして知られている。特に視床下部，大脳，脳幹，膵臓および胃底部では高濃度である。

ソマトスタチンは，14個のアミノ酸から構成された3，14位間にS-S結合のある分子量1,637のソマトスタチン14（SS-14）と，そのN末端にさらに14個のアミノ酸が連結した分子量3,149のソマトスタチン28（SS-28）がある。これらの生物活性の発現には，S-S結合による環状構造とSS-14では8位，SS-28では22位のトリプシン残基が重要である（図5）。

視床下部神経細胞からのソマトスタチン分泌は，ドパミン，セロトニン，アセチルコリン，GHなどによって促進され，GABA (gamma-aminobutyric acid) によって抑制される。ソマトスタチン受容体[*14]は7回膜貫通型で，Gタンパク質と共役する。一方，膵臓からのソマトスタチン分泌は，アルギニンなどのアミノ酸，グルコース，グルカゴン，ガストリン，コレシストキニン，GIP (gastric inhibitory polypeptide)，VIP (vasoactive intestinal peptide)，セクレチンなどのホルモン，さらに迷走神経刺激，交感神経アドレナリンβ受容体刺激，カルシウム，高カリウム血症などにより促進され，交感神経アドレナリンα受容体刺激によって抑制される。

b. 生理作用

ソマトスタチンは下垂体前葉からのGHの分泌を抑制する。したがって，GHRH，

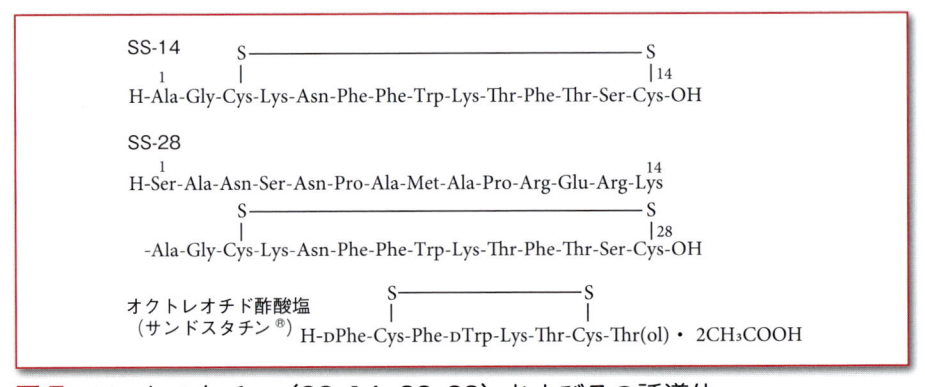

```
SS-14        S———————————————————S
             |                    |
             1                    14
H-Ala-Gly-Cys-Lys-Asn-Phe-Phe-Trp-Lys-Thr-Phe-Thr-Ser-Cys-OH

SS-28        1                    14
H-Ser-Ala-Asn-Ser-Asn-Pro-Ala-Met-Ala-Pro-Arg-Glu-Arg-Lys
             S———————————————————S
             |                    |
                                  28
-Ala-Gly-Cys-Lys-Asn-Phe-Phe-Trp-Lys-Thr-Phe-Thr-Ser-Cys-OH

オクトレオチド酢酸塩         S————————S
（サンドスタチン®）          |        |
                H-DPhe-Cys-Phe-DTrp-Lys-Thr-Cys-Thr(ol)・2CH3COOH
```

図5 ソマトスタチン（SS-14, SS-28）およびその誘導体

[*14] **ソマトスタチン受容体**
サブタイプ5種 (sst-1〜sst-5) が知られている。いずれの受容体もソマトスタチンが結合するとcAMP産生が抑制され，その抑制は百日咳毒素で阻害される。すなわち，ソマトスタチン受容体はGiタンパク質と共役している。ホルモン結合情報はアデニル酸シクラーゼの抑制とカリウムイオンの流出を促進し，間接的にカリウムイオンチャネルからのカルシウムイオン流入を抑制，または電位依存性カルシウムイオンチャネルに直接作用してカルシウムイオンの細胞内流入を抑制することにより作用が発現すると考えられている。

アルギニン，インスリンによる低血糖などの GH 分泌刺激因子による反応を抑制することができる．また，ソマトスタチンは GH 分泌以外にも，ほかの多くの物質の産生を抑制し，たとえば TRH 刺激による TSH 分泌も抑制する．また，視床下部－下垂体系以外でも抑制効果を示すことが知られている[*15]。

c. 関連疾患

膵臓でのソマトスタチン産生腫瘍としてソマトスタチノーマ（症）がある．ハンチントン（Huntington）舞踏病では線条体のソマトスタチン含量が増加し，アルツハイマー（Alzheimer）病，パーキンソン（Parkinson）病患者において大脳皮質のソマトスタチン含量が減少するとの報告がある．

d. 臨床応用

長時間作用型のソマトスタチンアナログ製剤であるオクトレオチド酢酸塩は，消化管ホルモン産生腫瘍（VIP 産生腫瘍，カルチノイド腫瘍，ガストリン産生腫瘍）に伴う諸症状の改善，および GH 産生腫瘍による先端巨大症や下垂体性巨人症の治療薬として広く臨床応用されている（図 5）．

6. プロラクチン放出ホルモン／プロラクチン抑制ホルモン

a. プロフィール

プロラクチン（PRL：prolactin）の分泌は視床下部の分泌制御ホルモン，放出ホルモン（PRH：prolactin releasing hormone）および抑制ホルモン（PIH：prolactin-inhibiting hormone）によって調節されているが，主として PIH による影響が大きいとされる．

PIH としてはドパミンが知られている．PRL 産生細胞にはドパミン D_2 受容体が存在し，ドパミンが結合すると，Gi タンパク質を介して PRL 産生を抑制する．また，PRL の血中濃度が上昇すると，視床下部のドパミン神経細胞から下垂体門脈にドパミンが分泌される．

1998 年に PRL 分泌を特異的に促進するペプチド（PrRP：prolactinreleasingpeptide）が発見され，1999 年にはヒト脳での存在が明らかとなった．このペプチドを PRH あるいは PR 因子（PRF：prolactin releasing factor）と呼ぶ．

[*15] **ソマトスタチンの抑制効果**
膵臓では，ソマトスタチンはあらゆる刺激によるインスリンとグルカゴンの分泌を抑制する．また，ガストリン，セクレチン，CCK－PZ（コレシストキニン－パンクレオチミン）などの各種消化管ホルモンの分泌を抑制する．膵液，胆汁，腸液，胃酸の分泌がソマトスタチンにより抑制され，グルコース，アミノ酸などの栄養素吸収も阻害される．

b. 生理作用

　GHとソマトスタチンとの関係と同様な相反性調節によって，PRLの産生が制御される。すなわち，PIH（ドパミン）によるPRL産生細胞の調節である。PRLは出産前後の乳腺の発育と乳汁分泌（合成）を促進させる作用を示す。したがって，PRLが作用する時期は妊娠後期や授乳中に限られる。すなわち，通常はPRLが作用しないように抑制がかかっているので，生体内ではPRLの分泌はPIH（ドパミン）による抑制的な制御が主となっている。

c. 関連疾患

　妊娠時，産褥期には下垂体前葉からのPRLの分泌が増大し，血中PRL濃度は高値を示す。しかし，この時期以外にPRLの産生，分泌が異常に高まった場合，乳汁漏出症，乳汁漏出無月経症候群などの高PRL血症となる。この原因としては，薬物の副作用（ドパミン受容体遮断薬など）をはじめとした種々の要因が考えられるが，視床下部でのPRHやPIHの代謝異常もその発症要因とされる。

d. 臨床応用

　PIHはドパミンが本体であるので，ドパミンD_2受容体作動薬であるテルグリドやブロモクリプチンメシル酸塩は，高プロラクチン血性排卵障害，乳汁漏出症および産褥性乳汁分泌抑制などの治療に用いられる。

II. 下垂体前葉ホルモン

　下垂体は，前葉および後葉から構成される0.8gほどの内分泌器官である。下垂体は，「腺上皮」と「神経組織」という発生学的にまったく異なる由来のものが合体して構成されているが，このうち前葉と中葉は「腺上皮」に由来している。これらは，口窩と呼ばれる原始の口腔のうち，天井の外胚葉性部分が隆起してできたラトケ（Rathke）嚢という構造をつくる。そして，脳側から伸びてきた漏斗と呼ばれる部分に接触する。このラトケ嚢と漏斗が下垂体となり，ラトケ嚢のうち漏斗と接する壁面が中葉に，ラトケ嚢の主たる部分が前葉になる（図6）。こうした由来のために，下垂体前葉と中葉は腺性下垂体と呼ばれる。発達するに従い，ラトケ嚢の茎部は退縮し，口腔側から分離されて蝶形骨に覆われるようになる。

　下垂体前葉[*16]は腺上皮なので，ここにある細胞自身がホルモンを産生する。下垂体前葉には下垂体門脈系という静脈性の門脈系がある。前葉でのホルモン分泌を促

[*16] **下垂体前葉**
前葉の細胞は染色の違いから酸好性細胞，塩基好性細胞と色素嫌性細胞の3つに分類できる。酸好性細胞はペプチドホルモン（ACTH）を，塩基好性細胞は主に糖タンパク質ホルモン（Gn, TSH）を産生し，色素嫌性細胞はホルモン放出後の細胞などである。

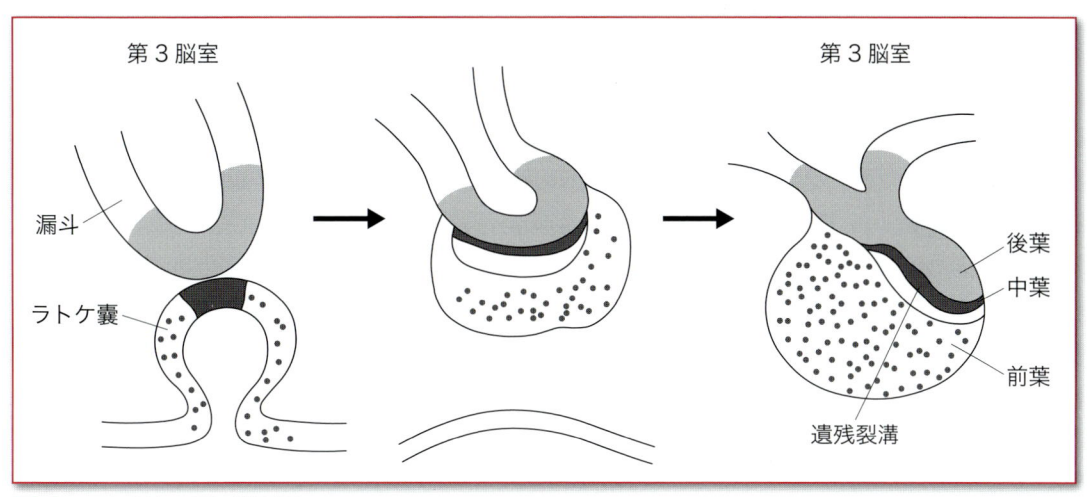

図6 下垂体の形成過程

す放出ホルモン（GnRHやGHRHなど）や抑制する放出抑制ホルモン（ソマトスタチンなど）は視床下部の神経分泌細胞で産生された後，下垂体との境界付近の正中隆起にある一次毛細血管網に放出される。これらはいったん門脈に集められた後，前葉のなかに再び二次毛細血管網として広がり，特定の標的細胞のホルモン産生を調整する。この一方で後葉は，神経分泌細胞が直接軸索を伸ばしてきている。

　下垂体前葉ホルモンは，乳腺という外分泌腺を調節するプロラクチン以外は，甲状腺，副腎皮質，精巣，卵巣などの内分泌腺を支配するホルモンである。下垂体前葉ホルモンの分泌は，視床下部ホルモンを介して支配されており，このため下垂体前葉は，上位中枢の情報に基づいて末梢内分泌腺を刺激するホルモンを分泌する中間制御器官として機能している。下垂体前葉には，5種類の内分泌細胞[17]が存在する。

　これら内分泌細胞が，濾胞星状細胞と呼ばれる非内分泌細胞とともに下垂体前葉中に混在する。GHとPRLは約200個のアミノ酸から構成される単純タンパク質性ホルモンであり，共通のタンパク質から分子進化してきたため，アミノ酸配列や伝令RNA（mRNA：messenger ribonucleic acid）の塩基配列の相同性が両者の間で高い。TSHとGnは，妊娠中に胎盤から分泌される絨毛性性腺刺激ホルモンと同様に，糖タンパク質性ホルモンである。これらのホルモンは，αサブユニットとβサブユニットから構成される2量体タンパク質[18]である。ACTHは39個のアミノ酸からなる短いペプチドホルモンである。ACTHはホルモン前駆タンパク質（プロホ

---

[17] 下垂体前葉における5種類の内分泌細胞からつくられるホルモン5種類
　　甲状腺刺激ホルモン（TSH），性腺刺激ホルモン（Gn），成長ホルモン（GH），副腎皮質刺激ホルモン（ACTH），プロラクチン（PRL）
[18] 2量体タンパク質
　　αサブユニットはこれらのホルモンに共通であるが，βサブユニットは異なるアミノ酸配列を有し，それぞれのホルモンに特異的な生物的活性を担っている。

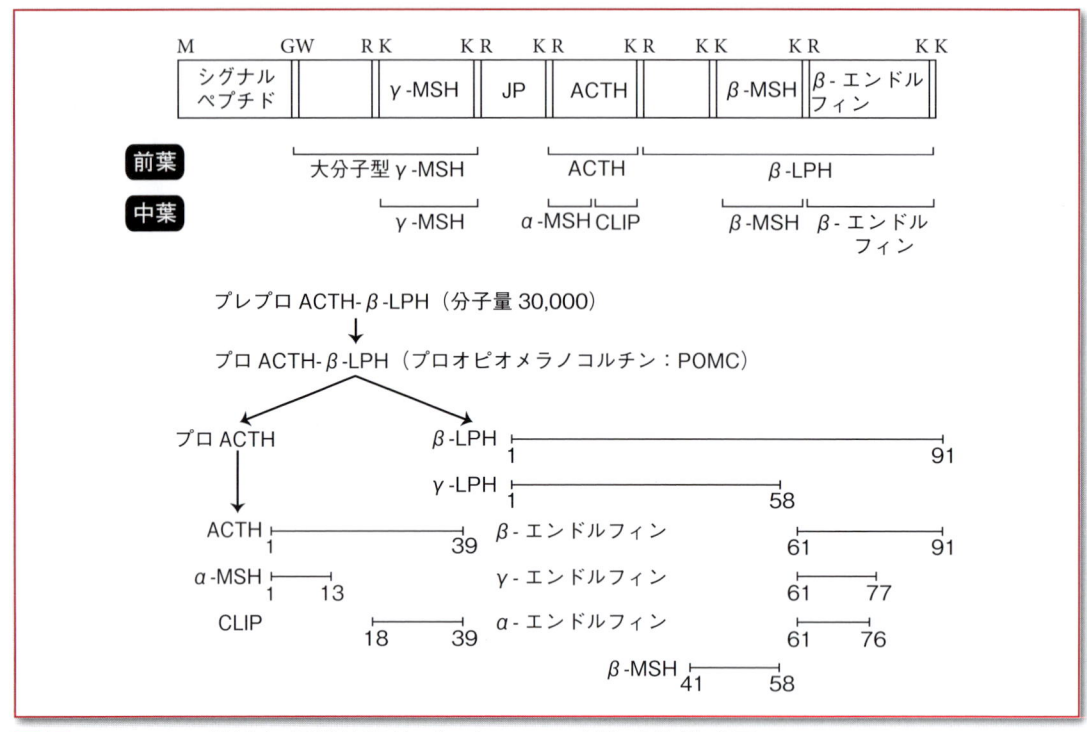

図7 POMCの構造と組織特異的プロセッシング生成物模式図
ACTH：副腎皮質刺激ホルモン，CLIP：コルチコトロピン（副腎皮質刺激ホルモン）様中葉ペプチド，JP：連結ペプチド，LPH：リポトロピン，MSH：黒色素胞刺激ホルモン
（川島光太郎：薬学・薬理学．丸善，p.283，1989．より改変）

ルモン）であるPOMCが切断されることによって生じる。POMCが切断されることによって，β-リポトロピンやβ-エンドルフィンといったペプチドを生じる場合がある（図7）。

1. 甲状腺刺激ホルモン

a. プロフィール

甲状腺刺激ホルモン（TSH：thyroid-stimulating hormone）は甲状腺の機能（甲状腺ホルモンの合成・放出）の発達，維持に関与する。TSHは α および β の2つのサブユニットからなる分子量25,000〜28,000の糖タンパク質ホルモンである。ヒトTSHの α サブユニットは92個のアミノ酸からなる。一方，β サブユニットは116個のアミノ酸からなり，TSHがホルモンとして活性・特異性を発現するために必須のユニットである。糖タンパク質ホルモンに特徴的な糖鎖構造の違いに由来する数種の分子種があり，それぞれの生物活性も異なる。

b. 生理作用

　TSHは，下垂体前葉のTSH分泌細胞から分泌されるホルモンであり，甲状腺に作用して甲状腺ホルモンの分泌を促す。TSHは，視床下部から分泌されるTRHにより分泌が促される，甲状腺ホルモンの負のフィードバックにより分泌が抑制される。また，甲状腺ホルモンは，視床下部にも作用し，TRHの分泌も抑制する。

　TSHの受容体はGタンパク質結合型であり，甲状腺の上皮細胞に発現している。ヒトの場合遺伝子は14番染色体に位置する。

c. 関連疾患

> **TSHの基準値**
> 0.4～4μIU/mL

　TSHは甲状腺ホルモンの分泌を促進させるホルモンであるため，TSHの検査によって甲状腺ホルモンの分泌機能を判断することが可能となる。

　甲状腺機能低下症ではフィードバック機構によりTSHの分泌は亢進し，顕著な血中TSH濃度の上昇が起こる。一方，下垂体および視床下部性甲状腺機能低下症では，TSH濃度は低い。成人の甲状腺機能低下症の代表的なものは，自己免疫による甲状腺破壊によって起こる橋本病（3章 甲状腺ホルモン参照）である。

　甲状腺機能亢進症であるバセドウ（Basedow）病[19]〔グレーブス（Graves）病，3章甲状腺ホルモン参照〕は自己免疫疾患であり，TSH受容体に対する自己抗体の生成により引き起こされる。この抗体はTSH受容体を刺激して，甲状腺ホルモン（T_4, T_3）を過剰に産生させる。血清TSH濃度は低下することも特徴である。TRH負荷試験には無反応である。

d. 臨床応用

　TSH製剤であるヒトチロトロピンアルファは，臨床的に疾患の治療に用いられない。ただし，甲状腺がんの検査に用いられる。

2. 性腺刺激ホルモン

a. プロフィール

　性腺を標的器官とする黄体形成ホルモン（LH：luteinzing hormone）と卵胞刺激ホルモン（FSH：follicle-stimulating hormone）は，下垂体の同一の性腺刺激ホルモン（Gn：gonadotropin）[20]と総称される。LHとFSHは，2つのペプチド鎖のαサブユニットとβサブユニットがジスルフィド結合した構造である。LHとFSHは，ほぼ同一のαサブユニットをもつため，βサブユニットが各々のホルモン作用

---

[19] **バセドウ（Basedow）病**
　　バセドウ病では眼窩筋の炎症による特有の眼球突出症状がみられる。
[20] **性腺刺激ホルモン**
　　ゴナドトロピン（Gn：gpnadotropin）。GHT：gonadotropic hormoneとも呼ばれる。

での特異性[*21]を与えている。αおよびβサブユニットは異なる遺伝子によって産生された後，糖鎖が付加され，最終的に非共有結合によって結合する。そのほかのGnとして，ヒト絨毛性性腺刺激ホルモン（hCG：human chorionic gonadotropin）[*22]が知られており，妊娠中に胎盤で産生される。

b. 生理作用

Gnは視床下部の弓状核から分泌されるGnRHのコントロール下にある。性腺（精巣と卵巣）はLHとFSHの第一の標的器官であり，Gnはさまざまな細胞に影響を与え，標的器官に多様な反応を誘発する。

男性でFSHは，精巣の精細管成長を促進し精子形成を維持する。精子形成には，FSHとテストステロン[*23]が必要である。FSHの標的細胞はセルトリ（Sertoli）細胞で，その膜上のFSH受容体に作用してアンドロゲン結合タンパク質（ABP：androgen-binding protein）の産生を高める。LHは間質細胞〔ライディッヒ（Leydig）細胞〕に作用してテストステロンの合成・分泌を促す[*24]。LHは間質細胞膜上のLH受容体に結合し，コレステロールから始まるステロイド合成を促進する。

女性では，FSHは卵巣の卵胞発育を促進し，LHとの相乗的協同作用によってエストロゲン合成や分泌を促進し，排卵を起こす。次いでLHは黄体を形成させ，黄体に作用してプロゲステロン分泌を促進する。

単純にいうと，LHは精巣の間質細胞と卵巣の顆粒膜細胞を刺激してテストステロン（間接的にエストラジオール）を産生させ，一方FSHは精巣の精子形成組織と卵胞の顆粒層細胞を刺激する。

c. 関連疾患

下垂体の疾患によるGnの欠乏は，性腺機能低下症を引き起こす。性腺の不全や欠損によって，LHおよびFSHの血中値はフィードバックによって上昇する。

d. 臨床応用

妊婦尿から抽出精製されたhCGは，下垂体性の性腺機能低下症，不妊症の治療，二次性徴促進，排卵誘発の目的で用いられる。また，hCGは妊娠母体の初期尿中に特異的に排泄されるので，その有無を免疫学的に検出して妊娠の早期診断に利用さ

[*21] **ホルモン作用の特異性**
LHは，ヒトでは92個のアミノ酸からなる共通のαサブユニットと，121個のアミノ酸のβサブユニットからなる分子量約29,000の糖タンパク質ホルモンである。FSHは，共通αサブユニットと，111個のアミノ酸のβサブユニットからなる分子量約34,000の糖タンパク質ホルモンである。

[*22] **hCG**
妊娠中，胎盤形成過程において絨毛の細胞で合成される末梢性Gnである。受精後2週間以内にhCGの分泌は始まり，母体では妊娠8〜10週で最高値を示し，10週以後hCG産生は低下する。hCGはLH受容体に結合し，LHと類似の作用を有し，黄体維持作用，胎盤でのプロゲステロン産生作用などを示す。

[*23] **テストステロン**
アンドロゲン結合タンパク質（ABP）の産生を促進し，生成されたABPは精管腔に分泌され精子形成に関与する。

[*24] **LH**
間質細胞刺激ホルモン（ICSH：interstitial cell stimulating hormone）とも呼ばれる。

れている。

　閉経期婦人尿から抽出精製されたヒト下垂体性性腺刺激ホルモン（hMG：human menopausal gonadotropin）は，下垂体性 LH，FSH を含み，女性では卵胞成熟や排卵促進に，男性では精子形成促進を目的として用いられる．近年，遺伝子組換え FSH 製剤として，フォリトロピンベータが卵胞発育や排卵促進に，ホリトロピンアルファが排卵促進や精子形成促進を目的として使用されるようになった．

3. 成長ホルモン

a. プロフィール

　成長ホルモン（GH：growth hormone）[25]は 191 個のアミノ酸からなる単純タンパク質ホルモンで，分子量 21,500 である（図8）．GH の生理作用には種特異性があり，系統発生的には同位または下位の動物種に対してのみ有効である．すなわちヒトにはヒト，サルにはサルの GH のみが有効で，ウシ，ブタなどの GH はヒトやサルに対して無効である．

　GH の成長促進作用は，主として GH 受容体の刺激を受けて分泌される肝臓からのインスリン様成長因子 I（IGF-1：insulin-like growth factor I，別名ソマトメジ

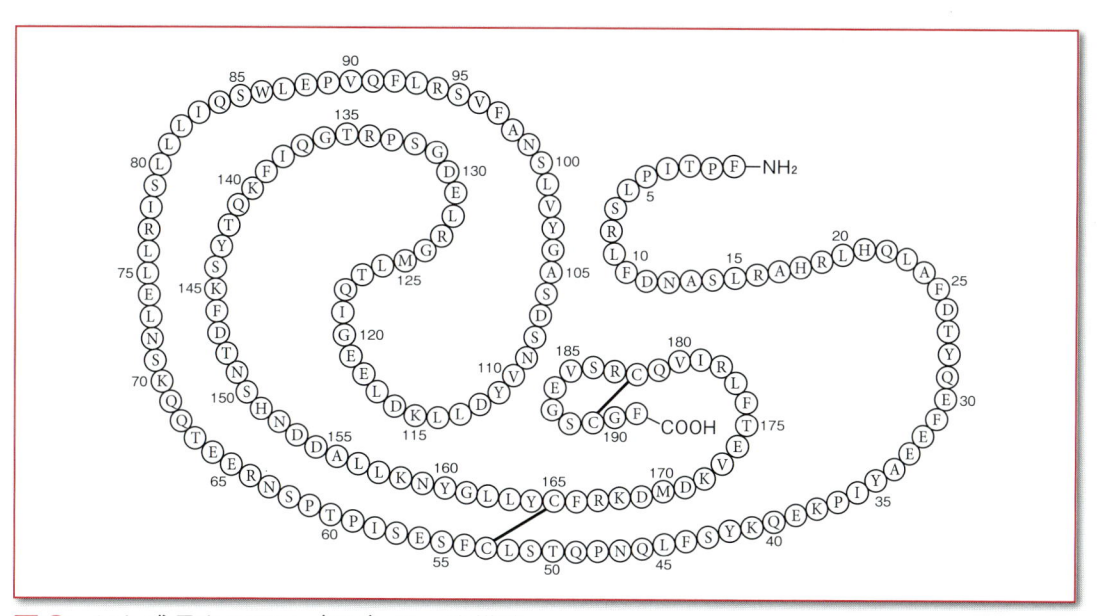

図8　ヒト成長ホルモン（GH）の一次構造

[25] GH
　　ヒト GH のアミノ酸配列はウシ，ヒツジなどの GH と比較すると約 65% が相同である．また，プロラクチンとの相同性もみられる．

ンC)*26を介した作用である。GHは肝臓に作用してIGF-1をホルモンとして血中に分泌させるとともに，軟骨をはじめとするさまざまな組織に作用して，IGF-1を傍分泌性（パラクリン）あるいは自己分泌性（オートクリン）シグナルとして局所的に分泌させる。GHは直接IGF-1の分泌を促進するが，インスリンやIGF-2の分泌は調節しない。IGF-1の分泌はGHだけではなく，インスリンによっても促進される。GHはIGF-1の産生・分泌を促進するだけではなく，血中に存在してIGFと結合するIGF結合タンパク質の濃度を上げる作用も有している。IGF-1は細胞増殖促進作用と代謝に対する同化作用をもつ。

b. 生理作用

GHの成長促進作用は，骨や骨格筋といった組織の細胞増殖促進とタンパク質合成促進によって発現する。またGHは，肝臓からのIGF-1の分泌促進を介して，長管骨（手足の骨）末端の軟骨の増殖を促進し，その結果として身長を伸ばす。軟骨細胞では，コラーゲン産生，コンドロイチンへの硫酸塩の取り込み，DNA合成，RNA合成，タンパク質合成，アミノ酸の細胞内取り込みのすべてが促進される。男性は13歳，女性は12歳頃をピークとして成長期*27を迎え，19歳頃には身長の伸びは完全に停止する。

GHはタンパク質同化作用*28をもち，この結果，内臓臓器，骨格筋，皮膚，結合組織などの組織を肥大させる。GHはインスリンとは反対に，骨格筋，脂肪細胞におけるグルコースの細胞内取り込みを減少し，肝臓からのグルコース放出を増加させることによって，血糖値を高める。

GH受容体は620個のアミノ酸からなる1回膜貫通型のタンパク質である。GHがGH受容体の細胞膜外部に結合すると，受容体は2量体を形成し，受容体に結合したJAKキナーゼというチロシンキナーゼが活性化される。これによりMAPキナーゼ，STAT（signal transducer and activator of transcription）など，細胞内タンパク質のチロシンが次々にリン酸化され，ホルモン情報が核に伝達される*29。

ヒトGHの分泌は脈動的で，分泌のピークは約2時間ごと，1日に13回前後出

---

*26 **インスリン様成長因子（IGF：insulin-like growth factor）**
IGF-1，IGF-2およびインスリンは，分子構造や作用に関して類似した点が多い。IGF-1と比較して，IGF-2は約70%，インスリンは約45%のアミノ酸の相同性を示し，3者は分子内に3個のジスルフィド結合を有する。また，ほかの受容体の交差性に関して，IGF-1はIGF-2受容体およびインスリン受容体に結合し，IGF-2もインスリン受容体およびIGF-1受容体に結合する。さらに，インスリンはIGF-1受容体に結合する。細胞増殖促進作用はIGF-1の活性が最も高いが，代謝作用はIGF-2受容体およびインスリン受容体が高活性を示す。

*27 **成長期**
思春期が始まることによって分泌が開始されるエストロゲンの作用による。エストロゲンは下垂体前葉からのGHの分泌のみならず，軟骨細胞に対しても直接作用を有するとされる。このエストロゲンは思春期では軟骨増殖を促進させるが，思春期以降では逆に骨端軟骨を消失させる。

*28 **GHのタンパク質同化作用**
糖尿病患者の代謝変動に類似し，抗インスリン作用をもつことになるため，糖尿病患者へのGHの投与は禁忌となっている。また，空腹時にはGHの促進によって脂肪酸が増え，これはグルコースに代わるエネルギー源として利用される。

*29 **ホルモン情報の伝達**
プロラクチンも同様のタイプの受容体を介した情報伝達機構が知られている。GHおよびプロラクチン受容体は，インターフェロンγなど多くのサイトカイン受容体のスーパーファミリーに属する。

現する．特に，入眠期の徐波睡眠に一致して著しく増加する．また，いわゆる日内変動もみられる．このように GH の分泌は複雑かつ多層的に，視床下部の 2 つのホルモンである GH 分泌促進性の GHRH および抑制性のソマトスタチンにより複合的に調節される．両者の分泌はストレスなど中枢神経系刺激，脳内生理活性アミンおよびペプチドなどによって影響を受ける．下垂体から放出された GH 自体が，血流を介して視床下部に作用し，GHRH 神経に抑制的に，ソマトスタチン神経には促進的に作用する．一方，血中に放出された GH の作用によって肝臓などの末梢組織から産生された IGF-1 が下垂体もしくは視床下部に作用し，負のフィードバック調節機構を介して，GH 分泌を制御している．さらに，視床下部内で GHRH とソマトスタチン神経が神経回路を形成して，相互に負のフィードバック調節を行っているとも考えられている．

GHRH は下垂体 GH 産生細胞の受容体に結合し，Gs タンパク質を介して cAMP を増加させ，GH の生成に開口分泌を促進するが，一方で，ソマトスタチンは特異的受容体に結合し，Gi タンパク質と共役して cAMP 濃度を低下させる．すなわち，GH 産生細胞の cAMP 濃度が 2 つの情報伝達系で制御され，複雑な分泌パターンを示す．

GH の基準値 (ng/mL)

年齢や性別で異なる
(例)
2〜3 歳男児
 0.83〜2.96
16〜17 歳男性
 0.03〜0.61
40 歳代男性
 0.31 以下

2〜3 歳女児
 0.52〜3.53
16〜17 歳女性
 0.02〜1.54
40 歳代女性
 0.23〜1.43

c. 関連疾患

下垂体性小人症（成長ホルモン分泌不全性低身長症）[*30] は GH の欠損または IGF-1 産生能のない GH の分泌により，遺伝性または腫瘍などで起こる．ラロン (Laron) 型小人症は家族性疾患で，GH 受容体の異常による．

下垂体腺腫瘍などによる GH の分泌過剰症は，小児では（下垂体性）巨人症[*31] であり，成人では骨端板閉鎖が起きているので，GH の影響が可能な部位である顎，額などの先端のみが増殖する先端巨大症（末端肥大症）[*32] である．

d. 臨床応用

ヒトにはヒト GH のみが有効である．したがって，ヒト死体から得られた抽出物を使用していた時代には，非常に高価で入手が困難な薬物であった．現在では，遺伝子組換え操作によってつくられた安価なヒト GH（ソマトロピン）が利用できるようになり，下垂体性小人症の治療に用いられる．さらに，IGF-1 製剤であるメカセルミンは，軟骨細胞の受容体に作用して骨を伸長させることにより成長を促すため，ラロン型小人症による成長障害の改善に用いられる．一方，GH 受容体アンタゴニストであるペグビソマントは，先端巨大症における IGF-1 分泌過剰状態および

[*30] **下垂体性小人症（成長ホルモン分泌不全性低身長症）**
下垂体から分泌される GH の量が少ないために成長率が悪化し，低身長になる疾患である．低身長は，身長 SD スコアが－2SD 以下という統計の基準で定義される．

[*31] **（下垂体性）巨人症**
発育期において，GH が過剰に分泌されることにより高身長になる疾患である．

[*32] **先端巨大症（末端肥大症）**
GH が過剰に分泌されて引き起こされる疾患である．発育期に起こると巨人症になるが，思春期を過ぎ，骨の発育が停止してから発症すると，手足が大きくなり，特有な顔や体型を示すようになる．

諸症状の改善に適応がある。

4. 副腎皮質刺激ホルモン

a. プロフィール

副腎皮質刺激ホルモン（ACTH：adrenocorticotropic hormone）は下垂体前葉のACTH産生細胞において，分子量約31,000の糖タンパク質であるプロオピオメラノコルチン（POMC）と呼ばれる前駆物質を経て生成される。ACTHは39個のアミノ酸が直線的につながったポリペプチドで，分子量は約4,500である。ACTHは1943年Liらによりブタ下垂体のアセトン抽出液から単離され，1954年Bellにより構造決定された。下垂体からのACTHの産生や分泌は，視床下部の正中隆起から分泌されるCRHによって調節されている。ストレス時にはバソプレシンやカテコールアミンなどもCRHなどとともに下垂体門脈系を介して下垂体前葉に作用し，ACTH分泌を促進する。

また，ACTHは副腎皮質の細胞を刺激して糖質コルチコイドを分泌させる。血中の糖質コルチコイド濃度が高くなると，ACTHの分泌を抑制するように働く。逆に血中の糖質コルチコイド濃度が低くなると，ACTH分泌を刺激するようにフィードバック機構が作動する。ACTH分泌はストレスに対応して増加するだけではなく，概日リズムがあり，ヒトでは朝の起床直後に血中濃度が最高となり，夕方から就寝時にかけて最低となる。この概日リズムは，視床下部のCRHの概日リズムによるもので，末梢血中の糖質コルチコイドの濃度の変化には無関係である。

b. 生理作用

ACTHおよびACTH（1-24）[*33]は副腎皮質の束状層に存在する受容体に働き，糖質コルチコイド産生を促進する。ACTHの副腎皮質刺激作用は，ACTH分子のN端から1から18番目のアミノ酸の部分に存在する。19から39番目までのアミノ酸は，ACTHの不活性化を防ぐ働きと，ACTHの抗原としての働きがある。また，ACTHには黒色素胞[*34]刺激作用があるが，これはACTHのN端側の1から13番目にα-MSH（黒色素胞刺激ホルモン）を含むためである（図7）。またリポトロピン（LPH：lipotropic pituitary hormone）と同様に脂肪分解作用があるが，生理的濃度での作用は不明である。ACTHの生理作用には短期（急性）効果[*35]と長期（慢

---

*33　ACTH（1-24）
　　ACTHは39個のアミノ酸からなるが，N末端から24個のアミノ酸（1-24）で作用は発現可能である。
*34　黒色素胞
　　動物の色素細胞で，細胞質内にメラニン顆粒を多数含んでいるもの。魚類・両生類・は虫類などの真皮にあり，体色変化に関係する。
*35　ACTHの短期（急性）効果
　　ステロイドホルモン産生の律速段階であるコレステロールからプレグネノロンへの変換を促進し，コルチゾールを分泌させる。

性）効果*36 がある。ACTH 受容体は Gs タンパク質と共役し，アデニル酸シクラーゼ系を活性化する。

c. 関連疾患

ACTH の測定は，コルチゾールとともに視床下部や下垂体，副腎皮質機能の異常が疑われる場合のスクリーニングとして行われる。ACTH およびコルチゾールも高値を示す場合は，下垂体性のクッシング症候群（4 章「1. 副腎皮質ホルモン」参照）が，逆にコルチゾールのみが低値を示す場合は，アジソン（Addison）病*37 が疑われる。また，慢性的に副腎が障害されていると，副腎皮質ホルモンの分泌が減少して，それを回復させるために ACTH が高値となることがある。一方，ACTH が低値を示し，コルチゾールが高値の場合は副腎腫瘍によるクッシング症候群が疑われる。また，下垂体の機能低下や，副腎皮質ホルモン製剤の大量服用などでも ACTH は低値となる。

d. 臨床応用

ACTH（1-24）の合成ペプチド製剤であるテトラコサクチド酢酸塩*38 が，迅速 ACTH 刺激試験に用いられる。テトラコサクチド酢酸塩は副腎皮質を刺激して副腎皮質ホルモンを分泌させるので，下垂体ならびに副腎皮質の機能検査に用いられる。静脈注射後の血中コルチゾールの増加を測定することにより副腎皮質機能を調べる。また，副腎皮質機能不全が一次性か二次性かの評価には，その亜鉛懸濁注射液を用いて持続 ACTH 刺激試験を行う。

> **ACTH の基準値**
> 7.2 〜 63.3
> (pg/mL)

5. プロラクチン

a. プロフィール

プロラクチン（PRL：prolactin）は，主として下垂体前葉の PRL 分泌細胞から分泌されるホルモンであり，199 個のアミノ酸からなり，分子量 22,700 の単純タンパク質である（図9）。PRL は，PRL 分泌細胞のほかに胎盤や子宮など末梢組織でも産生される。GH と構造が類似しており，元来は同じ遺伝子から発生し，機能が分化したと考えられている。ヒトの遺伝子は，6 番染色体に位置する。

---

*36 **ACTH の長期（慢性）効果**
　ステロイド合成に関与するすべての酵素遺伝子群の転写活性を高め，酵素量を増やし，種々のタンパク合成により細胞成長の促進と副腎の重量増加をもたらす。

*37 **アジソン（Addison）病**
　全身倦怠感，悪心，下痢，低血糖などの症状を伴う。副腎皮質機能低下症である。

*38 **テトラコサクチド酢酸塩**
　点頭てんかん，気管支炎，ネフローゼ症候群，関節リウマチにも用いられる。

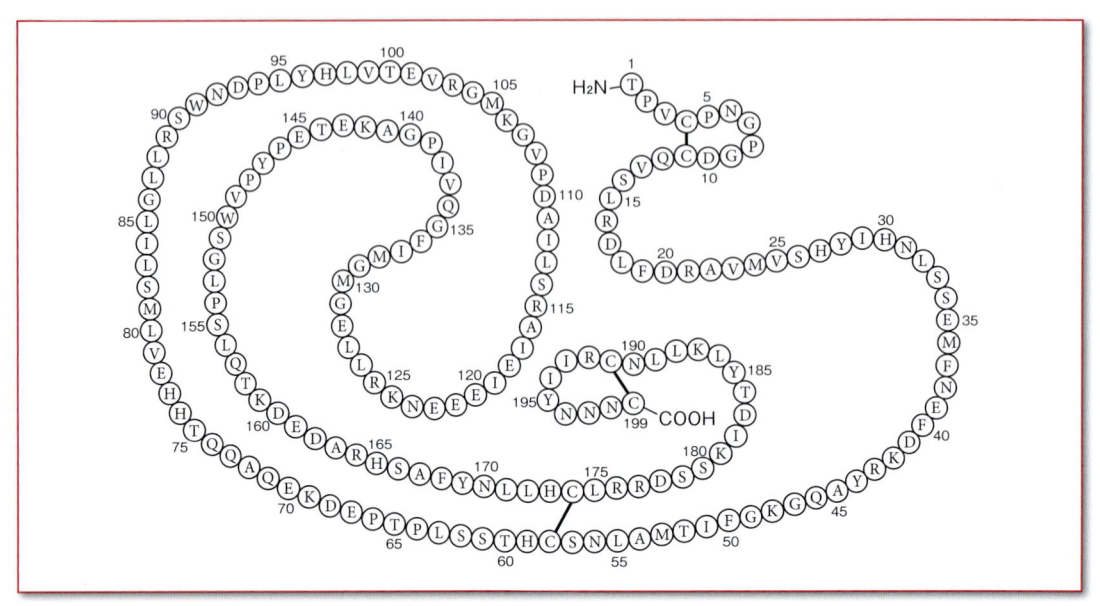

図9 ヒツジプロラクチン（PRL）の一次構造

b. 生理作用

　女性の場合は妊娠や出産にかかわっている。妊娠中は乳腺を発育[*39]させ，出産後は乳汁の合成[*40]を促進する。出産後は，エストロゲンとプロゲステロンの分泌が急激に低下してPRLの分泌が増加する。また，乳児の乳首を吸う乳腺刺激が，さらにPRLの分泌を促すことで，乳汁がスムーズに分泌される。男性では，前立腺や精嚢腺の発育を促す役割を担っている。

　妊娠については，哺乳類において雄と交配後，黄体の構造と機能を維持させプロゲステロン分泌[*41]を維持させる作用が関与する。そのほかの作用としては，母性行動誘導，免疫応答，浸透圧調節，血管新生などが知られている。

　PRL受容体は，普段は単量体で存在し，JAK2というチロシンキナーゼと結合している。受容体がPRLと結合すると2量体化し，ホモダイマーを形成する。その結果，受容体のJAK2同士がお互いをリン酸化し，さらに受容体自身のチロシン残基をリン酸化する。JAK2や受容体のリン酸基は，転写因子STATに転移してSTATを活性化させる。JAK2からリン酸基を受けたSTATと受容体からリン酸基を受けたSTATが2量体を形成し，細胞核内へ移行して特定の遺伝子発現を促進する。

[*39] **乳腺の発育**
思春期において，乳管の分枝構造を発達させる。また妊娠期には乳腺葉を発達させる。

[*40] **乳汁の合成**
特定のアミノ酸の取り込みを促し，カゼインやラクトアルブミンなどのタンパク質合成が増加する。またグルコースの取り込みを促進し，ラクトース合成を促進する。

[*41] **プロゲステロン分泌**
プロゲステロンの作用により排卵が抑えられ，また子宮内膜は肥厚する。

PRLの基準値
20 ng/mL 未満

c. 関連疾患

　PRLに関連する疾患としては，高PRL血症が知られている。通常，PRLの分泌は視床下部からのPIH（ドパミン）によって抑制的に制御されている。高PRL血症を引き起こすいくつかの疾患が知られている。PRL産生下垂体腺腫（プロラクチノーマ）では，PRLの自律性分泌によるPRL過剰状態となる。視床下部の機能的障害や視床下部に及ぶ腫瘍，炎症，肉芽腫によってドパミンの産生が障害されると，PIFの脱抑制によってPRLの分泌が亢進する。甲状腺機能低下症では，甲状腺ホルモンの低下によって視床下部からのTRHの分泌が亢進し，その結果PRL分泌も亢進する。

　PRL分泌が過剰になると，排卵抑制や乳汁分泌などの症状が現れる。これらは無月経や不妊症の原因として重要である。PRLの検査は，下垂体の異常や，無月経，不妊症，男性の性機能低下などの疑いがある場合に行われる。高値の場合はプロラクチノーマや，排卵障害，甲状腺機能低下症，下垂体や視床下部の腫瘍などが疑われる。視床下部から分泌されるTRHとドパミンのバランスが崩れると高値になる。そのため，ドパミン受容体遮断薬を服用していると高値になる場合がある。逆に低値となる場合は，下垂体機能低下が疑われる。ドパミンの分泌を促進するドパミン作動薬の服用でも低値となる。

d. 臨床応用

　PRLは疾患治療薬としては使用されていない。

III. 下垂体後葉ホルモン

　下垂体後葉ホルモンとしてオキシトシンとバソプレシンがある。これらの後葉ホルモンは視床下部の室傍核および視索上核に存在する神経細胞の細胞体で産生される（図10）。後葉ホルモンのプロホルモンは産生後，後葉へ軸索輸送される際に，プロセッシングを受けて9個のアミノ酸からなる後葉ホルモンと，ニューロフィジンタンパク質とに分解され，後葉の軸索終末に貯蔵される。神経細胞の興奮に応じて後葉にある軸索終末から後葉ホルモンが分泌される。

　オキシトシンとバソプレシンは1950年代にdu Vigneaudらにより単離，構造決定され，また，ペプチドホルモンとして初めて化学合成がなされたホルモンである。両ペプチドは9個のアミノ酸からなり，1位[*42]と6位のCys残基間のジスルフィド結合を含め，互いに構造上の相同性は極めて高い。オキシトシンは3位がIle，8位

[*42] **1位のアミノ酸**
N末端から1番目のアミノ酸は1位のアミノ酸と呼ばれる。

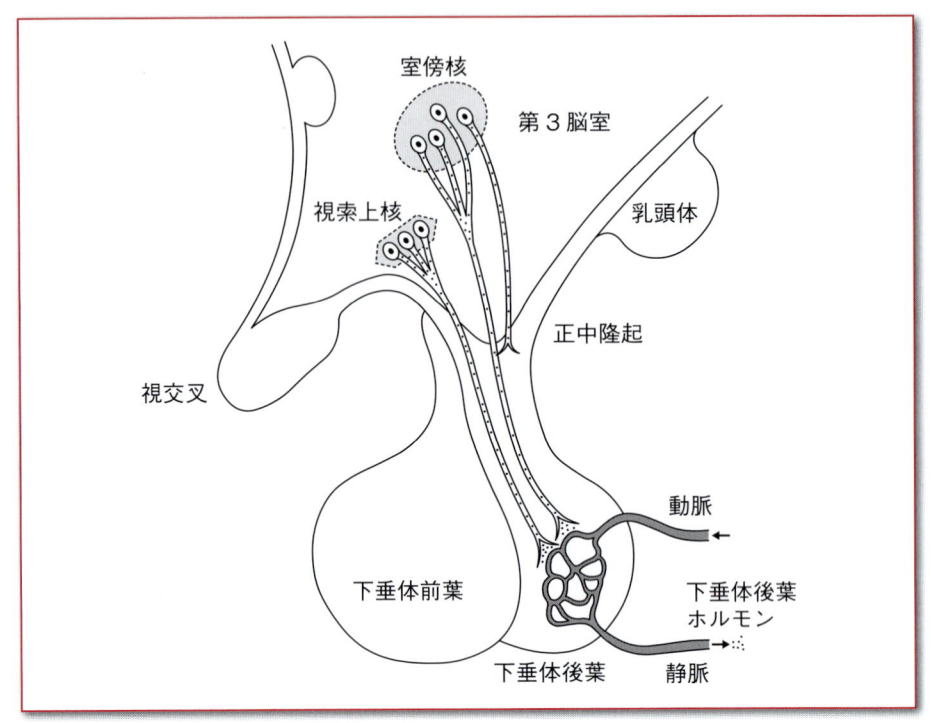

図10 視床下部-下垂体後葉系

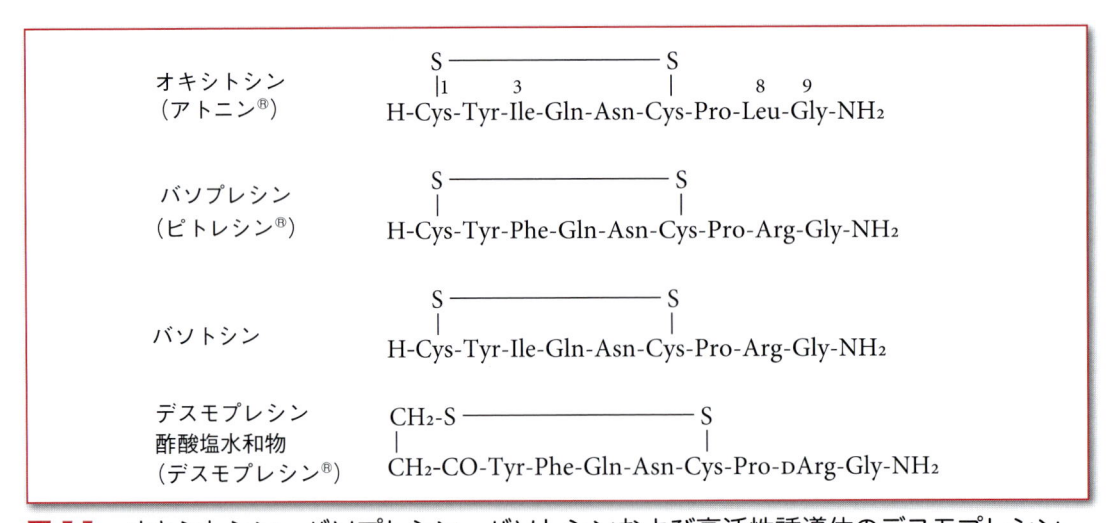

オキシトシン （アトニン®）	S———————S |1 3 | 8 9 H-Cys-Tyr-Ile-Gln-Asn-Cys-Pro-Leu-Gly-NH₂
バソプレシン （ピトレシン®）	S———————S H-Cys-Tyr-Phe-Gln-Asn-Cys-Pro-Arg-Gly-NH₂
バソトシン	S———————S H-Cys-Tyr-Ile-Gln-Asn-Cys-Pro-Arg-Gly-NH₂
デスモプレシン 酢酸塩水和物 （デスモプレシン®）	CH₂-S——————S CH₂-CO-Tyr-Phe-Gln-Asn-Cys-Pro-ᴅArg-Gly-NH₂

図11 オキシトシン，バソプレシン，バソトシンおよび高活性誘導体のデスモプレシン

がLeuで，3位Pheと8位Arg（またはLys）であるバソプレシン[*43]とは2個のアミノ酸残基が異なるのみである（図11）。

[*43] **バソプレシン**
ヒトを含む大部分のバソプレシンは，8位がArgであることからアルギニンバソプレシン，あるいは単にバソプレシンと呼ばれるが，ブタにおいては8位がLysであることから，リジンバソプレシンと呼称される。また，鳥類，は虫類，両生類，硬骨魚類には，3位がIle，8位がArgで構造上バソプレシンとオキシトシンの中間型のバソトシンが存在する。

1. オキシトシン

a. プロフィール

オキシトシン（oxytocin）は視床下部の室傍核と視索上核の神経分泌細胞で合成され，下垂体後葉から分泌されるホルモンであり，9個のアミノ酸からなるペプチドホルモンである。

b. 生理作用

オキシトシン受容体は，Gタンパク質共役型受容体でありGqタンパク質と結合し，ホスホリパーゼCを活性化させる。中枢神経，子宮，乳腺のほか，腎臓，心臓，胸腺，膵臓および脂肪組織に存在する。オキシトシンには末梢組織で働くホルモンとしての作用，中枢神経での神経伝達物質としての作用が知られている。

オキシトシン[*44]は末梢組織では主に平滑筋の収縮に関与し，分娩時の子宮収縮や乳腺の筋線維を収縮させて乳汁分泌[*45]を促すなどの働きを有する。

オキシトシンの分泌調節には末梢性知覚神経情報が重要な働きを果たしている。分娩時では胎児の頭部による子宮頸部の圧迫が，脊髄を経由して，オキシトシン神経細胞を興奮させ，オキシトシンが血中に放出される。その結果，血中オキシトシン濃度が上昇し，分娩時の子宮収縮作用がエストロゲン作用と相まって加速度的に促進される。同様に，授乳時においても，乳児が乳首を吸う刺激が，オキシトシンの分泌を促し，射乳作用が誘発されることになる。

オキシトシンの中枢神経における神経伝達物質としての働きは曖昧な点も多いが，オキシトシンを欠損させたマウスでは，学習・記憶能力は正常であるものの，匂いを記憶できなくなるなどの報告がある。

c. 関連疾患

オキシトシンの過剰または欠乏による病態は知られていない。

d. 臨床応用

オキシトシンは，臨床において子宮収縮薬，分娩および陣痛促進薬として使用されている。

[*44] **オキシトシン**
分娩直前には，妊娠中に血中濃度が高かったエストロゲンとプロゲステロンのうち，プロゲステロン濃度が急激に減少するために，エストロゲンによる子宮平滑筋のオキシトシンに対する感受性が過剰亢進（オキシトシン受容体の増加）するため，オキシトシンの急激な収縮作用が誘発される。

[*45] **乳汁分泌**
授乳時の乳腺の腺房は，前葉ホルモンであるプロラクチンの作用を受けて乳汁を多量に産生する（催乳作用）。オキシトシンは乳腺の腺房や導管の周囲に存在する筋上皮細胞に作用し，これを収縮させることによって乳汁を導管から放出させる（射乳作用）。

2. バソプレシン（vasopressin）

a. プロフィール

　バソプレシンは下垂体後葉から分泌され，ヒトを含む多くの動物でみられる9個のアミノ酸からなるペプチドホルモンである。バソプレシンは腎臓に作用して水分保持をすることから，抗利尿ホルモン（ADH：antidiuretic hormone）とも呼ばれる。

b. 生理作用

　バソプレシンは血漿浸透圧，血圧，アンギオテンシンの3つの因子によって分泌調整を受けている。1つ目の因子としての血漿浸透圧の上昇は，視床下部や脳室周囲器官の浸透圧受容器によって受容され，この情報がバソプレシン神経細胞を興奮させる。この結果として，バソプレシン分泌が促進し，体内水分量を増加させ，血漿浸透圧を低下させる。2つ目の因子としての血圧の低下や血漿量の減少は，末梢に分布する容量受容器や圧受容器によって認識され，神経性にバソプレシン神経細胞に到達し，バソプレシンの分泌を促す。このバソプレシン分泌の促進が体内水分量の増加と血管収縮を引き起こして血圧が上昇する。なお，血管に存在するバソプレシン受容体はV_1受容体である[*46]。さらに3つ目の因子として，血圧低下や腎尿細管中のNa^+の減少や交感神経系の活動の上昇は，腎臓からのレニン分泌を促し，それによって産生されるアンギオテンシンIIも視床下部に作用して，バソプレシン神経細胞を興奮させ，再びバソプレシンの分泌を誘導する。

　バソプレシンのシグナルは腎臓の細胞膜にあるV_2受容体を介して伝えられる。バソプレシンが腎臓の集合管細胞の受容体に結合すると，Gsタンパク質に情報は伝達され，それがアデニル酸シクラーゼを活性化させる。それによりATPがcAMPに変わり，そのcAMPはAキナーゼを活性化する。活性化されたAキナーゼは小胞に存在する水チャネルタンパク質であるアクアポリン2（AQP2：aquaporin 2）を管腔側の細胞膜に移行させる。浸透圧は間質のほうが高いので，集合管管腔から間質の方向へ水輸送が促進される。この結果，抗利尿作用が促進され，尿量減少と体内水分量増加が起こる。さらに，高濃度のバソプレシンは血管平滑筋の受容体（V_1）に結合することによって，平滑筋の収縮と血圧上昇を引き起こす。

c. 関連疾患

　抗利尿ホルモン不適合分泌症候群（SIADH：syndrome of inappropriate secre-

バソプレシンの基準値
0.3〜4.2 pg/mL

[*46] V_1受容体
　Gqタンパク質と共役し，ホスホリパーゼCを活性化させる。

tion of antidiuretic hormone)*47 がある。

　尿崩症はバソプレシンの合成障害または作用低下により，多尿などをきたす疾患である。また，尿崩症はバソプレシンの合成または分泌障害による中枢性尿崩症と，バソプレシンに反応できずに尿の濃縮不能に陥る腎性尿崩症がある。

d. 臨床応用

　ホルモン補充療法としてのバソプレシンおよびその関連薬物の臨床応用がなされている。下垂体後葉の障害による分泌不全（中枢性尿崩症）に対して，バソプレシン注射薬の適応がある。また，誘導体であるデスモプレシン酢酸塩水和物の注射および点鼻薬も使用されている。

　さらに，近年では心停止の 4 つの病態，心室細動，無脈性心室頻拍，心静止，無脈性電気活動に対してバソプレシンが第一選択として用いられるようになってきた。これはバソプレシン投与による救命率，生存退院率が，ともにアドレナリン投与によるそれを有意に上回ることによるとされる。

IV. 摂食，睡眠調節，痛みなど

1. オレキシン

a. プロフィール

　オレキシン（orexin）は 1988 年に筑波大学の桜井と柳沢らによって同定された神経ペプチドである。摂食中枢（視床下部外側野など）に局在し，脳室内投与によって摂食量を増加させる作用があることなどから，当初，摂食行動を制御する神経ペプチドとして注目された。その後，本ペプチドが睡眠障害の 1 つであるナルコレプシー*48 と関連が深いことが明らかとなり，オレキシンの覚醒・睡眠制御における役割が注目されるに至った。

　オレキシンは，オレキシン A とオレキシン B に分類され，アミノ酸 130 個（ラット，マウス）または 131 個（ヒト）の共通の前駆体（プレプロオレキシン）から生成される。オレキシン A は 33 アミノ酸からなり，分子内に 2 対のジスルフィド結合を有するペプチドで，オレキシン B は 28 アミノ酸からなる直鎖状ペプチドである（図 12）。

　哺乳類において，オレキシン受容体には OX1 および OX2 受容体の 2 種のサブタ

---

*47　抗利尿ホルモン不適合分泌症候群（SIADH：syndrome of inappropriate secretion of antidiuretic hormone）
　　　腫瘍や中枢神経系の障害によるバソプレシンの異常分泌，または腎臓のバソプレシン感受性の上昇によって，低ナトリウム血症などをきたす疾患。

*48　ナルコレプシー
　　　日中において，場所や状況を選ばずに発現する，強い眠気の発作を主な症状とする睡眠障害である。

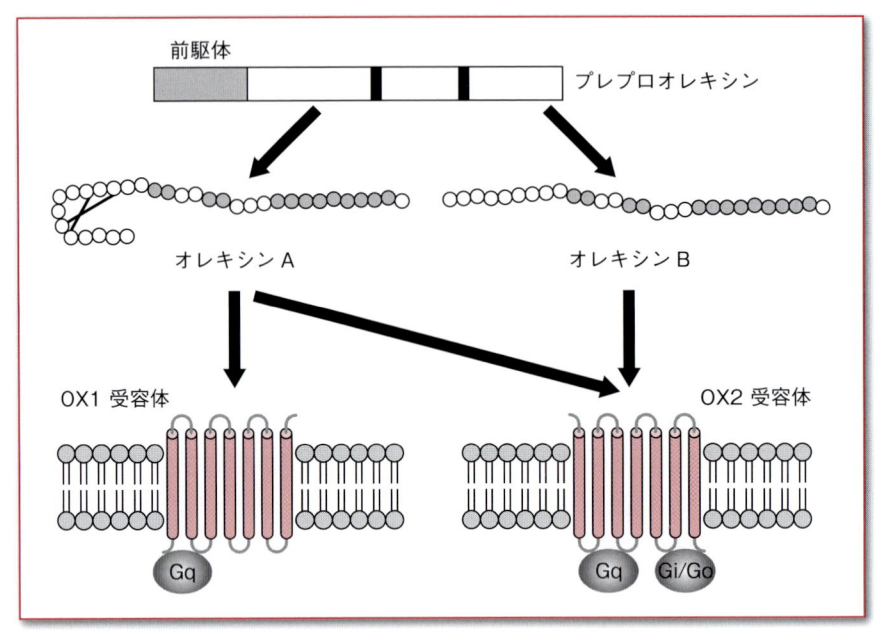

図12 オレキシンとその受容体

イプが存在する。両者ともGタンパク質共役型受容体であるが，OX1受容体は，オレキシンAに対する親和性のほうが，オレキシンBに対する親和性より50倍ほど高い。OX2受容体は，オレキシンAとオレキシンBに対する親和性が同程度とされている（図12）。OX1受容体はGqタンパク質に特異的に共役しており，一方OX2受容体はGqタンパク質およびGi/Goタンパク質に共役している。

　オレキシンは，摂食中枢とされる視床下部外側野に散在する神経細胞に特異的に発現している。視床下部内では，弓状核や腹内側核など摂食に関連する部位にオレキシンの存在が認められる。一方視床下部外では，モノアミン神経系の起始核である青斑核，縫線核，結節乳頭体核にその存在が確認されている。

　オレキシン神経の細胞体（起始部）は視床下部に限局するが，その神経終末部は小脳を除く中枢神経系の全域にのびている。脳幹のモノアミン作動性神経，コリン作動性神経，視床下部内の室傍核など覚醒・睡眠機構に関与する部分や，同じく視床下部内の弓状核，腹内側核など摂食行動の制御に関与する部分に，オレキシン神経の局在が認められる。

b. 生理作用

　オレキシンは，摂食量の増加作用のほかにもさまざまな作用を有することが知られている。動物の脳室内に投与すると，自発運動量の亢進，常同行動の亢進，飲水量の増加，覚醒時間の延長，交感神経系の活性化などが認められる。血中コルチコステロン濃度の上昇，プロラクチン濃度の低下など内分泌系への作用も知られている。

c. 関連疾患

オレキシンは，元来摂食行動を制御する物質として認知されていたが，ナルコレプシーとの関連が明らかになり，覚醒・睡眠の制御にも重要な役割を果たしていることがわかってきた。オレキシンが摂食障害や睡眠障害発症において重要な役割を果たしている可能性があるが，今後の研究の進展が望まれる。

d. 臨床応用

オレキシン神経の入出力系と，その生理的意義が次第に明らかになってきている。今後，摂食障害や睡眠障害などの疾患に対する治療薬の開発において，オレキシンが重要なリード化合物になると思われる。

2. オピオイドペプチド

a. プロフィール

オピオイドペプチドとはオピオイド受容体と特異的に結合し，モルヒネ様の作用を発現したり，あるいはアンタゴニスト様の作用を有するペプチドの総称である。1975年，J. Hughes と H. W. Kosterlitz によって内因性オピオイドペプチドであるメチオニンエンケファリンとロイシンエンケファリンが発見された。オピオイドがモルモット回腸とマウス輸精管の電気刺激による収縮を抑制することを利用して，ブタの脳からモルヒネ様活性をもつ化合物を精製した。現在までに20種類以上のオピオイドペプチドが確認されているが，主として，エンドルフィン類，エンケファリン類およびダイノルフィン類に分類されており，それぞれ μ，δ および κ 受容体の内因性リガンドとして位置づけられている。これらの内因性オピオイドペプチドは，共通構造として N 末端に Tyr-Gly-Gly-Phe-Met-（Leu）の配列を有している。

オピオイド受容体は μ，δ および κ 受容体に分類され，2000年の国際薬理学連合受容体命名委員会によって，それぞれ MOP, DOP および KOP と命名された。オピオイド受容体は内因性オピオイドへの親和性や局在に差異はあるが，いずれも G タンパク質共役 7 回膜貫通型の受容体であり，Gi を介してアデニル酸シクラーゼ活性の抑制，Gi あるいは Go を介して K^+ チャネルの開口促進や Ca^{2+} チャネルの開口作用を示す。

b. 生理作用

オピオイドペプチドはそれぞれのオピオイド受容体を介して，特有の生理作用を発現するが，鎮痛作用はいずれのオピオイドペプチドも有している。MOP あるいは DOP を介する作用においては多幸感や依存を生じることが知られている。一方，KOP の場合は嫌悪感を誘発し，依存性はないとされる。

c. 関連疾患

オピオイドペプチドなどの欠損による疾患などは特に認められていないが，オピオイド受容体の欠損によって，鎮痛作用のみならず，情動や報酬行動の異常をきたすことが知られている。

d. 臨床応用

モルヒネをはじめとする非ペプチド系のオピオイドが，医療用麻薬としてがん性疼痛などの緩和時に使用されている。

3. ニューロペプチドY

a. プロフィール

ニューロペプチドY（NPY：neuropeptide Y）は36個のアミノ酸からなる脳腸管ペプチドの1つで，ペプチドYY（PYY）および膵ポリペプチド（PP）と相同性[*49]をもち，ファミリーを形成している（図13）。

NPYは中枢神経系に広範囲に発現しており，視床下部，特に弓状核，室傍核，視交叉上核に強く発現している。末梢神経系にも存在する。

NPY受容体はGタンパク質共役型7回膜貫通受容体で，6種類のサブタイプが提唱されているが，5種類のサブタイプ（Y1，Y2，Y4，Y5，Y6）がクローニングにより同定されている。それぞれの受容体は発現部位や各リガンドに対する親和性が異なっている（表1）。

b. 生理作用

NPYは強力な摂食亢進作用を有しており，炭水化物の摂取が特徴的である。NPYを脳室内に連日投与すると過食と肥満をきたす。

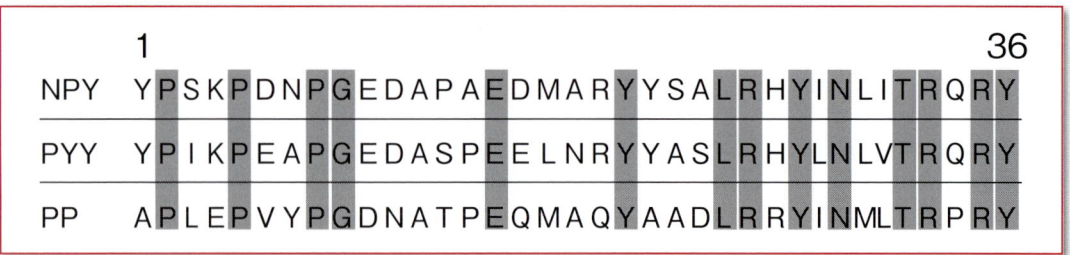

```
         1                                                                  36
NPY    Y P S K P D N P G E D A P A E D M A R Y Y S A L R H Y I N L I T R Q R Y
PYY    Y P I K P E A P G E D A S P E E L N R Y Y A S L R H Y L N L V T R Q R Y
PP     A P L E P V Y P G D N A T P E Q M A Q Y A A D L R R Y I N M L T R P R Y
```

図13 NPYファミリーのアミノ酸配列

[*49] 相同性
　　　PYYはPPと70%，NPYと70%，またNPYとPPは約50%の相同性を有している。

表1 NPYファミリーの受容体とその作用

	Y1	Y2	Y4	Y5
リガンドとの親和性	NPY ≥ PYY ≫ PP	NPY ≈ PYY ≫ PP	NPY > PYY ≈ PP	NPY ≥ PYY ≥ PP
シグナル伝達	Gi/Go アデニル酸シクラーゼ	Gi/Go アデニル酸シクラーゼ阻害	Gi/Go アデニル酸シクラーゼ阻害	Gi/Go アデニル酸シクラーゼ阻害
脳内のmRNA発現部位	大脳皮質，海馬，線条体，扁桃体，視床下部	海馬，視床，線条体，視床下部	扁桃体，視床下部	海馬，線条体，視床下部
作用	摂食亢進，抗不安，血管収縮，骨代謝	摂食抑制		摂食亢進

　NPY神経を活性化する入力系としてグレリンやオレキシン，抑制する入力系としてレプチンやインスリンがある．一方，NPYの出力系としては，室傍核や外側野に存在するY1およびY5受容体を介して，コルチコトロピン（CRH）の合成と分泌を抑制して摂食を亢進し，過剰に亢進すると肥満が誘発される．

　なお，末梢神経においては，NPYはノルアドレナリンと共存し，強力な血管収縮因子として作用する（**表1**）．

c. 関連疾患

　NPYは過食症や肥満症に関与すると考えられている．

d. 臨床応用

　肥満に関係するY1受容体拮抗薬が国内外で開発され，抗肥満薬として前臨床段階に達している．

必須問題

問1 視床下部ホルモンはどれか。2つ選べ。

1. オキシトシン
2. ドパミン
3. 性腺刺激ホルモン
4. ソマトスタチン
5. 甲状腺刺激ホルモン

【正　解】2，4

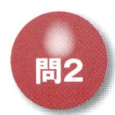

問2 ホルモンの分泌について，正しいのはどれか。2つ選べ。

1. 成長ホルモンは，下垂体前葉から分泌される。
2. 甲状腺刺激ホルモン放出ホルモンは，下垂体前葉から分泌される。
3. プロラクチンは，視床下部から放出される。
4. オキシトシンは，下垂体後葉から分泌される。
5. オレキシンは，下垂体後葉から分泌される。

【正　解】1，4

問3 ホルモンの構造について，正しいのはどれか。2つ選べ。

1 副腎皮質刺激ホルモン放出ホルモンは，ペプチドホルモンである。
2 甲状腺刺激ホルモン放出ホルモンは，3個のアミノ酸からなるC末端がアミド化されたペプチドであり，ペプチドホルモンとして最小分子のホルモンである。
3 成長ホルモンは41個のアミノ酸からなり，C末端はアミド構造である。
4 成長ホルモン放出ホルモンは，191個のアミノ酸からなる単純タンパク質ホルモンである。
5 バソプレシンは，199個のアミノ酸からなる単純タンパク質ホルモンである。

【正　解】1，2

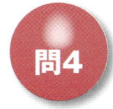

問4 下垂体ホルモンについて，正しいのはどれか。2つ選べ。

1 プロラクチンは乳汁分泌に重要な働きを有し，ドパミン受容体の刺激により分泌が促進される。
2 副腎皮質刺激ホルモンは，糖質コルチコイド産生を増大させるが，その分泌では血中糖質コルチコイドによるフィードバック制御を受ける。
3 成長ホルモンは，タンパク質同化促進作用と糖利用を抑制する作用をもつ。
4 オキシトシンの抗利尿作用は，腎の集合管に存在するV_2受容体が刺激されると現れる。
5 プロラクチンは，オキシトシン類似の構造を有するペプチドホルモンであり，下垂体後葉から分泌される。

【正　解】2，3

問5 下垂体ホルモンについて，正しいのはどれか。1つ選べ。

1. 副腎皮質刺激ホルモンは，副腎皮質での糖質コルチコイドやミネラルコルチコイドの産生を促進する。
2. 性腺刺激ホルモン放出ホルモンは，下垂体から分泌し，視床下部における性腺刺激ホルモンの合成と分泌を促す。
3. 卵胞刺激ホルモンは，卵胞の発育を促進し，精巣の精子形成を抑制する。
4. 黄体形成ホルモンの血中濃度は，月排卵時期にほぼ同調して一過性に上昇する。
5. 甲状腺刺激ホルモンは，ステロイドホルモンの一種である。

【正解】4

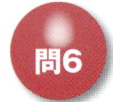

問6 脳下垂体ホルモンについて，正しいのはどれか。2つ選べ。

1. プロラクチンは，ステロイドホルモンの一種である。
2. 先端巨大症では，成長ホルモンの血中濃度が高い。
3. バソプレシンは，下垂体後葉から分泌される抗利尿ホルモンであり，水の再吸収を促進する。
4. オキシトシンは，子宮平滑筋の収縮を増強するが，収縮頻度には影響しない。
5. インスリン様成長因子I（IGF-1）は，甲状腺刺激ホルモンの作用によって肝臓で産生される。

【正解】2，3

問7　ホルモンについて，正しいのはどれか。2つ選べ。

1　エストロゲンは，子宮のオキシトシンに対する反応性を低下させる。
2　成長ホルモンは，糖新生および脂質合成促進させる。
3　セクレチンは，下垂体前葉より分泌し，子宮収縮作用を示す。
4　副腎皮質ホルモンの産生・分泌量は，血中コルチゾールの増加による負のフィードバックを受ける。
5　バソプレシンの抗利尿作用は，腎集合管の V_2 受容体に結合することで現れる。

【正　解】4，5

問8　オピオイドペプチドについて，正しいのはどれか。2つ選べ。

1　エンケファリンは，鎮痛作用をもつニューロペプチドであり，血管を収縮させる。
2　β-エンドルフィンに，精神依存形成能の存在が示唆される。
3　オピオイドペプチドの鎮痛作用をはじめとする種々の，作用は，中枢のオピオイド受容体を介してのみ発現する。
4　ダイノルフィンは，オピオイド κ 受容体に結合し鎮痛作用を発現させる。
5　内因性のオピオイドペプチドとして，10種類程度が同定されている。

【正　解】2，4

問9 内分泌機能に影響するホルモンについて，正しいのはどれか。2つ選べ。

1 卵胞刺激ホルモンは，卵胞の発育抑制，精子形成の促進を引き起こす。
2 黄体形成ホルモンは，精巣のライディッヒ細胞に作用して，テストステロン合成を抑制する。
3 黄体形成ホルモンは，卵巣のエストロゲン分泌を抑制して，黄体のプロゲステロン産生を促進する。
4 ブセレリン酢酸塩の頻回投与は，下垂体からの卵胞刺激ホルモンや黄体形成ホルモンの分泌を低下させる。
5 ブセレリン酢酸塩の単回投与は，下垂体からの卵胞刺激ホルモンや黄体形成ホルモンの分泌を促す。

【正　解】4, 5

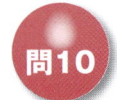

問10 尿崩症とその治療について，正しいのはどれか。2つ選べ。

1 中枢性と腎性があり，中枢性尿崩症の多くは遺伝性である。
2 疾患関連遺伝子として，バソプレシン関連遺伝子や水チャネル遺伝子がある。
3 薬剤性尿崩症の原因薬物として，炭酸リチウムがある。
4 デスモプレシン酢酸塩は，一般的に経口投与で用いられるバソプレシン誘導体である。
5 1日10Lにも及ぶ多量の高張尿が排泄され，強い口渇感があらわれる。

【正　解】2, 3

理論問題

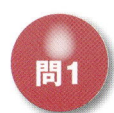

問1 甲状腺刺激ホルモン放出ホルモン（TRH）とその製剤について，**誤っている**のはどれか。1つ選べ。

1 C末端がアミド化された3残基のアミノ酸からなるペプチドであり，ペプチドホルモンとして最小分子のホルモンである。
2 生物活性の発現には，N末端の環状構造のpGluとC末端のNH$_2$が必要である。
3 視床下部のみから分泌される。
4 下垂体門脈に分泌することで，下垂体前葉でのTSHの合成・分泌を促進し，PRLの分泌を調節する。
5 下垂体前葉におけるTSHやPRLの分泌能検査薬として使用される。

【解　説】視床下部以外の**中枢神経系や消化管**からも分泌される。
【正　解】3

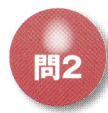

問2 性腺刺激ホルモン放出ホルモン（GnRH）とその製剤について，**誤っている**のはどれか。1つ選べ。

1 視床下部で合成・分泌され，LHとFSHn下垂体後葉からの分泌を促進させるペプチドホルモンである。
2 C末端のGly-NH$_2$をエチルアミドに置換すると高活性になり，また分子中央部の6位のGlyをD-アミノ酸に置換すると生体内での酵素分解に抵抗性が増す。
3 正常な生殖機能を維持するのに不可欠であり，女性では卵胞成熟，排卵，黄体の保持，男性では精子形成の制御にかかわる。
4 性腺刺激ホルモンの放出と生合成促進作用に，Gqタンパク質を介したCa^{2+}上昇が関与する。
5 リュープロレリン酢酸塩は，前立腺がんや子宮内膜症の治療では4週間に1回，皮下にデポ剤として注射する。

【解　説】LHとFSHを下垂体**前葉**から分泌させる。
【正　解】1

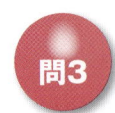

問3 成長ホルモン放出ホルモン（GHRH）およびその製剤について，誤っているのはどれか。1つ選べ。

1 44個のアミノ酸からなるペプチドホルモンである。
2 弓状核の神経で産生された後に，視床下部正中隆起の神経末端から脈動的に下垂体門脈血中に放出され，下垂体前葉での GH 分泌を特異的に促進する。
3 構造的には脳腸管ペプチドであるセクレチン，インスリン，血管作動性小腸ペプチドなどと相同性が高く，セクレチンファミリーに分類される。
4 睡眠誘発作用が報告され，徐波睡眠時に分泌が促進する。
5 ソマトレリン酢酸塩，プラルモレリン塩酸塩は，それぞれ下垂体 GH 分泌機能検査薬，GH 分泌不全症の診断薬として用いられる。

【解　説】セクレチン，**グルカゴン**，血管作動性小腸ペプチドなどと相同性が高く，セクレチンファミリーに分類される。
【正　解】3

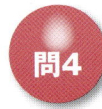

問4 副腎皮質刺激ホルモン放出ホルモン（CRH）について，誤っているのはどれか。1つ選べ。

1 ヒトでは41個のアミノ酸からなり，C 末端はアミド構造である。
2 視床下部の底部にある正中隆起の血管網に放出され，下垂体門脈を通って下垂体前葉に到達し，ACTH の分泌を促進させる。
3 下垂体前葉から ACTH およびその関連ペプチドである β-リポトロピンなどを分泌させ，さらには ACTH の前駆体である POMC 遺伝子の発現を引き起こす。
4 分泌には概日リズムがあり，血中濃度は早朝に最も低く，就寝時に最も高い。
5 クッシング症候群において血中濃度は低下し，副腎皮質機能低下症において増加する。

【解　説】血中濃度は早朝に最も**高く**，就寝時に最も**低い**。CRH により分泌が制御されている。ACTH も同様に変化する。
【正　解】4

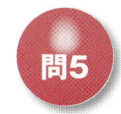

問5 ソマトスタチンおよびその製剤について，**誤っている**のはどれか。1つ選べ。

1 中枢神経系に広く分布し，消化管や膵臓の内分泌細胞，末梢神経および甲状腺などにも存在が確認されている脳腸管ホルモンである。
2 3位と14位の間にジスルフィド結合をもつ14個のアミノ酸からなるソマトスタチン14（SS-14）と，そのN末端にさらに14個のアミノ酸が連結したソマトスタチン28（SS-28）がある。
3 生物活性の発現には，ジスルフィド結合で形づくられた環状構造と14位のチロシン残基が重要である。
4 視床下部神経細胞からの分泌は，ドパミン，セロトニン，アセチルコリン，GHなどによって促進され，GABAによって抑制される。
5 オクトレオチド酢酸塩は，消化管ホルモン産生腫瘍に伴う諸症状の改善，およびGH産生腫瘍による先端肥大症や下垂体性巨人症の治療に用いられる。

【解　説】生物活性の発現には，ジスルフィド結合で形づくられた環状構造と**8**位の**トリプシン**残基が重要である。
【正　解】3

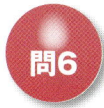

問6 ソマトスタチンについて，**誤っている**のはどれか。1つ選べ。

1 下垂体前葉でのGH分泌を促進して，アルギニン，インスリンによる低血糖によるGH分泌の阻害を抑制する。
2 TRH刺激によるTSHの分泌を抑制する。
3 膵臓でのインスリンとグルカゴンの分泌を抑制する。
4 ガストリン，セクレチン，CCK－PZなどの各種消化管ホルモンの分泌を抑制する。
5 膵臓，消化管の粘膜などからのソマトスタチン分泌は，グルコース，アミノ酸，アセチルコリン，グルカゴンによって促進される。

【解　説】下垂体前葉でのGH分泌を**抑制**して，アルギニン，インスリンによる低血糖によるGH分泌の**刺激**を抑制する。
【正　解】1

問7 プロラクチン放出ホルモン（PRH）とプロラクチン抑制ホルモン（PIH）について，誤っているのはどれか。1つ選べ。

1 PRL の分泌は視床下部からの PRH および PIH によって調節されているが，PIH の影響の方が大きい。
2 PIH としてドパミンがある。
3 PRL 産生細胞にはドパミン D_2 受容体が存在し，ドパミンが結合すると，Gi タンパク質を介して PRL 産生を抑制する。
4 PRL の血中濃度が減少すると，視床下部のドパミン神経細胞から下垂体門脈にドパミンが分泌される。
5 ドパミン D_2 受容体作動薬であるテルグリドやブロモクリプチンメシル酸塩は，高プロラクチン血性排卵障害，乳汁漏出症および産褥性乳汁分泌の抑制などに用いられる。

【解　説】PRL の血中濃度が**上昇**すると，視床下部のドパミン神経細胞から下垂体門脈にドパミンが分泌される。

【正　解】4

問8 甲状腺刺激ホルモン（TSH）について，誤っているのはどれか。1つ選べ。

1 甲状腺機能の発達，維持，また甲状腺ホルモンの合成・放出に関与する下垂体前葉ホルモンである。
2 α および β の2つのサブユニットからなる糖タンパク質ホルモンである。
3 甲状腺に作用して，甲状腺ホルモンの分泌を促す。
4 甲状腺ホルモンの負のフィードバックにより，分泌が抑制される。
5 バセドウ病では TSH 受容体に対する自己抗体が生成し，その抗体が TSH 受容体を刺激して甲状腺ホルモン（T_4, T_3）を過剰に産生させるため，血清 TSH 濃度は上昇する。

【解　説】負のフィードバックによる血清 TSH 濃度の**低下**が特徴である。

【正　解】5

問9 性腺刺激ホルモンおよびその製剤について，**誤っている**のはどれか。1つ選べ。

1. 性腺を標的器官とするLHとFSHは，下垂体の異なる性腺刺激ホルモン産生細胞で産生されるタンパク質ホルモンで，性腺刺激ホルモンと総称される。
2. 男性において，FSHは睾丸の精細管成長を促進し，精子形成を維持する。
3. 女性において，FSHは卵巣の卵胞発育を促進し，LHとの相乗的協同作用によってエストロゲン合成・分泌を促進させ，排卵を引き起こす。
4. LHは精巣のライディッヒ細胞と卵巣の顆粒膜細胞を刺激してテストステロンを産生させ，FSHは精巣のセルトリ細胞と卵胞の顆粒層細胞を刺激する。
5. 妊婦尿から抽出精製されたhCGは，下垂体性の性腺機能低下症，不妊症の治療，二次性徴促進，排卵誘発に用いられる。

【解　説】下垂体の**同一**の性腺刺激ホルモン産生細胞から産生される。
【正　解】1

問10 成長ホルモン（GH）について，**誤っている**のはどれか。1つ選べ。

1. 成長促進作用は，主としてGHによって肝臓からの分泌が引き起こされるインスリン様成長因子Ⅰ（IGF-1）を介した作用である。
2. 軟骨をはじめとするさまざまな組織に作用して，傍分泌性あるいは自己分泌性シグナルとしてIGF-1の局所的な分泌を促す。
3. 細胞増殖促進作用はIGF-1の働きにより，代謝作用はIGF-2およびIGF-1のインスリン受容体を介した働きで起こる。
4. インスリンやIGF-2の分泌を引き起こさない。
5. 代謝に対する同化作用は示さない。

【解　説】細胞増殖増進作用と代謝に対する同化作用をもつ。
【正　解】5

問11 成長ホルモン（GH）について，誤っているのはどれか。1つ選べ。

1 191個のアミノ酸からなる単純タンパク質ホルモンである。
2 成長促進作用は，軟骨や骨格筋といった組織の細胞増殖促進とタンパク質合成促進によって発現する。
3 肝臓からのIGF-1の分泌促進を介して，長管骨（手足の骨）骨末端の軟骨細胞を増殖させて促進して身長を伸ばす。
4 タンパク質異化作用によって，内臓，骨格筋，皮膚，結合組織などの組織を肥大させる。
5 抗インスリン作用があり，糖尿病患者へのGH製剤の投与は禁忌である。

【解　説】タンパク質**同化**作用をもつ。
【正　解】4

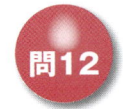

問12 成長ホルモン（GH）について，誤っているのはどれか。1つ選べ。

1 受容体は620個のアミノ酸からなる1回膜貫通型のタンパク質である。
2 受容体の細胞膜外の部分に結合すると，受容体は4量体となりJAKキナーゼの活性化が引き起こされる。
3 ヒトでの分泌は脈動的で，約2時間ごとのピークが1日に13回前後出現する。
4 下垂体から放出された後に，血流を介して視床下部に作用すると，GHRH神経には抑制的に，ソマトスタチン神経には促進的に作用する。
5 下垂体性小人症は，遺伝性または腫瘍などによるGHの欠損，あるいはIGF-1産性能のないGHの分泌が原因で起こる。

【解　説】受容体は2量体を形成する。
【正　解】2

問13 **副腎皮質刺激ホルモン（ACTH）について，誤っているのはどれか。1つ選べ。**

1 下垂体前葉から分泌される糖タンパク質のプロオピオメラノコルチンからつくられる。
2 39個のアミノ酸が直線的につながったポリペプチドである。
3 ヒトでは朝の起床直後に血中濃度が最低となり，夕方から就寝時にかけて最高となる概日リズムを示す。
4 副腎皮質の束状層に存在する受容体に働き，糖質コルチコイド産生を促進する。
5 血中濃度が高く，コルチゾールも高値を示す場合は下垂体性のクッシング症候群，コルチゾールが低値を示す場合はアジソン病が疑われる。

【解　　説】朝の起床直後に血中濃度が**最高**となり，夕方から就寝時にかけて**最低**となる。
　　　　　　　　　　　　　　　　　　　　　　　　　　　　　【正　解】3

問14 **プロラクチン（PRL）について，誤っているのはどれか。1つ選べ。**

1 99個のアミノ酸からなる単純タンパク質である。
2 下垂体前葉からのみ分泌されるホルモンである。
3 妊娠中は乳腺を発育させ，出産後は乳汁の分泌を促進させる。
4 出産後のエストロゲンやプロゲステロンの急激な分泌低下により，分泌が増加する。
5 男性では，前立腺や精嚢腺の発育を促す役割を担っている。

【解　　説】下垂体前葉のPRL分泌細胞のほかに，**胎盤や子宮など末梢組織**でも産生される。
　　　　　　　　　　　　　　　　　　　　　　　　　　　　　【正　解】2

問15　プロラクチン（PRL）について，誤っているのはどれか。1つ選べ。

1　壮年期における乳管の分枝構造の発達に関与する。
2　特定のアミノ酸の取り込みを促し，カゼインやラクトアルブミンなどのタンパク質合成を増加させて，乳汁合成で重要な役割を果たす。
3　搾乳刺激に応じて分泌が増加し，乳汁の分泌が増す。
4　PRL 受容体は，チロシンキナーゼである JAK2 と結合した単量体として存在する。
5　視床下部からの PIH によって抑制的に分泌が制御されているため，視床下部が障害されると高 PRL 血症になる。

【解　説】**思春期**において，乳管の分枝構造を発達させる。
【正　解】1

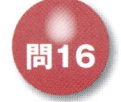

問16　オキシトシンについて，誤っているのはどれか。1つ選べ。

1　視床下部の室傍核と視索上核の神経分泌細胞で合成され，9個のアミノ酸からなるペプチドホルモンである。
2　受容体は Gq タンパク質と共役しているため，刺激されるとホスホリパーゼ C が活性化する。
3　分娩直前のプロゲステロン濃度の急激な減少により，エストロゲンにより起こる子宮平滑筋のオキシトシンに対する感受性の亢進が過剰になり，オキシトシンの急激な収縮作用が誘発される。
4　乳腺の腺房や導管の周囲に存在する筋上皮細胞に作用して弛緩させることにより，射乳口が開口して乳汁が導管から放出される。
5　子宮収縮薬，分娩および陣痛促進剤としてその製剤が用いられる。

【解　説】筋上皮細胞を**収縮**させることによって，乳汁を導管から放出させる。
【正　解】4

問17 バソプレシンについて，誤っているのはどれか。1つ選べ。

1. 下垂体前葉から分泌され，9個のアミノ酸からなるペプチドホルモンである。
2. 腎臓に作用して水分保持作用を示すことから，抗利尿ホルモンと呼ばれる。
3. 血漿浸透圧，血圧，アンギオテンシンⅡは，分泌量を変化させる要因となる。
4. 血管に存在する受容体は，Gqタンパク質と共役したV_1受容体である。
5. 血圧低下や腎尿細管中のNa^+の減少，交感神経系の活動の上昇は，腎臓からのレニン分泌を促し，アンギオテンシンⅡの産生を高めるので，バソプレシンの分泌を誘導する原因となる。

【解　説】下垂体**後葉**から分泌される。

【正　解】1

問18 バソプレシンについて，誤っているのはどれか。1つ選べ。

1. 抗利尿ホルモン不適合分泌症候群（SIADH）は，腫瘍や中枢神経系の障害によるバソプレシンの異常分泌が原因となり，腎臓のバソプレシン感受性が上昇することで高ナトリウム血症などをきたす疾患である。
2. 尿崩症は，バソプレシンの合成障害または作用低下により，多尿などをきたす疾患である。
3. 尿崩症は，バソプレシンの合成または分泌障害による中枢性尿崩症と，バソプレシンに対する反応性低下で尿の濃縮不能に陥る腎性尿崩症がある。
4. 下垂体後葉の障害による分泌不全に対して，バソプレシン注射薬が用いられる。
5. バソプレシンの誘導体として，デスモプレシン酢酸塩の注射および点鼻薬がある。

【解　説】**低**ナトリウム血症などをきたす疾患である。

【正　解】1

問19 オレキシンについて，誤っているのはどれか。1つ選べ。

1. オレキシンAとオレキシンBは，共通の前駆体から生成される。
2. オレキシンAは，分子内に2対のジスルフィド結合を有する33アミノ酸からなるペプチドで，オレキシンBは28アミノ酸からなる直鎖状ペプチドである。
3. 摂食中枢と考えられている視床下部外側野に散在する神経細胞に，特異的に発現している。
4. 摂食量の増加作用以外に，さまざまな薬理活性を有する。
5. 特異的なオレキシン受容体は存在せず，チャネルを介して作用を発揮する。

【解　説】OX1およびOX2といった2種のサブタイプがオレキシン受容体に存在する。

【正　解】5

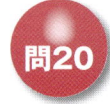

問20 オピオイドペプチドおよびニューロペプチドY（NPY）について誤っているのはどれか1つ選べ

1. オピオイドペプチドはオピオイド受容体に結合し，モルヒネ様作用あるいはアンタゴニスト様作用を発現するペプチドの総称である。
2. オピオイドペプチドとして20種類以上が確認されており，エンドルフィン類，エンケファリン類およびダイノルフィン類に分類される。
3. オピオイド受容体は内因性オピオイドへの親和性や局在に差異はあるが，いずれもGタンパク質共役7回膜貫通型の受容体であり，Giを介してアデニル酸シクラーゼ活性の抑制，GiあるいはGoを介してK^+チャネルの開口促進やCa^{2+}チャネルの開口作用を示す。
4. NPYは36個のアミノ酸からなる脳腸管ペプチドの1つであり，ペプチドYY（PYY）および，膵ポリペプチド（PP）と相同性をもち，ファミリーを形成する。
5. NPYは，強力な摂食抑制作用を有している。

【解　説】強力な摂食**促進**作用を有している。

【正　解】5

第3章 甲状腺ホルモン

Key word

- 視床下部, TRH－下垂体前葉, TSH－甲状腺, T_4, T_3－フィードバックシステム
- 甲状腺－濾胞上皮細胞－濾胞－コロイド－チログロブリン
- ヨウ素－チログロブリン－ヨウ素の有機化－T_4, T_3－カップリング－甲状腺ペルオキシダーゼ
- 抗甲状腺薬－チアマゾール－プロピルチオウラシル－無顆粒球症

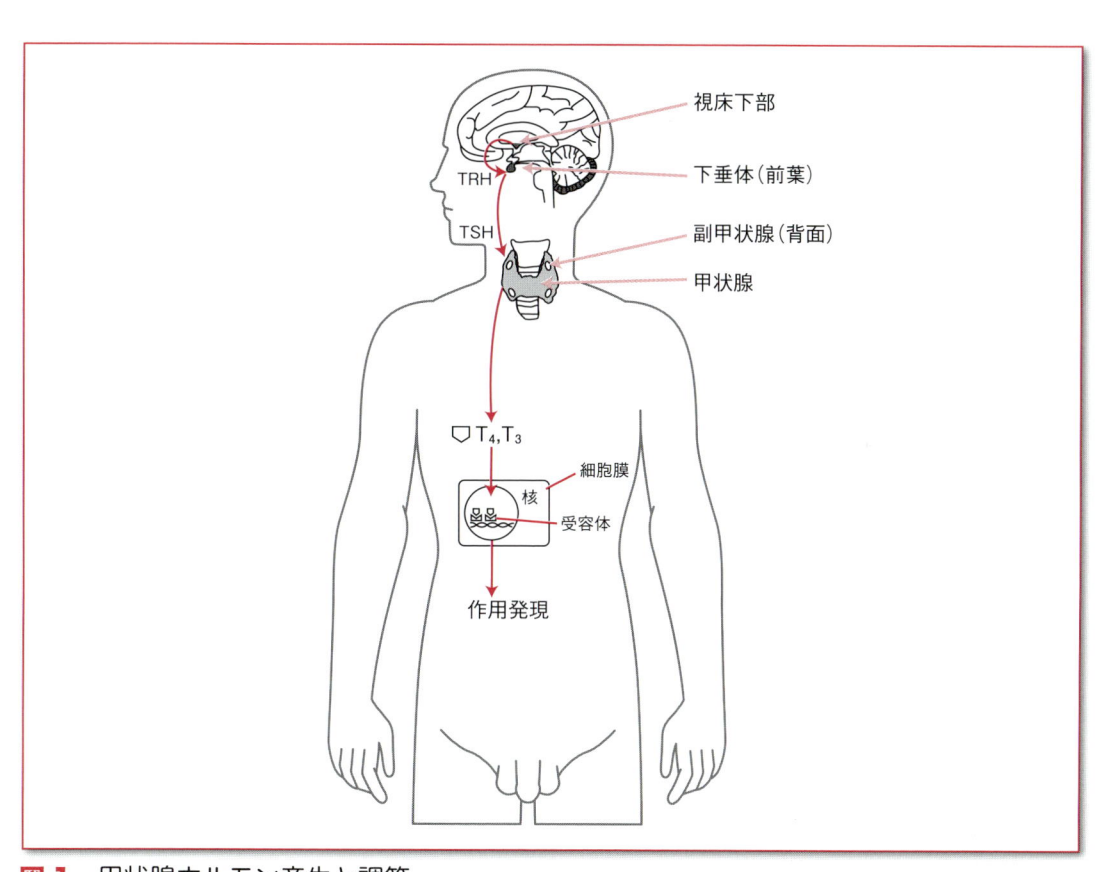

図1 甲状腺ホルモン産生と調節

　甲状腺ホルモンは，両生類からヒトまでの脊椎動物に共通した構造をしており，種差のないホルモンである。甲状腺ホルモンも多くのホルモンと同様に，ヨウ素などその合成に必須な栄養素の取り込みから産生，分泌，受容体結合まで精緻なメカニズムにより調節されている。これらの過程のいずれかに支障が生じれば疾患が発症する。甲状腺ホルモンに関連する疾患は，ほかのホルモンと同様にホルモン過剰

(症)とホルモン不足（低下症）に大別できる。いずれの場合も多くは徐々に症状が変化することから，診断や治療が遅れることがある。特に高齢者では，低下症の未治療患者が多いと考えられている。またわが国特有の環境要因として，海草や魚介類など海産物を多くとっていることや，水道水にもヨウ素が含まれることから，諸外国のようにヨウ素不足による疾患が現れることは少ない。その一方，ヨウ素の過剰摂取による影響は一定程度あると推定される。さらに，甲状腺ホルモンは生体の成長・発達・代謝を調節していることから，胎児に作用することがあり，妊娠時における対応への一般の関心は高い。

a. プロフィール

甲状腺は左右の側葉と，それらをつなぐ峡部からなる蝶々型の臓器である。女性では年齢に関係なく，前頸部の中央あたりに位置する（図2）。男性，特に高齢になれば位置は下方（足方）へと相対的に変化し，嚥下をする際に引き上げられてようやく全体を触診することが可能となる。男女ともに，甲状腺は靱帯により気管に固定されている。大きさは，縦4〜5 cm，横幅3〜4 cm，厚さ1 cm，重量は約15 g程度ある。

甲状腺は大小さまざまな濾胞の集合体からなる臓器である。その濾胞は単層立方の濾胞上皮細胞とそれに囲まれた濾胞腔からなり，濾胞腔の内部にはコロイドを貯えている。コロイドは濾胞上皮細胞からの分泌物で，その主成分はチログロブリン（Tg：thyroglobulin）である。コロイドは必要に応じて濾胞上皮細胞に再吸収される。濾胞と濾胞上皮細胞の形態は，栄養状態，気候，年齢，性，食物中のヨウ素量

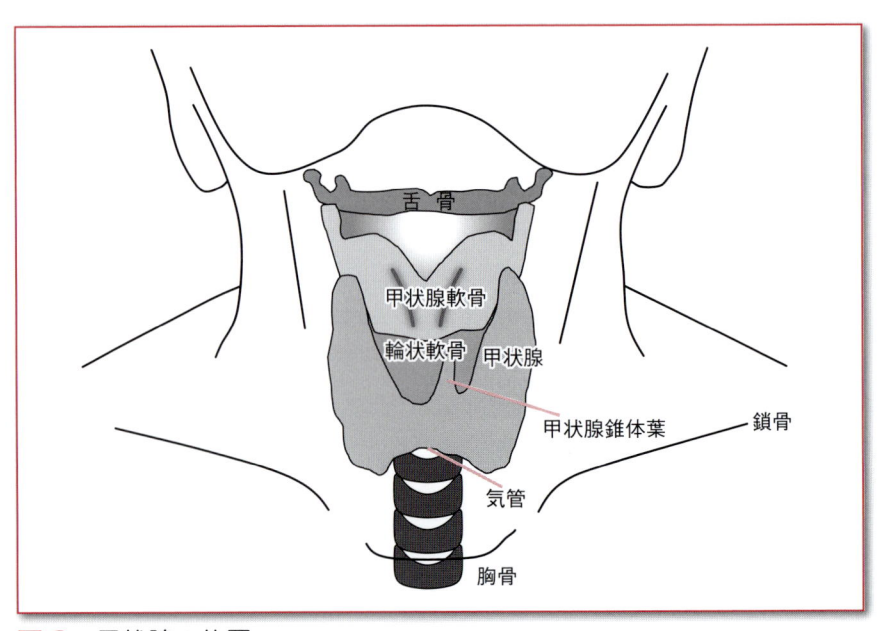

図2 甲状腺の位置

などによって変化し，活動が活発なときには，濾胞上皮細胞は立方から円柱上皮へと形態を変え，濾胞の大きさはより大きくなる．最も強力な刺激因子は TSH である．

甲状腺では，甲状腺ホルモンであるチロキシン〔テトラヨードチロニン（T_4：thyroxine）〕とトリヨードチロニン（T_3：triiodothyronine），さらにカルシトニン（calcitonine）が産生される．カルシトニンは，傍濾胞細胞（濾胞傍細胞，C 細胞）から産生・分泌されるホルモンである（9 章「2．カルシトニン」参照）．

甲状腺と甲状腺ホルモンは，体内で唯一ヨウ素を含む組織（細胞）であり，ホルモンである．1895 年に，Baumann らは甲状腺にヨウ素の含量が高いタンパク質が含まれることを見出した．1899 年になり甲状腺内のヨウ素は Tg というタンパク質に含まれることが発見された．最終産物の甲状腺ホルモンの単離は 1914 年に Kendall らによってなされた．そのときに得られたものは T_4 とされている．T_4 よりもさらにホルモン活性の強い T_3 が発見されたのは 1952 年である[1,2]．

甲状腺ホルモンは，体内のほぼすべての細胞に作用するといっても差し支えない．また，成長の過程においても，胎生期の早期より成人までほぼ生涯にわたりその作用を必要としている．このホルモン作用は，脊椎動物などの高等生物にほぼ共通して発揮され，成長には欠かせないホルモンである．

甲状腺ホルモンとその生理作用の発見は，1912 年の Gudernatsch らのオタマジャクシにウマの種々の臓器を餌として与えたとき，甲状腺を与えた場合にオタマジャクシの変態が促進されるという観察に端を発する．甲状腺ホルモン作用は，受容体に結合することでその作用のほとんどが発揮される[2]．しかし T_3 をはじめとするヨードチロニンに結合するタンパク質がミトコンドリア，細胞膜，細胞質に分布していることが知られており，それらがホルモン受容体としての機能をもつのかなど，生理的な意義は不明である（non-genomic action）．

❶ 甲状腺ホルモンの種類

甲状腺では，甲状腺ホルモンである T_4 と T_3，さらにカルシトニンが産生される．カルシトニンは，甲状腺の濾胞上皮細胞の近傍に存在し，甲状腺濾胞細胞とは発生の起源がまったく異なる傍濾胞細胞（濾胞傍細胞，C 細胞）から産生・分泌されるタンパク質ホルモンであり，カルシウム代謝に関係している（詳細は 9 章「2．カルシトニン」参照）．

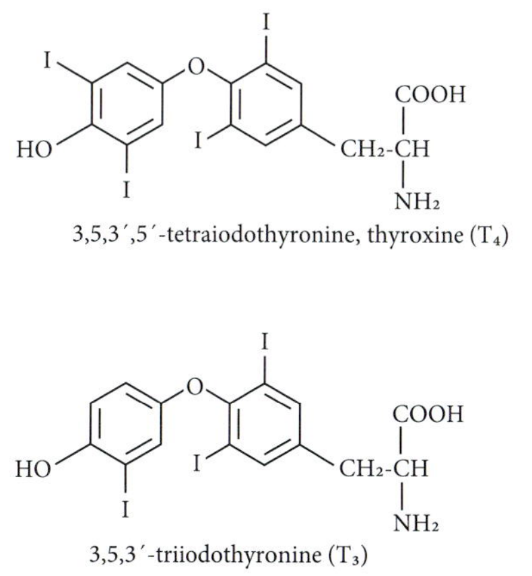

❷ 甲状腺ホルモンの生合成と生合成のメカニズム

甲状腺ホルモンである T_4，T_3 はいず

3,5,3′,5′-tetraiodothyronine, thyroxine (T_4)

3,5,3′-triiodothyronine (T_3)

図 3　T_4 と T_3

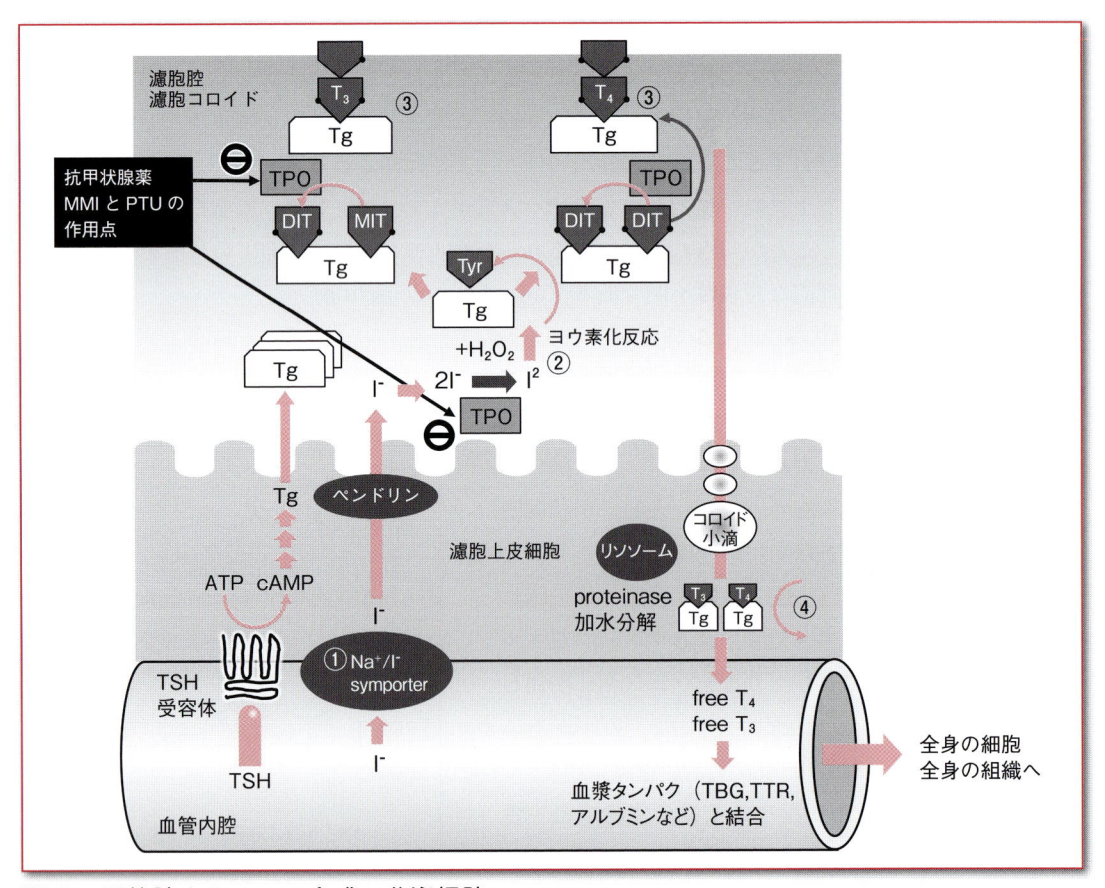

れも甲状腺で産生・分泌される．甲状腺ホルモンの合成・分泌経路は主として以下の4つのステップを経て行われる（図4）．

　①無機ヨードの取り込み
　②無機ヨードの有機化
　③甲状腺ホルモン（T₄, T₃）の合成
　④甲状腺ホルモンの分泌

　甲状腺ホルモンは，甲状腺に存在する濾胞において合成されるが，Tg，甲状腺ペルオキシダーゼ（TPO：thyroid peroxidase），過酸化水素（H_2O_2），ヨウ素が必要不可欠である．まず，血液中のヨウ素はヨウ素イオン（I^-）の形で甲状腺濾胞上皮細胞の基底膜側（血管に接し，コロイドを貯蔵している濾胞の反対側）に存在するナトリウム／ヨードシンポーター（NIS：Na^+/I^- symporter）により能動的に濾胞上皮細胞に取り込まれる．その過程においてヨウ素は25〜100倍程度まで濃縮される．

　取り込まれたヨウ素イオンはペンドリン（pendrin）により濾胞腔内へ移動する．ヨウ素イオンは濾胞腔において，H_2O_2の存在下でTPOにより酸化される．一方，

図4 甲状腺ホルモンの合成・分泌経路

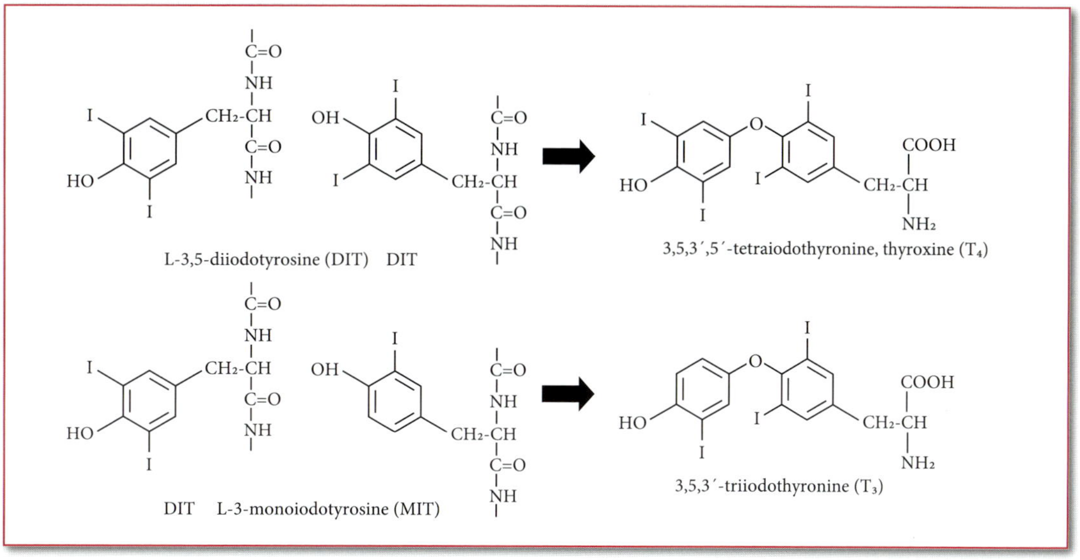

図5 甲状腺ホルモンの合成経路

濾胞腔には濾胞上皮細胞で産生されたTg[*1]が主成分であるコロイドで満たされている。ヨウ素は，ここでTg内のチロシン（Tyr：tyrosine）残基に結合する[*2]。

ヨウ素がTyr残基に結合した結果，Tg分子上ではモノヨードチロシン（MIT：monoiodotyrosine），あるいはジヨードチロシン（DIT：diiodotyrosine）が産生される。Tg分子上で産生されたMITやDITは，同一のTg分子にある立体的に反応に適した位置のMITやDITとTPOにより縮合し，エーテル結合を形成（coupling）してT_3，T_4がTg上に生合成される（図5）。産生されたT_3，T_4を含むTgはTSHの刺激に応じてコロイド小滴として濾胞上皮細胞内に取り込まれ，リソソーム中のタンパク質分解酵素による加水分解を受けてT_3，T_4となり，血液中に分泌される[3]。

❸ 甲状腺ホルモンの代謝（図6，表1）

甲状腺ホルモンの産生・分泌量は，体格，年齢，性，季節などの外部環境により変化する。一日あたりT_4換算で約130 nmol，T_3のそれは約50 nmolであるとされる。T_4はいわばT_3のプロホルモンであり，T_3の生物活性の約1/10程度である。甲状腺で産生されるT_3量は，全身に存在するT_3量全体の約20％程度であり，大部分は末梢においてT_4から変換されることにより供給されている[1]。

甲状腺から分泌されたT_4は，各組織や細胞のT_3の必要性に応じて脱ヨード酵素1型（deiodinase type 1），あるいは2型（deiodinase type 2）により，5'の位置

[*1] Tg [3)]
ヨウ素有機化のためのプラットホームとなるTgは，単一の遺伝子より翻訳される約330kDa（アミノ酸2,748個）の巨大な糖タンパク質である。TSHの刺激により濾胞上皮細胞のrER（粗面小胞体）で産生され，糖鎖修飾を受けた後に濾胞中のコロイドに放出されてそこで貯蔵される。Tg1分子中には約140個のTyr残基があり，これら分子内のTyr残基のいくつかがヨウ素の有機化に関与する。一方，アミノ酸として遊離したTyrではヨウ素の有機化は起こらない。

[*2] ヨウ素の有機化
内分泌の分野では，これをTyr残基のヨウ素化とはいわず，「ヨウ素の有機化」，あるいは単に「有機化」と呼んでいる。

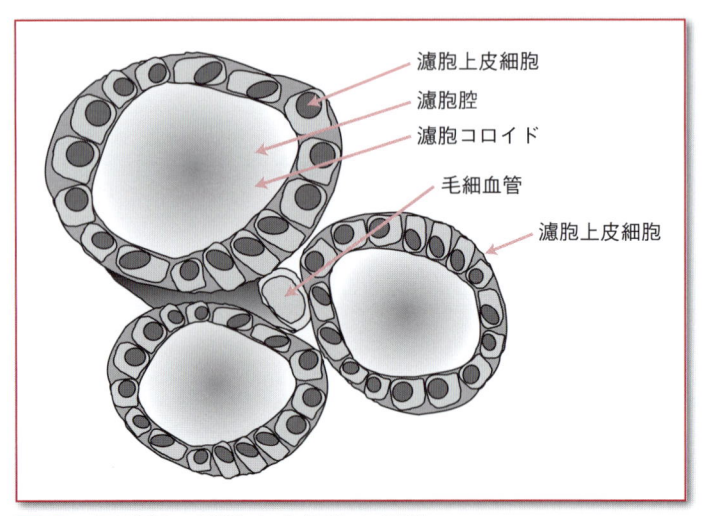

図6 甲状腺の濾胞上皮細胞と濾胞

表1 脱ヨード酵素の種類と機能

脱ヨード酵素	脱ヨード酵素1型 (deiodinase type 1)	脱ヨード酵素2型 (deiodinase type 2)	脱ヨード酵素3型 (deiodinase type 3)
触媒する反応	$T_4 \rightarrow T_3$ $rT_3 \rightarrow T_2$	$T_4 \rightarrow T_3$ $rT_3 \rightarrow T_2$	$T_4 \rightarrow rT_3$ $T_3 \rightarrow T_2$
ヒトにおける発現臓器	甲状腺，肝臓，腎臓	中枢神経，下垂体，骨格筋，心筋，甲状腺	中枢神経，胎盤
生理的役割	rT_3，T_3 sulfate の除去	細胞内 T_3 の供給 血中 T_3 の供給	T_3，T_4 の除去

の脱ヨード反応によって，活性のある T_3 かあるいは生理作用のないリバーストリヨードチロニン（rT_3：reverse triiodothyronine）に変換される（図7）。その後，肝臓でグルクロン酸抱合，硫酸抱合，脱アミノ酸，脱炭酸反応を受けた後で胆汁排泄により排出される。いったん胆汁へ排泄された甲状腺ホルモンは，腸肝循環により再利用されている[1]。

❹ 甲状腺ホルモンの血中存在様式

甲状腺ホルモンは水に溶けにくい性質をもっているため，血中ではホルモンの99%以上が輸送タンパク質[*3]に結合しており，ごく一部のみが遊離型で存在する。この遊離型ホルモン（FT_4, FT_3）濃度が実際の甲状腺機能を反映している[*4]。血液中の濃度は測定法や施設基準にもよるが，

[*3] 輸送タンパク質
　チロキシン結合グロブリン（TBG：thyroxine-binding globulin），トランスサイレチン（TTR：transthyretin），アルブミンなど。

[*4] 遊離型ホルモン濃度
　総 T_4 は，血液中の結合タンパクの増減（妊娠中には増加し，栄養不良状態時には低下するなど）によって変動するのに対して，影響を受けない FT_4 は甲状腺機能を知るよい指標となる。

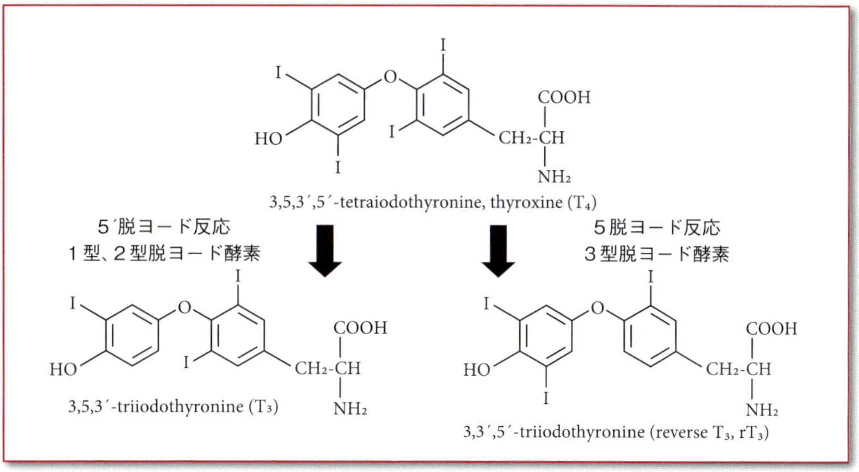

図7 甲状腺ホルモンの代謝経路

総 T_4（total T_4） 6.10〜12.4（μg/dL）

FT_4 0.90〜1.70（ng/dL）

総 T_3 0.80〜1.60（ng/mL）

FT_3 2.30〜4.30（pg/mL）

が基準値となっている。このように，FT_4 は総 T_4 の約 0.02％程度しかない。

T_3 は，甲状腺からも分泌されているが大部分は脱ヨード酵素により末梢において T_4 から転換されている。T_3 は T_4 と同様に，血中では大部分が TBG や TTR などの結合タンパク質と結合して存在しており，FT_3 は総 T_3 の約 0.3％程度にしかすぎない。しかし，結合タンパク質の影響を受けないことから，FT_3 は FT_4 と同様に甲状腺機能のよい指標となる。

❺ 甲状腺ホルモンの産生調節（図8）

成長期などの生体（ヒト）の内部環境や，寒冷刺激など生体が置かれた外部環境により，視床下部からペプチドホルモンである甲状腺刺激ホルモン放出ホルモン（TRH：thyrotropin-releasing hormone）[*5]が放出される。視床下部で放出されたTRH は，下垂体門脈系を経由して下垂体前葉に到達する。下垂体前葉には TSH 産生細胞（thyrotroph）が存在し，その細胞膜表面に存在する G タンパク質共役型 7 回膜貫通受容体に TRH が結合することでホスホリパーゼ C（PLC：phospholipase C）を活性化し，イノシトール 1,4,5 三リン酸（IP_3：inositol triphosphate）とジアシルグリセロール（1,2-DG：diacylglycerol）を増加させる。1,2-DG が増加した結果，タンパク質キナーゼ C（PKC：protein kinase C）の活性化を引き起こし，TSH の分泌が促進する。分泌された TSH は，血液により甲状腺へ運ばれ，甲状腺

TSH の基準値
血液中の TSH の基準値は，測定法にもよるが成人では 0.500〜5.00（μIU/mL）で維持されている（出生後の短期間は高値を示す）。

[*5] TRH
　TRH の構造は pGlu-His-Pro-NH_2 のアミノ酸 3 つからなる。

濾胞上皮細胞の基底膜側に存在するGタンパク質共役型7回膜貫通受容体に結合する。細胞内ではGタンパク質（Gs：stimulatory G protein）を介してアデニル酸シクラーゼを活性化してサイクリックAMP（cAMP：cyclic adenosine monophosphate）を産生し，増加したcAMPにより甲状腺組織の維持と甲状腺ホルモンの合成・分泌が促進される。TSH*6は甲状腺組織の最強の成長因子である。

b. 生理作用（図9, 10）

❶ 甲状腺ホルモン受容体と甲状腺ホルモン活性

甲状腺ホルモンは，甲状腺ホルモン受容体に結合してその生理活性を発揮する。甲状腺ホルモン受容体には，サブタイプがこれまでに少なくとも4種類報告されている。甲状腺ホルモン受容体はレチノイドX受容体（RXR：retinoid X receptor）とヘテロダイマーを形成しDNA上に存在しており，T_3の結合により甲状腺ホルモン応答遺伝子の甲状腺ホルモン応答配列（TRE：thyroid hormone response element）に結合し，遺伝子の発現を調節する。これにより引き起こされる変化は標的細胞の性質と活性により異なる。

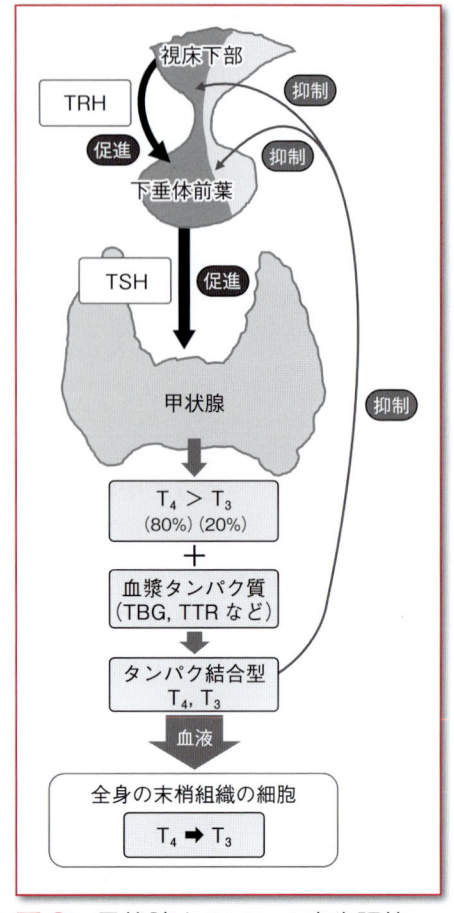

図8 甲状腺ホルモンの産生調節

❷ 生理作用

ほぼ全身の組織や細胞が標的であることより，さまざまな生理作用が知られている。特にヒトより，マウスや両生類などの脊椎動物における研究が先行している。カエルなどの両生類では，甲状腺ホルモンが欠損すると変態できない例をはじめ，サケに代表される回遊魚の淡水と海水の移行時の適応，鳥類の換羽や繁殖期（コラム"「子づくりの春」を伝えるホルモン，TSH"参照）にも関係している。ヒトにおいては，甲状腺機能亢進症や甲状腺機能低下症で，生理作用が強調されて現れる[2]。

---

*6 **TSHの構造**
α鎖(89アミノ酸残基)とβ鎖(112アミノ酸残基)からなる糖タンパク質2量体で，ホルモン活性の特性はβ鎖にある。α鎖に関しては，胎盤から放出されるhCGと共通であるため，妊娠早期や胞状奇胎においてhCGが上昇した際，交差反応性により一過性〜持続性の甲状腺機能亢進状態を呈することがある。

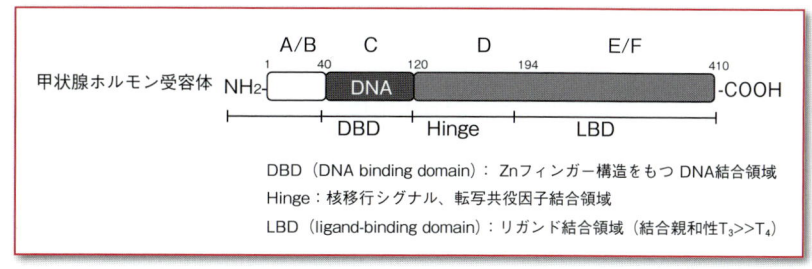

図9 甲状腺ホルモン受容体

DNAに結合するC領域は，Znフィンガーと呼ばれる構造をとり，TREと結合する。D領域は蝶番として機能する領域であり，ホルモン受容体の高次構造を変換したり，転写共役因子との結合に関与する。E/Fの領域は2量体形成に関与する領域であり，甲状腺ホルモン受容体の多くはRXRとヘテロ2量体を形成している。

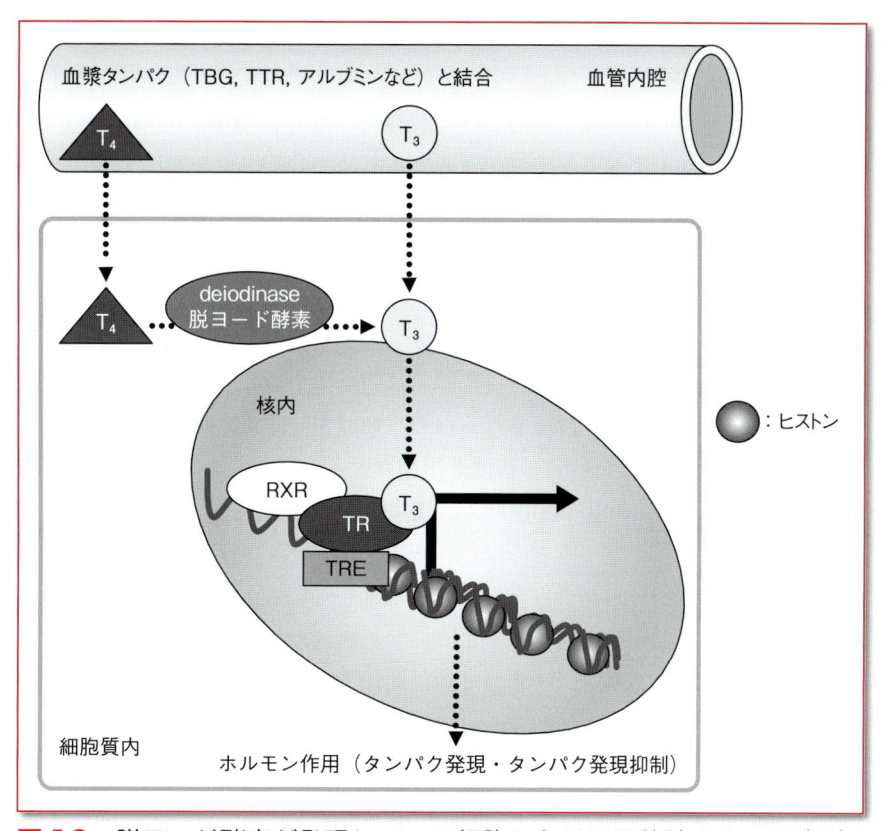

図10 脱ヨード酵素が発現している細胞における甲状腺ホルモン（T_3）と甲状腺ホルモン受容体の機能

TR（thyroid hormone response）：甲状腺ホルモン受容体，ほかの略語は本文参照。

発生と成長

胎内での発生過程，出生後の成長，発達・発育を促進するが，大量では抑制する。特に胎児期後半から出生後の中枢神経系の発達には不可欠である。

骨格の成長とカルシウム代謝系に関係し，上皮小体ホルモン（PTH：parathyroid hormone，パラトルモン，9章「1．副甲状腺ホルモン」参照）とカルシトニンに関する感受性を維持している。

熱産生作用

組織，特に心筋と胃の酸素消費を高め基礎代謝（BM：basal metabolism）[*7] を上昇させる。特に寒冷刺激時には，TRH が上昇し酸化的リン酸化の uncoupling によりアデノシン三リン酸（ATP：adenosine triphosphate）が消費される結果，熱産生・放散が増加する。

心臓血管系に対する作用

平均血圧は上昇する。特に，収縮期血症は上昇する。脈圧と心拍数は増加し血液の循環時間は短縮される。基礎代謝率（BMR：basal metabolic rate）の上昇により末梢酸素要求量が増加するため，心拍出量も増加する。

自律神経系に対する作用

甲状腺ホルモン受容体の発現数が増し，カテコールアミンの感受性が増大する。特に心筋では顕著である。

代謝促進作用

肝臓，脂肪細胞，乳腺では脂肪酸やコレステロールの合成を促進するが，それ以上に異化が促進されるため，血液中の脂質，特にコレステロール量は減少する。

利尿，電解質の排泄を増加させる。心房性ナトリウム利尿ペプチド（ANP：atrial natriuretic peptide）の分泌を増加させて利尿や電解質排泄に促進的に作用する。逆に，欠乏すると，Na^+，水の貯留が起き浮腫をきたす。また，皮膚などにおけるグリコサミノグリカン産生を抑制している。

消化管におけるグルコースの吸収が増加するため，食後には一過性に血糖値の上昇を認める。体組織の糖の利用と分解も促進，特に肝臓と心筋のグリコーゲンの分解を促進する。タンパク質の同化を促進させるが，大量ではタンパク質の異化を引き起こす。

c．関連疾患

❶ 甲状腺機能異常症の病態生理，適切な治療薬，およびその使用上の注意

甲状腺に関する代表的な疾患については表2の通りである。これらは，図11のような概略の流れで診断が進められている。これらの内，頻度が高く薬物治療のよ

[*7] **基礎代謝（BM：basal metabolism）**
絶食し，覚醒時に安静で臥床した状態で生命維持に必要となる最小限度のエネルギー。単位体表面積に比例し，性，年齢，体重，身長，体脂肪量，体温，ホルモン値などにより変化する（成人男子 1,300〜1,600 kcal，成人女子 1,100〜1,200 kcal）。実際には推定式か，あるいは呼気／吸気の O_2 の消費から呼吸商で発熱量を計算している。

表2 主な甲状腺疾患の概略

基本的分類	持続期間など	主たる病名	病態など	薬物治療の必要性
甲状腺中毒症 ※1	一過性	破壊性甲状腺炎　無痛性甲状腺炎（橋本病の一病期）	自己免疫性疾患	不要
		急性化膿性甲状腺炎	細菌感染による	急性期には必要(根治には手術)。頻度は希少。
		亜急性甲状腺炎	自己免疫性疾患	症状が強い場合には必要(ステロイドなど)
		薬剤性（医原性）甲状腺機能亢進症	不適切な甲状腺ホルモン製剤の服用（健康食品や痩せ薬などの服用）	服薬・摂取の中止
		妊娠一過性甲状腺機能亢進症	hCGの交差反応（刺激）性による	不要
	持続性（甲状腺機能亢進状態）	バセドウ病	自己免疫性疾患（図15参照）	要（抗甲状腺薬，手術，放射性ヨードから選択）
		TSH産生性下垂体腺腫（SITSH：不適切TSH分泌症候群）	下垂体腺腫による甲状腺ホルモンの持続的産生・分泌	基本的には手術
		プランマー病	甲状腺内の腫瘍による甲状腺ホルモンの持続的産生・分泌	基本的には手術（抗甲状腺薬は効果が乏しい）
甲状腺機能低下症 ※2	一過性	薬剤性甲状腺機能低下症，ヨウ素過剰摂取	薬剤による機能低下	薬剤やヨウ素含有食品の中止（薬剤性の場合は持続する可能性がある）
	持続性	慢性甲状腺炎（橋本病）	自己免疫性疾患	要（甲状腺ホルモン製剤）
		Refetoff症候群	甲状腺ホルモン受容体（β）の変異による先天性甲状腺ホルモン不応症	ほとんどは治療不要（治療方法が無い）。頻度は希少
		中枢性甲状腺機能低下症（下垂体腺腫）	下垂体腺腫によるTSH産生細胞の圧迫とTSH分泌不全	手術により腫瘍切除＋補充療法（甲状腺ホルモン製剤などを補充）
		汎下垂体機能低下症（シーハン症候群）	大量出血時の下垂体の虚血性変化	要（不足する甲状腺ホルモンなどを補充）
甲状腺腫瘍 ※3	良性	腺腫様甲状腺腫		不要（美容上，あるいは自覚症状が顕著な場合などには手術）
	中間型	濾胞性腫瘍		不要，組織型により手術
			甲状腺悪性腫瘍の発生比率	
	悪性	乳頭がん	85〜95%	不要，基本的に手術
		濾胞がん	5〜8%	
		未分化がん	〜1%	要（抗がん剤治療を行った場合，部分奏効が得られることがある（複数のレジメンで治験実施中））。放射線外照射。予後は不良
		髄様がん	1〜2%	手術
		悪性リンパ腫（リンパ球のうち，B cellタイプが主）	1〜3%	要（CHOP療法＋放射線療法の組合せなど）

※1　詳細は本文p.72参照
※2　詳細は本文p.78参照
※3　詳細は本文p.81参照

```
                          TRH
              ┌────────────┴────────────┐
           TSH↑                      TSH↓
            │                  ┌───────┴───────┐
         T₄·T₃↓              T₄·T₃↑          T₄·T₃↓
```

原発性甲状腺機能低下症（特発性粘液水腫）
慢性甲状腺炎（橋本病）
TRAb（TRBAb）の存在による甲状腺機能低下症

TSH↑ or →，T₄↑・T₃↑
甲状腺ホルモン不応症　（診断は難しい）

甲状腺機能亢進症
　バセドウ病
　プランマー病（腫瘍の存在）
甲状腺中毒症（破壊性甲状腺中毒症）
　亜急性甲状腺炎
　無痛性甲状腺炎
　　（橋本病のある病期）
　医原性甲状腺中毒症
　　（甲状腺ホルモン製剤の過剰投与）

中枢性甲状腺機能低下症
　（TRH 分泌低下）
　（TSH 分泌低下）

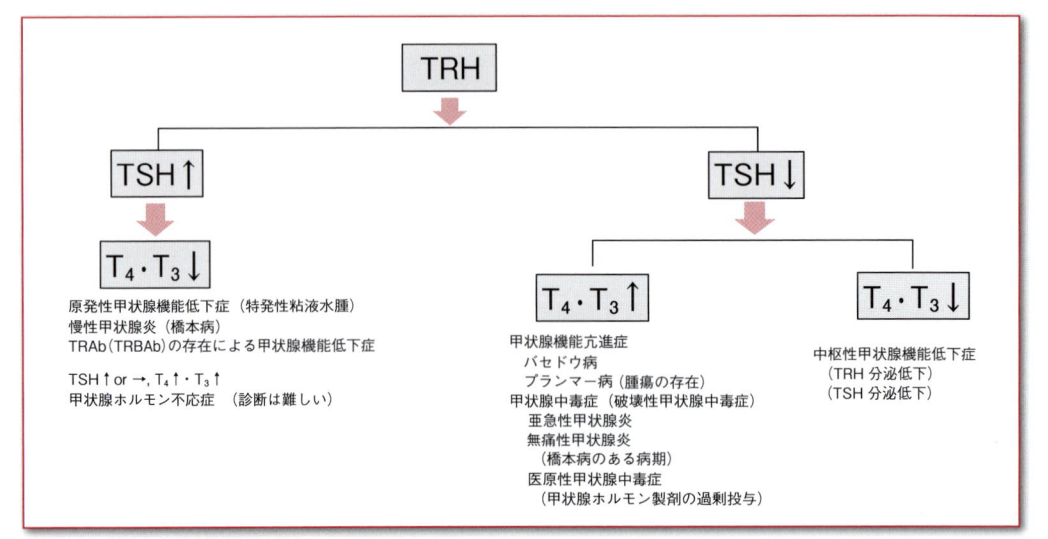

図 11　主な甲状腺疾患と検査値の予測
T₃, T₄ は，TSH を負のフィードバックにより抑制している。このフィードバックにおいて，TSH は極めてダイナミックに変動し，甲状腺に対する最強のホルモンとして甲状腺の成長と，甲状腺ホルモンを一定に保つ機能を果たしている。それゆえ TSH は臨床的に最も鋭敏な甲状腺機能の指標としてとらえられている。

い適応となる疾患について記述する。甲状腺疾患の確定診断においては，自他覚症状，甲状腺ホルモンおよび TSH 濃度の測定により大まかな鑑別を行った後，自覚症状，画像検査（超音波エコー検査，シンチグラフィー）や自己抗体検査などの血液検査結果を総合して判断される。

(1) 甲状腺中毒症[*8]（図 12）

- バセドウ（Basedow）病〔グレーブス（Graves）病〕
- プランマー（Plummer）病（中毒性結節性甲状腺腫）：腫瘍性の甲状腺機能亢進症。甲状腺内に発生した腫瘍[*9]により甲状腺ホルモンが自律的に産生される。
- 破壊性甲状腺炎（亜急性甲状腺炎，無痛性甲状腺炎，急性化膿性甲状腺炎など）：甲状腺組織の破壊により，貯蔵されていた甲状腺ホルモンが血液中に放出される。中毒症状は数カ月間（一過性。再発もある）みられる。
- 妊娠初期：妊娠時に胎盤から産生されるヒト絨毛性性腺刺激ホルモン（hCG：human chorionic gonadotropin）は，TSH と α サブユニットが同じであり，構造がよく似ているため，甲状腺を刺激し，甲状腺中毒症となる（一過性〜長期[*10]）。

[*8] **甲状腺中毒症（thyrotoxicosis）と甲状腺機能亢進症**
甲状腺ホルモンの過剰状態がある場合，この原因が，例えば①バセドウ病などのように甲状腺が恒常的にホルモン産生を行っており，その結果としてホルモン過剰状態となっている場合と，②亜急性甲状腺炎のように破壊性甲状腺炎により濾胞からのホルモン漏出による一過性のホルモン過剰状態とが区別できない場合がある。このように，原因を不問にして甲状腺ホルモン過剰状態にあるときを甲状腺中毒症としてまとめている。

[*9] **甲状腺内に発生する腫瘍**
原因として，TSH 受容体の突然変異により自動性を獲得した腫瘍。

[*10] **中毒症の期間**
長期にわたる場合には，バセドウ病か胞状奇胎などの別の疾患の可能性を考える。

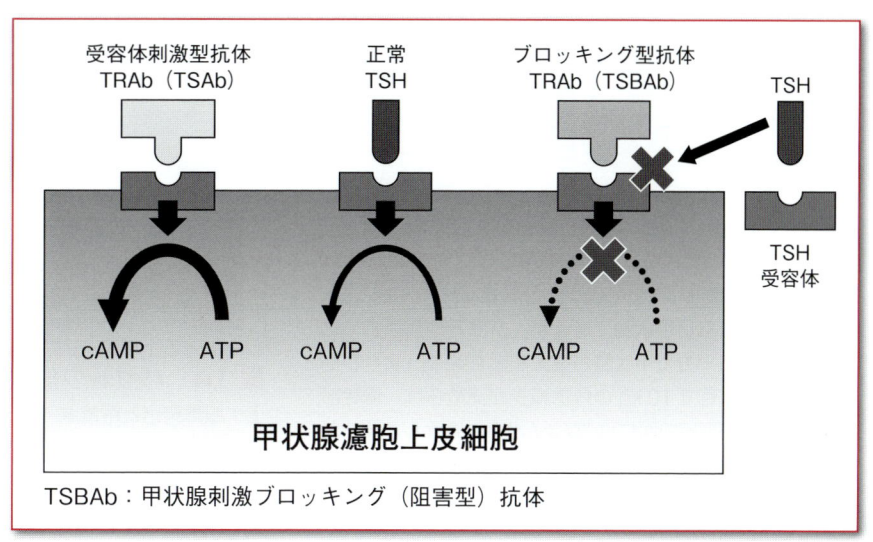

図12 甲状腺中毒症

TSBAb：甲状腺刺激ブロッキング（阻害型）抗体

- バセドウ病の病態生理

　自己免疫性疾患。患者の圧倒的多数は女性。抗 TSH 受容体抗体〔免疫グロブリン G（IgG：immunoglobulin G）抗体，甲状腺刺激ホルモン受容体抗体（TRAb：TSH receptor antibody）〕が産生され，これが甲状腺濾胞上皮細胞表面に存在する TSH 受容体に結合することで甲状腺が常に刺激され[*11]，甲状腺ホルモンが常時分泌されるとともに，甲状腺が肥大する。

　臨床症状と検査結果は，TSH 受容体に対する刺激活性を有する抗体（TSAb：thyroid stimulating antibody）の活性と，TSH が TSH 受容体に結合することを阻害する抗体（TSBAb：thyroid stimulation blocking antibody）の量比により決まる。多くのバセドウ病患者では TSAb の活性が全面に出る[4]。

　患者の訴え：暑がり（冬でも薄着で平気），痩せ，喉の渇きと発汗過多，動悸，空腹感，全身倦怠感，易疲労感など。

- バセドウ病の臨床症状

　ⓐメルゼブルグの3徴（Merseburg の trias）

　　びまん性甲状腺腫（ほぼ必発，図13），頻脈[*12]（機能亢進に応じて），眼球突出（伴うことがある，図14）。

　ⓑそのほかの症状：

　　代謝機能：体温の上昇，皮膚温の上昇と湿潤（基礎代謝亢進症状による），発汗過多，多飲，多食，痩せ（食欲亢進が勝る場合には痩せる以上に食べて太る場

---

*11　自己抗体
　　　刺激活性のない自己抗体が産生される場合もある。
*12　頻脈
　　　甲状腺機能亢進による脈拍数・心拍出量↑機能亢進の程度によるが，頻度は高い。

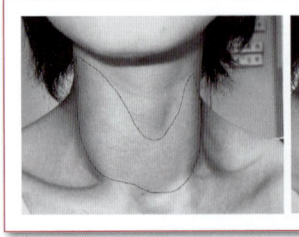

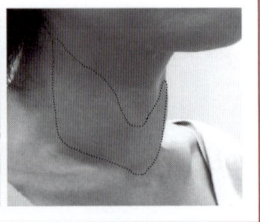

図13 バセドウ病発症時の患者の甲状腺
正常では目立たない甲状腺であるが，バセドウ病患者では体重が減少する一方で甲状腺が腫大するために，よりわかりやすい．3カ月で10 kgの体重減少が認められ，体幹部は痩せているが頸部前面には"びまん性"に腫大した柔らかい甲状腺が触知できる．

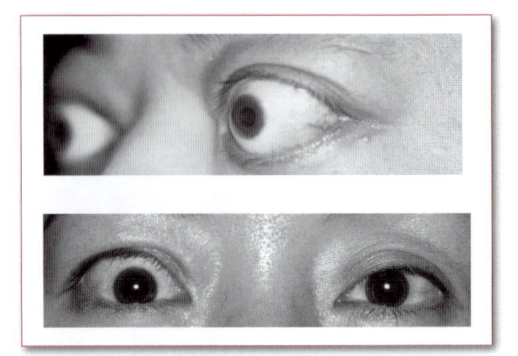

図14 バセドウ病眼症
上：眼球突出と眼瞼腫
下：上眼瞼後退（右眼瞼）

合がある）．高血糖→糖尿病，脂肪↓，筋力↓．女性では特に月経不順，月経寡少，無月経，骨量減少，あるいは骨粗しょう症．

　神経機能：手指振戦，脱力感，下痢や軟便（∵交感神経の興奮作用による）

　循環機能：心悸亢進，狭心痛，未治療期間が長い場合や高齢者では心不全症状．頻脈，脈圧差拡大（収縮期と拡張期の圧較差が大きい）↑　心臓の機能性雑音↑（∵循環血液量の増大）

　精神機能：イライラ感が増すなど神経質になる．不安感増大．不眠，うつ的な症状などを伴う．

- バセドウ病の検査所見（図15）

　血液検査所見：TSH ↓ *13, T4↑, T3↑, FT3↑, FT4↑, TSAb↑, TRAb↑, Tg ↑ *14

　そのほかの検査：血中総コレステロール濃度↓　アルカリフォスファターゼ（ALP：alkaline phosphatase, 特に骨型）↑　CK（CPK）↓, AST↑, ALT↑, LDH↑, クレアチニン（Cr：creatinine）↓, クレアチニンクリアランス（CCr：creatinine clearance）↑, 食後の急速な血糖上昇

- 甲状腺関連自己抗体（抗 TSH 受容体抗体*15）の検出

---

*13 **TSH ↓**
　　甲状腺ホルモンのフィードバック作用による抑制
*14 **Tg ↑**
　　甲状腺が腫大しているため
*15 **抗 TSH 受容体抗体**
　　甲状腺自己抗体のうち，抗 TSH 受容体抗体（TRAb）は，試験管内に固相化した TSH 受容体に対して TSH の結合阻害活性として測定している（以前は，アッセイの原理から TRAb を TBII と呼んでいた）．この TRAb は，理論上 TSAb と TSBAb で成り立っている．TSAb は TRAb とは別に，患者血清〔IgG（＝TRAb）が含まれている〕をブタ由来の甲状腺培養細胞に作用させて TSH 受容体により産生される cAMP 量の増加を測定して評価している（バイオアッセイのため疑陽性が生じやすい）．一方，同様の方法により TSBAb の活性も測定は可能であるが臨床上は利用できない．

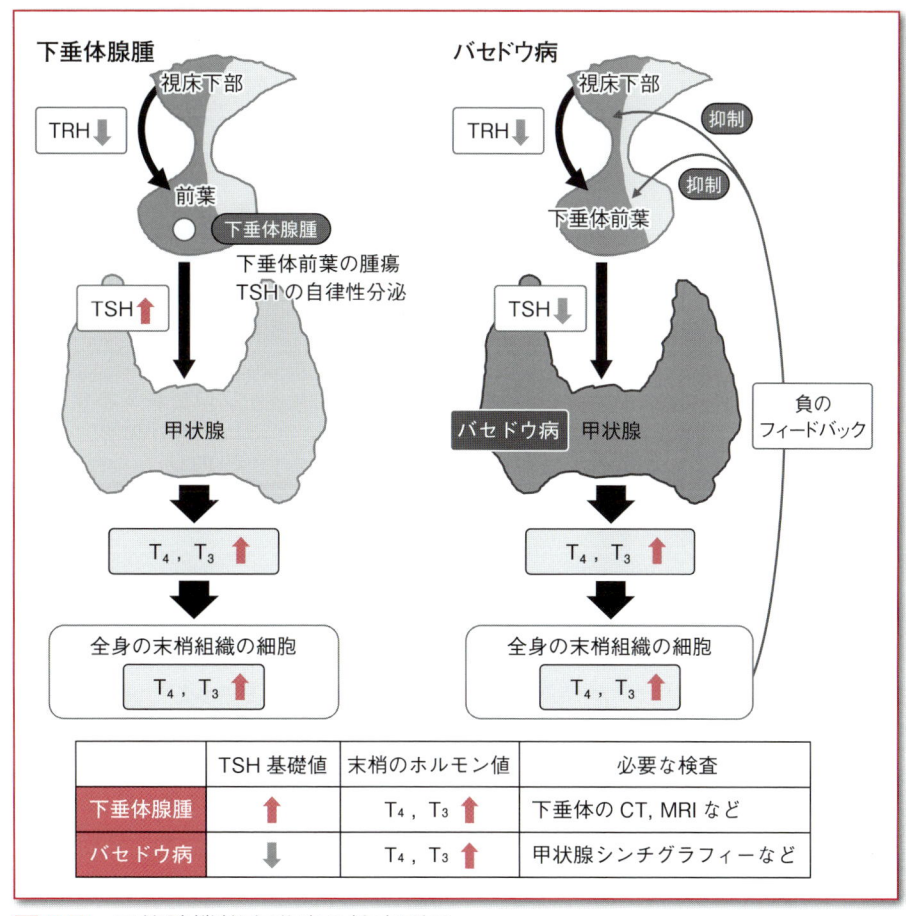

図15 甲状腺機能亢進症の検査所見

- 治療[1,4-7]
  - 抗甲状腺薬〔チアマゾール（MMI：thiamazole），プロピルチオウラシル（PTU：propylthiouracil），図16，17〕による治療。
  - アイソトープ（isotope）治療[*16]：^{131}I を用いる。β 線により内部照射を行い甲状腺破壊をきたすことで治療。妊婦，小児は禁忌。
  - 手術療法：甲状腺機能はあらかじめ正常化しておく必要がある。
  - β 受容体遮断薬：動悸，頻脈，振戦などの症状に対して用いる。
- 抗甲状腺薬の使用方法
  抗甲状腺薬は，支障がないかぎり MMI を第一選択とする[1,4,8,9]。
  重症のバセドウ病患者やできるだけ速やかに甲状腺機能を正常化させる必要のあ

---

*16 アイソトープ（isotope）治療
　　甲状腺機能検査を目的としたシンチグラフィーは，半減期が短く β 線を放出しない ^{123}I や ^{99m}Tc で実施する。

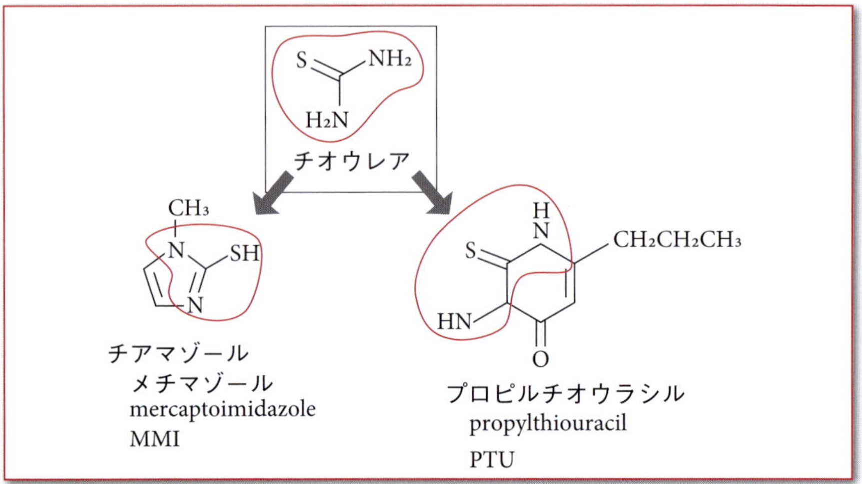

図16 抗甲状腺薬

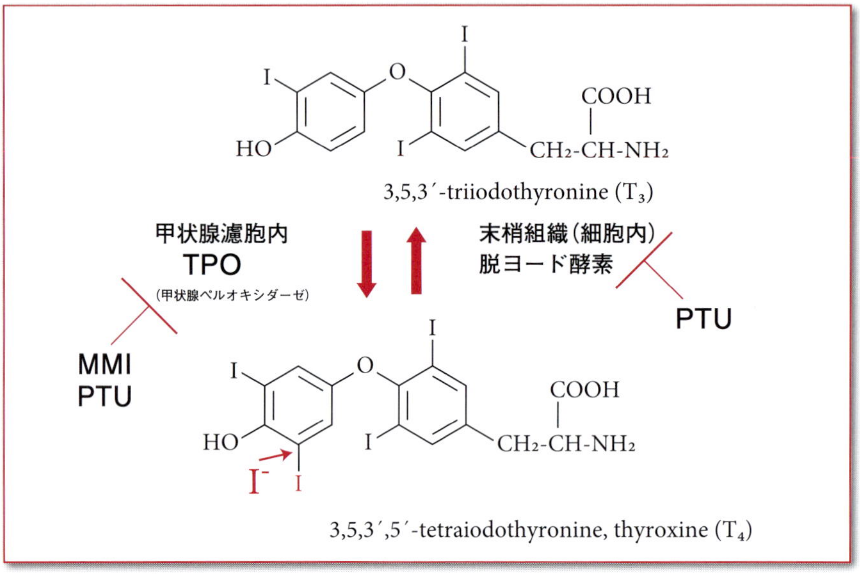

図17 抗甲状腺薬の作用

る患者には **30 mg/ 日から**，通常*17 は **15 mg/ 日から開始**する*18。抗甲状腺薬による副作用の頻度はかなり高い。重篤な副作用，特に無顆粒球症には注意を要する。少なくとも投与開始後3カ月間は2週間ごとの診察が必要である。

　症状や血中TSHの値を見ながら漸減し，維持量を決定する。機能が正常化してもしばらくは維持療法を継続する。投与中止の目安となる判断の根拠として確定した

---

*17　**通常のバセドウ病患者**
　　　甲状腺腫が巨大なものでなくまた病勢が特に激しくない患者。
*18　**抗甲状腺薬の使用方法**
　　　抗甲状腺剤は，甲状腺の機能亢進の程度（検査値），発症からの期間，甲状腺の腫大の程度などを考慮して決定されるが，投与量に応じて副作用の出現頻度が上昇するため。

ものはないが，TRAb の陰性化や甲状腺のサイズなどを参考にして慎重に投与中止の判断を行う。

妊婦・授乳期に服用が必要な場合[19]，現在妊婦には PTU を用いた計画出産が推奨されている。妊娠 9 週目以降と授乳期では MMI でも少量（10 mg まで）であればそのまま服用している。これは MMI も PTU も胎盤移行性は同等であるためである。母乳への移行性は MMI>PTU であるため，授乳期に服用が必要な場合には PTU か，あるいは少量（10 mg まで）の MMI で治療を行う。

（2）甲状腺機能低下症

甲状腺機能低下症はとかく見落とされやすい疾患である。甲状腺機能が低下した結果，ホルモンの産生低下をきたし，成長が遅延したり代謝が低下したりする病態をいう。

先天的な要因など小児期の成長に必要な量のホルモン産生がなかった場合を特にクレチン病[20] という。新生児マススクリーニング[21] にてほとんど発見される。成人での甲状腺ホルモン欠乏の主要な原因として慢性甲状腺炎（橋本病）が最も多く，患者の大多数は女性である。

甲状腺ホルモン値が正常であったとしても，甲状腺刺激ホルモン（TSH：thyroid-stimulating hormone）がわずかに上昇している場合（潜在性甲状腺機能低下症），治療すべきか議論がされているところである。

●分類（図18）

分類と疾患名，病態や病因などを表3にまとめた。

表3　甲状腺機能低下症

分類	病因	病態や病因など
原発性（甲状腺性）（一次性）	クレチン病	小児期に甲状腺ホルモンが欠乏した場合の症候に対する病名。原因は，遺伝子変異，甲状腺の欠損や異所性甲状腺など。先天性疾患であり，新生児期に一斉スクリーニングされる[21]。 　甲状腺形成異常（異所性）　　約80% 　甲状腺ホルモン合成障害　　　約10% 　視床下部性（TRH 欠損）　　　約5% 　下垂体性（TSH 欠損）　　　　約5%
	慢性甲状腺炎（橋本病）	自己免疫性（家族性を認める） 女性に多い
	甲状腺機能亢進症や腫瘍などの治療後	放射線療法後（131I），甲状腺切除後 抗甲状腺薬の投与後
下垂体性（二次性）	下垂体機能低下症	シーハン（Sheehan）症候群[22]， 下垂体腫瘍や頭蓋咽頭腫など， 頭蓋内の腫瘍（脳腫瘍）による圧迫，脳腫瘍や下垂体腫瘍の治療後。 頭部外傷
視床下部性（三次性）	視床下部の機能低下	頭蓋内の腫瘍や頭部外傷など。

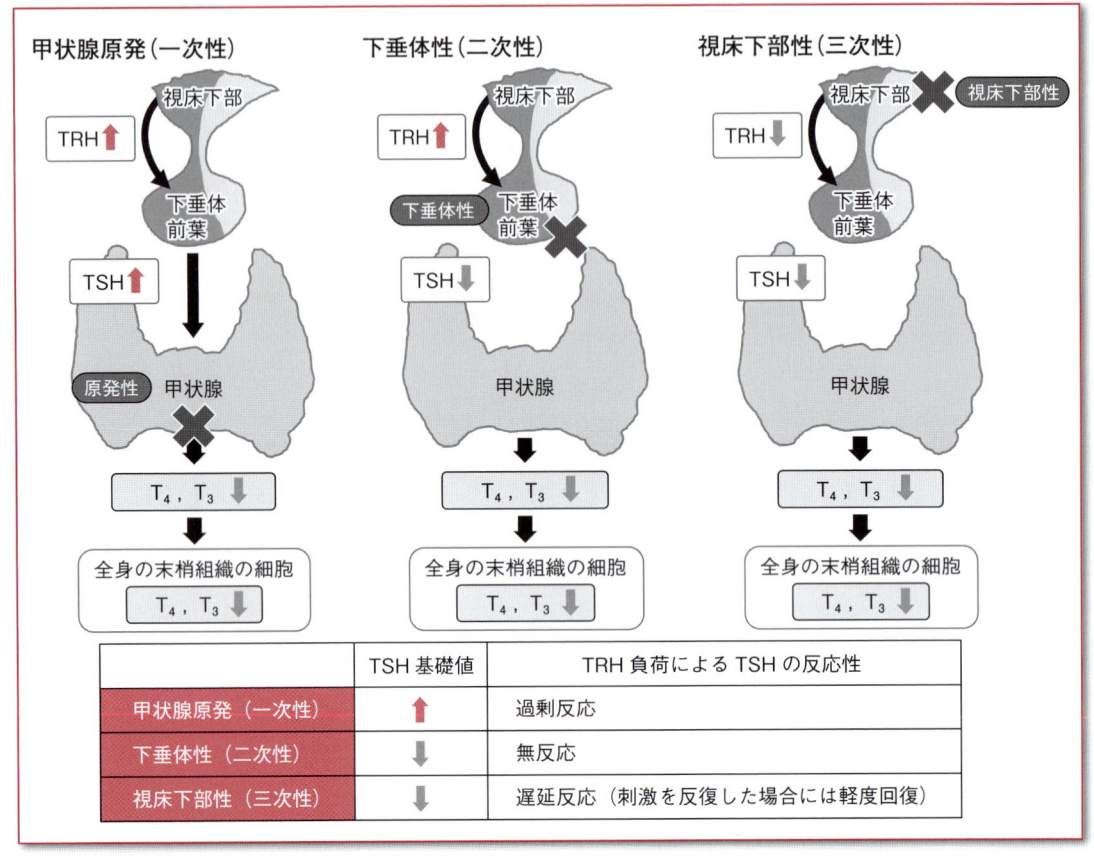

	TSH 基礎値	TRH 負荷による TSH の反応性
甲状腺原発（一次性）	↑	過剰反応
下垂体性（二次性）	↓	無反応
視床下部性（三次性）	↓	遅延反応（刺激を反復した場合には軽度回復）

図18 甲状腺機能低下症の分類

*19 **妊婦・授乳期の服用**
　　胎児や乳児には，甲状腺機能亢進の原因となった刺激作用をもった TRAb が移行しており，少量の薬剤の移行であれば問題がないとされる。ただし，妊婦の MMI 服用により頻度は極めてまれながら胎児の頭皮欠損など先天奇形が出現する可能性が最近になり指摘された。そのため服用時にはあらかじめ情報提供しておく必要がある。

*20 **クレチン病**
　　小児期に甲状腺ホルモンが欠損・欠乏した場合の症候に対する病名。原因はさまざまであるが，結果として成長・発達に必要十分な甲状腺ホルモン量がない場合をいう。早期に甲状腺ホルモン補充療法を開始しないと中枢神経系への障害が残る（神経に可塑性のある時期に補充を開始する）。Tg や甲状腺ホルモンのヨウ素化に関連する遺伝子の変異，甲状腺自体の欠損や異所性甲状腺などが原因となる。

*21 **新生児マススクリーニング**
　　新生児マススクリーニングは，生後1週間以内に検査実施。血液を専用紙に少量採取し，血液中の TSH 上昇，T_4 低下により1次スクリーニング陽性とする。再度，血液検査で TSH，FT_4，FT_3，コレステロール値を測定する。その後，頸部超音波エコー検査で頸部に甲状腺があることを確認する。存在が確認できなければ，$^{123}I^-$ シンチグラムで所在を調べることもある（甲状腺低形成，無甲状腺の場合など）。

*22 **シーハン（Sheehan）症候群**
　　出産時の大量出血による下垂体機能低下症

- 病態生理（図19）

甲状腺機能低下症の原因としては，慢性甲状腺炎（橋本病）が最も多い。慢性甲状腺炎は，自己免疫性疾患であり，女性に多い。甲状腺実質に免疫担当細胞（主として細胞傷害性T細胞）が侵入し，甲状腺を破壊することにより発症する。

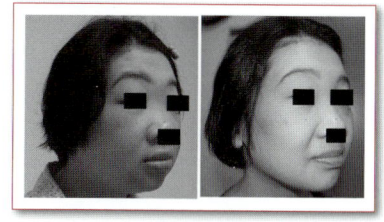

図19　甲状腺機能低下症
左：治療前，右：治療後

- 臨床症状

クレチン病では，知能低下と成長[*23]・発達障害がみられる。重症の場合や補償が遅れた場合には，甲状腺ホルモンを補充しても神経機能は回復しない。知能・精神性の発達の遅れもみられる。

慢性甲状腺炎（橋本病）：甲状腺ホルモンの産生低下による症状（無気力，易疲労感，眼瞼浮腫，寒がり，体重増加，動作緩慢，嗜眠，記憶力低下，便秘，嗄声，皮膚乾燥など）。

甲状腺ホルモンの低下が緩徐に進むため，慣れが生じ自覚症状に乏しい場合がある。高コレステロール血症や認知機能の低下を機に発見されることもある。成人の甲状腺機能低下症の場合，皮下組織にグリコサミノグリカンが蓄積・沈着する。これにより押しても圧痕を残さない浮腫（顔面・四肢）を生じるが，これを粘液水腫と呼んでいる（図19）。

- 検査所見

すべての代謝は低下しているという点から検査成績を考える。①腎機能（排泄機能），②代謝機能（異化作用）の低下，③消化管の吸収も低下し，栄養状態も悪化（ビタミンB_{12}，Fe）など。

- 心電図所見：低電位（心嚢水による），QT（cardiac output）延長，徐脈
- 血液検査所見：正球性（〜大球性）正色素性貧血
- 生化学所見：AST↑，ALT↑，LDH↑，CK（CPK）↑，血中総コレステロール↑，LDL-コレステロール↑，Cr↑，CCr↓　血清：血液沈降速度（ESR：erythrocyte sedimentation rate）↑，γ-グロブリン濃度↑，血清膠質反応（ZTT：zinc turbidity test, TTT：thymol turbidity test）↑，TSH↑，FT_4↓，FT_3↓，Tg↑（∵初期，甲状腺は慢性炎症や機能低下によるTSH上昇により腫大する）

慢性甲状腺炎（橋本病）が原因の場合，抗甲状腺マイクロゾーム抗体〔マイクロゾームテスト[*24]，抗TPO抗体（抗甲状腺ペルオキシダーゼ抗体）〕，または抗甲状腺Tg抗体（チロイドテスト[*24]，抗Tg抗体）のいずれか一方で，あるいは複数が

[*23] **成長障害**
　低身長症：全体的にバランスがとれて小さいのではなく，四肢が相対的に短い体型。

[*24] **マイクロゾームテスト，チロイドテスト**
　1stスクリーニングは，Tgや甲状腺細胞質成分に対する受身凝集反応を指標とするキット〔チロイドテスト（TGHA），マイクロゾームテスト（MCHA）〕が安価であるものの十分である（希釈倍率での表示）。高感度アッセイにはRIA（radio-immunoassay）やEIA（enzyme immunoassay）があり，それぞれ抗Tg抗体，抗TPO抗体を測定し絶対値表示することが可能である。

陽性で確定診断となる。

コレステロールが高値，クレアチンホスホキナーゼ（CPK：creatine phosphokinase）活性が上昇していることが多い。

- 治療

補充療法の開始の原則：副腎の機能低下がないことを確認する*25（もしも複合低下がある場合には補充は，①副腎→②甲状腺の順で行う）。

補充療法にはT4製剤〔レボチロキシン（L-T4：L-thyroxine）〕が第一選択。力価が安定しており，肝臓などをはじめとして末梢で必要に応じてT4→T3へと変換される。潜在性の心臓疾患を顕在化させる可能性があるため，必ず少量より開始し，時間をかけて徐々に増量*26する。TSH値，T4値を参考にして維持量を決定する[3,11,12]。

(3) 薬剤誘発性甲状腺機能障害 [15,16]

日常臨床において，薬剤による甲状腺機能変化にしばしば遭遇する。古典的な薬剤では，イソジンガーグルやLiCO3（炭酸リチウム）などが有名である。このほかにもインターフェロン，リバビリンや性腺刺激ホルモン放出ホルモン（GnRH：gonadotropin-releasing hormone）誘導体などが知られている。また，近年ではスニチニブをはじめとする分子標的薬も甲状腺機能に影響を及ぼすことが報告されている（表4）。今後新たな分子標的薬が次々と登場することが想定されるが，甲状腺への副作用報告例もそれに併せ増加する可能性がある。

❷ 甲状腺腫瘍

甲状腺の腫瘍性疾患も比較的頻度は高いものの，薬物療法の対象となるものは少ないため，記載は最小限にとどめた。

甲状腺腫瘍には良性から悪性まで種々の疾患が含まれる。代表的な良性腫瘍は濾胞腺腫とプランマー病（機能性腺腫）である。一方，頻度が高いのは腺腫様甲状腺腫であるが，過形成に分類されている*27。悪性腫瘍（がん）は乳頭がん（PTC：papillary thyroid carcinoma）が圧倒的に多く，続いて濾胞がん，髄様がん，未分

表4　甲状腺機能異常をきたし得る薬剤

I．甲状腺レベルで機能異常を誘発する薬剤
抗甲状腺薬（チアマゾール，プロピルチオウラシル）
ヨード剤，ヨード含有医薬品（造影剤など），各種の含嗽薬，一部のOTC感冒薬，一部の消化性潰瘍薬など
アミオダロン（アンカロン®）
炭酸リチウム（リーマス®）

*25　副腎の機能低下
　　　甲状腺ホルモンは代謝を上昇させる→副腎皮質ホルモンの代謝が進む→副腎皮質ホルモンの更なる欠乏→急性副腎不全（致死的）。
*26　T4製剤（レボチロキシン）
　　　半減期が約1週間と長いため，1週間以上間隔をあけて増量が望ましい。
*27　甲状腺腫の診断
　　　診断は本来，病理学的（顕微鏡下）に行われるものであるが，現在はもっぱら超音波エコー検査で下されている。

IFNα，IFNβ，IFNγ，IL-2（セロイク®，イムネース®），顆粒球・GM-CSF（グラン®，ノイトロジン®，ノイアップ®）など
抗レトロウイルス療法（HAART：Highly active antiretroviral therapy）：ラミブジン（エピビル®），テノホビル（ビリアード®），エファビレンツ（ストックリン®），ロビナビル（カレトラ®）など，核酸系逆転写酵素阻害剤，非核酸系逆転写酵素阻害剤，プロテアーゼ阻害剤を組み合わせる療法
GnRH誘導体：ブセレリン酢酸塩（スプレキュア®），ナファレリン酢酸塩（ナサニール®），リュープロレリン酢酸塩（リュープリン®），ゴセレリン酢酸塩（ゾラデックス®）
分子標的薬：スニチニブ（スーテント®）
サリドマイド（サレド®），エチオナミド（ツベルミン®），パラアミノサリチル酸（ニッパスカルシウム®）
経腸栄養剤〔経腸栄養剤のみの栄養補給によるヨウ素不足（エレンタール®，アミノレバンEN®，ヘパンED®）〕
II．TSHの合成・分泌を抑制する薬剤
ドパミン塩酸塩，ドブタミン塩酸塩，副腎皮質ホルモン製剤（糖質コルチコイド），オクトレオチド酢酸塩（サンドスタチン®）
レチノイン酸受容体アゴニスト（ベキサロテン（タルグレチン®））
III．甲状腺ホルモンの代謝に影響する薬剤
フェノバルビタール（フェノバール®），リファンピシン（リファジン®，リマクタン®），フェニトイン（アレビアチン®，ヒダントール®），カルバマゼピン（テグレトール®）
エストロゲン製剤（卵胞ホルモン製剤）エストラジオール製剤（エストラーナ®，ジュリナ®，フェミエスト®，ディビゲル®，オバホルモン®，プロギノン®，ペラニン®，プロセキソール®），エストリオール製剤（エストリール®，ホーリン®，プレマリン®）合成エストロゲン製剤（エストラサイト®）
抗エストロゲン製剤：トレミフェンクエン酸塩（フェアストン®）
SERMs[15,16]：タモキシフェン（ノルバデックス®，タスオミン®），ラロキシフェン（エビスタ®），バゼドキシフェン（ビビアント®）
5-フルオロウラシル（5-FU®）
IV．甲状腺ホルモンの吸収を阻害する薬剤
コレスチラミン（クエストラン®），コレスチミド（コレバイン®），水酸化アルミニウムゲル（アルミゲル®），沈降炭酸カルシウム，グルコン酸カルシウム，ポリカルボフィルカルシウム，硫酸鉄・第二鉄・第一鉄製剤（スローフィー®，テツクール®，フェロ・グラデュメット®，フェルム®，フェロミア®，インクレミン®）など
スクラルファート（アルサルミン®），活性炭（薬用炭），塩酸セベラマー（フォスブロック®，レナフェル®），ポラプレジンク（プロマック®），シプロフロキサシン（シプロキサン®）
V．甲状腺ホルモン製剤など
甲状腺ホルモン製剤（「痩せ薬」や「健康食品」など）*28，甲状腺ホルモン製剤の乱用
VI．そのほか
イマチニブメシル酸塩（グリベック®）

第3章 甲状腺ホルモン

SERM（selective estrogen receptor modulator）：選択的エストロゲン受容体モジュレーター
INFα（interferonα）：インターフェロンα
IL-2（interleukin-2）：インターロイキン-2
GM-CSF（granulocyte-macrophage colony-stimulating factor）：マクロファージコロニー刺激因子

*28 痩せ薬，サプリメントと甲状腺ホルモン
　ダイエット食品やダイエット用茶葉として，多くの食品やお茶から医薬品成分（甲状腺末，甲状腺ホルモン）が検出されている。これまでに200種類以上のいわゆる健康食品が流通停止となった。しかし，次から次へと新たな食品やお茶が出てきている[21]。

表5　甲状腺がんの分類 [20, 21, 22]

a. 乳頭がん
特殊型 　　1）濾胞型 　　2）被包型 　　3）大濾胞型 　　4）好酸性（膨大）細胞型 　　5）びまん性硬化型 　　6）高細胞型 　　7）篩（モルラ）型 　　付）微小がん

b. 濾胞がん	
浸潤様式からみた分類 　　1）微少浸潤（被包）型 　　2）広汎浸潤型	特殊型 　　1）好酸性細胞型 　　2）明細胞型

c. 低分化がん
d. 未分化がん
e. 髄様がん（C細胞がん）：傍濾胞細胞（C細胞）由来である
f. 悪性リンパ腫　甲状腺の場合はびまん性大細胞型B細胞リンパ腫（DLBLCL）が主

化がん，悪性リンパ腫，そのほかの順である（**表2，表5**）[17-19]。髄様がん[*29]は遺伝により発生する甲状腺がんである。また，放射線曝露は小児甲状腺がんの危険因子であることが明らかにされている。

　甲状腺がんは，全身のがんとして頻度は低いものの，内分泌領域では最も頻度の高いがんである。いずれのがんであっても女性の罹患率が高い。年齢分布では乳頭がん，濾胞がんは50歳代がピークである。甲状腺がんは他臓器のがんと異なり，45歳以下よりも45歳以上での発症者の悪性度（高齢になるほど悪性度が高いため予後は悪い）が高いという特徴がある。また欧米と比較して，わが国では乳頭がんの頻度が高いものの甲状腺がんが直接の死亡原因となることは少ない。これは進行が緩徐であるためである。よって，乳頭がんは手術後10年位で治癒したかどうか判断されるが，その治癒率は90％を越えている。

● 臨床症状

　多くの場合は無症状である。また，がんであっても多くの場合乳頭がんであり，進行が緩徐であるため気づかれにくい。甲状腺は体の表面から観察でき得る臓器であるため，腫瘍発見の契機としては家族からの指摘や，洗面時に自分で鏡面で気がつくことがあげられる。また，健康診断や風邪の際の頸部触診が契機になることもあ

[*29]　**髄様がん**
　甲状腺がんのごく一部にすぎないがんであるが，多発性内分泌腫瘍症2型（MEN type2：mutiple endocrine neoplasia）に属し遺伝により発生するため，家人と本人の他臓器（副腎や副甲状腺）の腫瘍についても注意が欠かせない。

自己免疫性甲状腺疾患という考え方[13, 14]

バセドウ病も慢性甲状腺炎（橋本病）も，いずれも遺伝的な背景を有する自己免疫性疾患である。そのため家族内集積もしばしば認められる。さらに，バセドウ病では1型糖尿病など，一方，橋本病は関節リウマチなどのように，免疫学的基盤が同一の自己免疫性疾患と合併することがある。また，バセドウ病は橋本病に移行することがあり，その逆に橋本病がバセドウ病に変化することもまれながらある。このように，発症に至る病態の詳細はいまだに解明されていないものの，発症時の免疫学的基盤がTh1優位となっているのかTh2優位であるのかにより，病態の形成過程が変わる。同一の患者において，花粉症が悪化するとバセドウ病もときを同じくして悪化することがよくみられる。これは，花粉症もバセドウ病も同じTh2優位な免疫学的基盤をもつことによる（図21）。バセドウ病患者で，抗Tg抗体や抗TPO抗体が陽性となったり，橋本病患者でTRAbが陽性となったりするなど，甲状腺に対する自己抗体がいずれの疾患においても陽性となる場合があるのはそのためである。

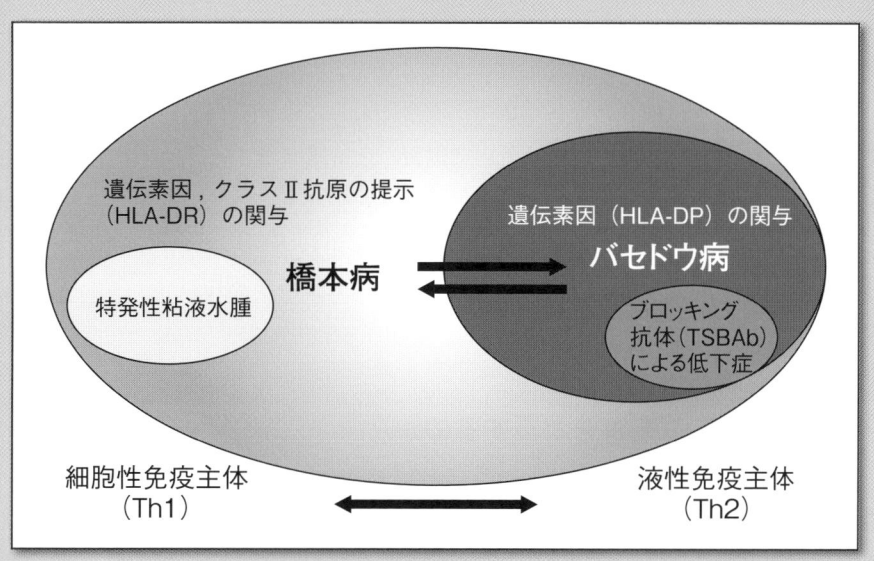

図21 自己免疫性甲状腺疾患（AITD：auto-immune thyroid disease）という考え方

類縁疾患との合併例：シュミット（Schmidt）症候群

女性に多く，糖尿病も合併することがある。橋本病が発見された際は，副腎皮質の機能に関連する検査項目に注意しなければならない（典型的であれば合併の発見は外見からでも容易であるが，潜在性（軽症）の機能低下症であれば発見は困難である）。このように，複

数の内分泌臓器にわたり自己免疫性疾患がある場合を特に多腺性自己免疫症候群（PGA：polyglandular autoimmune syndrome, APG：autoimmune polyglandular syndrome）と称している。

粘液水腫性昏睡（myxedema coma）

原因：甲状腺機能低下症（原発性または中枢性）が基礎にあり，重度または長期にわたる甲状腺ホルモンの欠乏に由来する中枢神経系の機能低下症を粘液水腫性昏睡（粘液水腫性クリーゼ）という（緊急を要する疾患の1つ）。未治療の甲状腺機能低下症患者に，誘因として感染，火傷，外傷，薬剤（精神安定剤，向精神剤，利尿剤，麻酔剤），寒冷刺激などのストレスが加わって発症する。治療に難渋し，しばしば致命的である（20〜50％）[1]。

病態：中枢神経系の機能障害により，意識低下，低体温，低換気による呼吸不全，循環不全，低血圧，低血糖などをきたす病態（ショック状態における各種の症候が現れる）。発症後には経口摂取はできない。さまざまな代謝バランス，検査値が異常を示す。

治療：治療方法には医療環境に応じていくつかある。可能であれば即効性のT_3製剤を用いる。経口摂取ができないことが多いので，場合によっては坐薬（院内で調製）か，あるいは注射製剤（わが国では未発売のため院内で調製）を持続点滴する。いずれも急速な補充はしない。脳症〜昏睡をきたしているため副腎皮質ステロイドホルモン（糖質コルチコイド）製剤とともに経口投与（胃管チューブを介して）する。T_4製剤の場合は，400〜500 μg/日で投与を始める（吸収も低下しているため大過剰量を投与する）。

潜在性機能低下症の患者をどうするのか？[4]

病態：TSHが軽度上昇し，甲状腺ホルモンは正常範囲内にあるような場合，潜在性甲状腺機能低下症と呼んでいる。原因としては，慢性甲状腺炎（橋本病）が多く，健康診断の際にコレステロールが軽度上昇していることで発見される。また，甲状腺ホルモンに比較してTSHが鋭敏な指標であるため，TSHは早期から変化を生じる。

治療：このような症例に甲状腺ホルモン製剤の投与が必要であるのかについては，いまなお議論がある。現時点で，「妊婦」と「60歳以上の女性で動脈硬化性疾患を有する場合」には積極的に治療をすべきとしてコンセンサスが得られている。一方，中年以降の女性では甲状腺機能低下症患が気づかれぬまま，脂質代謝異常症や高コレステロール血症として治療されている場合がある。

> ## 低 T₃ 症候群（low T₃ syndrome，NTI：non-thyroidal illness）[4]
>
> **病態**：TSH が正常範囲内にあるにもかかわらず，血中 T₃（重症例で T₄ も）低値を示し，rT₃ が上昇する病態（rT₃ の測定検査は保険適応外）。
>
> **原因となる疾患**：飢餓，絶食，神経性食思不振症などによる低栄養状態のとき，あるいは全身性重症消耗性疾患（急性心筋梗塞，敗血症，悪性腫瘍，肝硬変，腎不全，HIV 感染症など，あらゆる急性・慢性の重症疾患）に認められる場合がある。
>
> **病態の解釈**：T₄ から T₃ への転換を抑制したり，血液中の T₄，T₃ を減らしたりして各組織での代謝を抑え，生体のエネルギーの消耗をできるだけ少なくしようとする，一種の防御反応と考えられている（同様の病態は副腎皮質ステロイド，大量の β 遮断薬を投与した場合にも見られることがある）。
>
> **治療**：低 T₃ 症候群（low T₃ syndrome）と診断し得たら，原疾患の治療に全力をあげること。間違っても甲状腺機能低下症と誤って**甲状腺ホルモン剤を投与してはならない**。原疾患の進行を早めてしまうことがある。

る。最近では，人間ドックや動脈硬化のスクリーニング時に施行される，超音波エコー検査，CT，MRI，PET 検査などで発見されることもある。

一方，まれではあるが巨大な甲状腺腫瘍が気管を圧迫して呼吸困難を起こしたり（長期間経過した腺腫様甲状腺腫の場合など），あるいは硬くて可動性のない甲状腺腫が急速に増大して呼吸困難，嚥下困難を生じる場合もある（分化がんの未分化転化）。

● 検査

甲状腺腫瘍のスクリーニングには，超音波エコー検査が非常に有用である。また，穿刺吸引細胞診（FNAB：fine needle aspiration biopsy）は甲状腺腫瘍の術前診断として，手技の簡便性と感度・特異度の高い検査である。このほか，診断に用いられる画像検査は，必要に応じて CT や MRI 検査，シンチグラフィー検査（¹²³I シンチグラフィーや ²⁰¹Tl シンチグラフィー），¹⁸F-FDG-PET が実施される。

血液検査として，カルシトニン（9 章「2．カルシトニン」参照）と CEA は甲状腺がんのスクリーニングには不適であるが，髄様がんの腫瘍マーカーとしては意味がある。Tg は分化がんの可能性を示唆するが（特に数千 mg/dL 以上），その特異性は乏しい。またそのほかの甲状腺がんのスクリーニングには適さない[*30]。なお，TSH

[*30] **検査試薬**
  甲状腺全摘後の Tg は，再発のマーカーとなる。

は甲状腺がん増殖の最強の因子であるが，診断的意義はない。

- 治療

甲状腺がん治療の基本は手術が根治的治療法[*31]であり，ほかの治療法は補助療法となる。^{131}Iを用いた放射性ヨード内用療法により甲状腺全摘術（準全摘）を施行した後の残存甲状腺組織（remnant，レムナント。レムナントの除去をアブレーションと呼ぶ）に対しては，アブレーションを行うことにより局所のがん再発抑制や無病生存率（DFS：disease free survival）を向上させることが期待される。ただし，生命予後の向上に寄与するかについては議論が残る。

薬物療法

薬物療法の適応となるのは，まれにみられる甲状腺原発（橋本病を基礎疾患とする）の悪性リンパ腫（B cell由来）と髄様がん，未分化がんである。悪性リンパ腫は比較的予後はよく，未分化がんは最も予後不良で，標準的な治療法は確立されておらず，薬物療法の効果は限定的である（髄様がんと未分化がんでは，ドキソルビシン，シスプラチン，シクロホスファミド，ビンクリスチン，ダカルバジン，ストレプトゾシン，フルオロウラシルの組合せや，VEGFR，RET，EGFRに作用するチロシンキナーゼ阻害剤が試みられている）。

放射線治療

甲状腺がんに対する外照射の効果は低い。甲状腺分化がんにおいては，^{131}Iによる内照射が中心となり，その適応は，手術後の腫瘍残存例や遠隔転移を有する甲状腺分化がん（乳頭がん，濾胞がん）であり，甲状腺全摘後の転移巣に^{131}Iの取り込みが認められた場合に限られる。外照射の適応は限られるが，甲状腺原発のB cellリンパ腫では適応となる。

内分泌療法

手術後には補助療法として，TSH抑制療法（過剰量のT$_4$製剤投与）を行うことがある。これはTSHが甲状腺増大の最強刺激因子であるためであるが，その有効性については議論がある。ハイリスクグループのうち，高分化型乳頭がん症例および甲状腺全摘症例に対しては，TSH抑制療法が行われる。なお，TSH抑制療法を行う場合は（女性や高齢者など），骨粗しょう症への配慮が必要である。

d. 臨床応用

❶ 無機ヨード

（1）ヨウ化カリウム

無機ヨードを大量に用いることで，甲状腺機能を短期的に抑制することが可能と

[*31] **根治的治療法（手術）**
腫瘍の摘出方法と量は，状況により異なる。甲状腺全摘出の場合もあり，正常甲状腺部を残す場合もある（葉切除，部分切除，核出術）。残置される甲状腺組織量に逆比例して，手術後には甲状腺ホルモン（T$_4$製剤）の補充療法が必要となるが，"生涯"甲状腺ホルモン製剤の服用が必要となることは患者には負担である。また，手術時に副甲状腺をまったく残せない場合には，カルシウムの補てんも必要となる。

なる。手術待機期間など短期間（1〜2カ月程度）の甲状腺機能の抑制目的で使用される。まれに、ヨウ素の不足時には甲状腺機能を一過性に亢進させることがある（わが国ではまれ）。甲状腺腫（甲状腺機能亢進症，ヨウ素欠乏性など）に用いられる。長期連用でヨウ素中毒が起こる場合がある。

(2) ヨウレンチン

適応はヨウ素不足による甲状腺腫，甲状腺機能低下症，中心性網膜炎，網膜出血，硝子体出血・混濁・網膜中心静脈閉塞症，小児気管支喘息，喘息性気管支炎である。薬疹や胃腸障害，食欲不振といった副作用がみられる。

大豆レシチンを原料とし，消化管より血中にヨウ素イオンの形で取り込まれた後，無機ヨードとして作用する。

❷ 甲状腺に関連する検査試薬

(1) リコンビナント TSH と臨床応用

ヒトチロトロピンアルファ[*32] は，遺伝子組換え TSH（recommbinant human thyroid-stimulating hormone）製剤である。これは，分化型甲状腺がん（ヨウ素の取り込みが可能ながん）で甲状腺全摘術を施行された患者における，放射性ヨードシンチグラフィーと血清 Tg 試験の併用，または Tg 試験単独による診断の補助として用いられる。2012 年 5 月より，分化型甲状腺がんで甲状腺全摘または準全摘術を施行された遠隔転移を認めない患者における，残存甲状腺組織の放射性ヨウ素によるアブレーション（内部照射）の補助としても使用が認められた（前述）。

❸ プロチレリン（TRH）

TSH とプロラクチン（PRL：prolactin）の分泌を促進させる。アミノ酸 3 個からなる。通常は，下垂体 TSH 分泌機能検査や下垂体 PRL 分泌機能検査に注射剤で用いる。また視床下部，脳幹，小脳に作用し覚醒促進，運動失調改善作用を発揮する。このため，脊髄小脳変性症における運動失調改善作用を期待して投与される。

❹ TRH 誘導体（タルチレリン水和物）

オーファンドラッグでペプチド誘導体。脊髄小脳変性症における運動失調改善作用をもつ。TRH の作用を強化した製剤で，経口剤として利便性を高めたものであるため，TRH 様の作用を有するものの，詳細な作用機序は不明である。

❺ 抗甲状腺薬（MMI，PTU，図16，17）

チオウレアを基本骨格とし，甲状腺内の TPO を阻害し，甲状腺ホルモンの産生を阻害する。PTU は末梢組織において $T_4 \rightarrow T_3$ への変換も抑制する。

❻ T_4 製剤（レボチロキシンナトリウム）

T_4 製剤は，半減期が長い（6〜11 日）ために，1 日 1 回の投与でよい。そのため，通常用いられる。副作用として無顆粒球症，重症肝障害，多発性関節炎がある。じんましんが出ることが多い。

[*32] ヒトチロトロピンアルファ
　　甲状腺のある患者への投与の安全性は確認されていない

日本人の体格であれば，甲状腺が全摘後であったとしても 200 µg/ 日がほぼ上限（1.6 〜 1.7 mg/kg 体重 / 日）となる。

❼ T₃ 製剤（リオチロニンナトリウム）製剤・合成 T₃ 製剤

甲状腺ホルモンの活性型であるため，作用が強力で，速効性が期待できる。特に消化管からの甲状腺ホルモンの吸収障害時に使用される。半減期は短い（1 〜 3 日）。座薬や注射剤などさまざまな剤形を工夫して用いることもある（前述）。

❽ ブタヨード末，乾燥甲状腺末（T₄/T₃）製剤：臓器製剤

T_4/T_3 比が最も生理的であり，最も生理的な作用が期待できる反面，力価が一定しない。

参考文献

1) 田上哲也, 他編：甲状腺疾患診療マニュアル. 診断と治療社；2009.
2) 日本比較内分泌学会編：ホルモンの分子生物学 -4, 甲状腺ホルモン. 学会出版センター. 1998.
3) 田中千賀子, 加藤隆一編：甲状腺ホルモン. NEW 薬理学改訂 5 版. 南江堂, 2007；210-212.
4) 社団法人日本内科学会編：特集 甲状腺疾患. 日本内科学会雑誌, 2010；99(4)：683-792.
5) 日本甲状腺学会編：バセドウ病薬物治療のガイドライン 2011. 南江堂, 2011.
6) 日本甲状腺学会編：甲状腺疾患診断ガイドライン 2010. http://www.thyroid.or.jp
7) バセドウ病 131I 内用療法の手引き. 日本甲状腺学会, 京都, 2007；10-21.
8) Nakamura H, Noh JY, et al: Comparison of methimazole and propylthiouracil in patients with hyperthyroidism caused by Graves' disease. J Clin Endocrinol Metab, 2007; 92: 2157-2162.
9) Takata K, Kubota S, et al: Methimazole-induced agranulocytosis in patients with Graves' disease is more frequent with an initial dose of 30 mg daily than with 15 mg daily. Thyroid, 2009; 19: 559-563.
10) 佐藤浩一, 佐々木望, 他：小児期発症バセドウ病薬物治療のガイドライン. 日本小児科学会雑誌, 2008；112(5)：946-952.
11) 永井育三：実践服薬指導－抗甲状腺薬－, 改訂版. 神谷書房, 東京, 1999.
12) 永井育三：薬剤師のための服薬指導－抗甲状腺薬 Q＆A－. 神谷書房, 東京, 2000.
13) Brown RS: Autoimmune thyroid disease: unlocking a complex puzzle. Curr Opin Pediatr, 2009; 21(4): 523-8.
14) Amino N, Hidaka H, et al: Association of seasonal allergic rhinitis is high in Graves' disease and low in painless thyroiditis. Thyroid, 2003; 13(8): 811-814.
15) 笠井貴久男, 他：薬剤誘発性の甲状腺中毒症・甲状腺機能低下症. ホルモンと臨床, 2008；56：743.
16) 西川光重, 他：薬剤による甲状腺機能異常. 日本医事新報, 2008；4389：57.
17) 岩崎博幸：甲状腺癌の疫学に関する最新のデータ. 臨床外科, 2007；62：39-46.
18) 岩崎博幸：甲状腺癌の疫学に関する最近のデータ. 臨床外科, 2002；57：30-34.
19) 斉川雅久, 海老原敏：甲状腺癌の疫学. JOHNS, 1999；15：901-904.
20) 甲状腺外科学会編：甲状腺癌取り扱い規約. 第 6 版, 金原出版, 2005.
21) 日本内分泌外科学会・日本甲状腺外科学会編：診療ガイドライン. 甲状腺腫瘍, 金原出版, 2010.
22) 日本癌治療学会：がん診療ガイドライン. 甲状腺腫瘍, http://jsco-cpg.jp/guideline/20_2.html#logo

臨床応用（薬物への利用）　コラム

トリヨードチロ酢酸（TRIAC：3,5,3'-triiodothyroacetic acid）[17〜20]

　甲状腺ホルモン（T_3）にはさまざまな生理作用がある。特に基礎代謝を上昇させたり脂質代謝を改善させたりと，糖・脂質代謝全般に影響を及ぼすことから，「痩せ薬」や「糖尿病，脂質代謝改善薬」として利用できないかと以前よりさまざまな T_3 の誘導体が開発され研究に利用されてきた[17,18]。これまでの構造活性相関による研究結果から，エーテル結合は両フェニル基を適切に配向させて受容体に結合するために重要である。T_4 では 5' 位は I で置換されているが，H 以外の原子や置換基が存在すると，受容体への親和性とホルモン活性が低下する。一方，T_3 の 3' 位は I で置換されているが，ここをイソプロピル基などの分子で置換したとしても，結合の親和性やホルモン活性は大きく変化しない。アミノ基は受容体との結合には関与しない。これらの知見に基づいて，循環器や自律神経系に影響を及ぼさずに，「減量や代謝改善作用」有する薬剤を求めて研究されている。言い換えると，心臓や脳で発現している甲状腺ホルモン受容体 α_1 よりも，肝臓で発現している β_1 により選択性と親和性が高い薬剤が創薬されると上記の目的が達せられる。

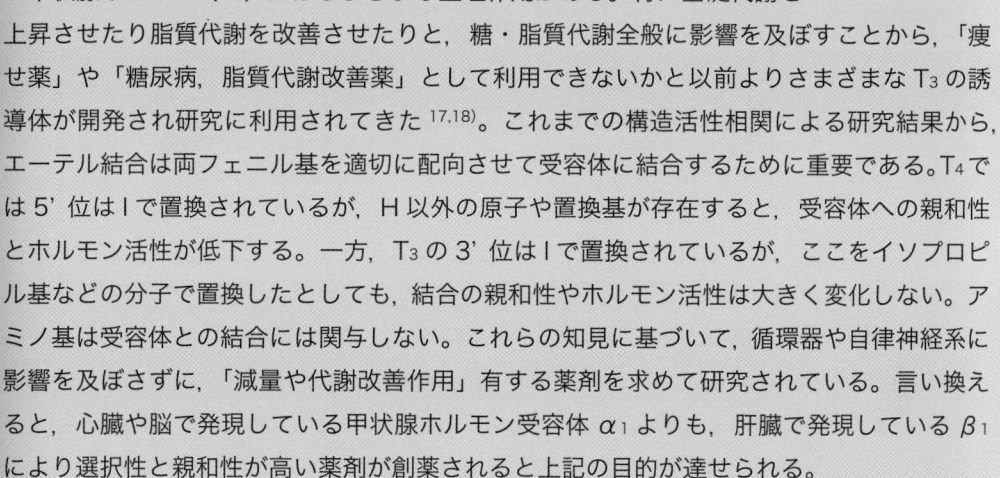

　これまでに多くの創薬が行われ，トリヨードチロ酢酸（TRIAC：triiodothyroacetic acid），テトラヨードチロ酢酸（TETRAC：tetra-iodothyroacetic acid），3,5-ジメチル-4-（4'-ヒドロキシ-3'-イソプロピルベンジル）-フェノキシ酢酸，3,5-ジヨードチロプロピオン酸（DITPA：3,5-diiodothyropropionic acid）などに関連した報告が複数ある。これらはいずれも T_4 や T_3 をリーディングマテリアルとして出発している。また前臨床研究においてよい成績が報告されているのは，GC-1（{4-〔4-hydroxy-3-（1-methylethyl）benzyl〕-3,5-dimethylphenoxy}acetic acid），GC-24〔3,5-dimethyl-4-（4'-hydroxy-3'-benzyl）benzylphenoxyacetic acid〕，KB141（3,5-dichloro-4〔（4-hydroxy-3-isopropylphenoxy）phenyl〕acetic acid），KB2115（3-〔（3,5-dibromo-4-〔4-hydroxy-3-（1-methylethyl）-phenoxy〕-phenyl〕-amino〕-3-oxopropanoic acid）などである。これらは thyromimetic，あるいは STRM（selective thyroid hormone receptor modulator）と称されている。現在 TRIAC は，諸外国で発売されている（個人輸入され，ダイエットなどに不適切に使用されるなど問題が生じている）[19]。

　さらに，甲状腺ホルモンはこの章の始めに記述したように，核内にある甲状腺ホルモン受容体に結合して作用を果たす genomic action 以外に，血管新生の際にはインテグリンを介した non-genomic action があることも想定されている。DITPA や TETRAC は T_4 の脱アミノ化誘導体で，塩基性線維芽細胞増殖因子（bFGF：basic fibroblast growth factor，FGF2：fibroblast growth factor 2），血管内皮増殖因子（VEGF：vascular endothelial growth factor）などインテグリンを介した血管新生促進性ペプチドの活性に及ぼす作用を利用して，創傷治療目的のガーゼやシートに添加するなど，臨床応用に向けた研究が進めら

れている[23]）。このほか，甲状腺濾胞細胞表面に存在するTSH受容体に結合し，バセドウ病に効果を有する低分子化合物も前臨床試験中である。

「子づくりの春」を伝えるホルモン，TSH[25]

　TSHは甲状腺を刺激するホルモンである以上のことはわかっていなかった。特に脳におけるホルモン作用の解明は遅れていた。鳥類は，繁殖期以外では精巣や卵巣などの生殖器官をできるだけ小さくして飛行に適した体型を維持している。最近，ウズラにおいてわかったことは，春になり日照時間が延びるにつれて，視床下部においてTSHの発現が誘導される。その結果，視床下部にある2型脱ヨード酵素（deiodinase type 2）の発現が誘導され，生殖器官を増大させるなどして繁殖期を迎える準備していることがわかった。すなわち，TSHはウズラにおいては「子づくりの春」を伝えるホルモンとしても作用していたのである。

味覚障害とPTU錠[11]

　PTU錠はフィルムコーティングあるいは膠衣錠（ゼラチンでくるんだ錠剤）にしてある。これは非常に苦みが強いことによる。調剤時に粉砕も可能であるが，飲みにくさも考慮すべきである。その苦みが非常に強いために，味覚障害が疑われる場合の試験薬として用いられる。ちなみに嗅覚低下が疑われる際のにおいの検査には，ビタミンFが静注で使用されている。

必須問題

問1 甲状腺から分泌されるホルモンはどれか。1つ選べ。

1 性腺刺激ホルモン
2 カルシトニン
3 オキシトシン
4 パラトルモン
5 ソマトスタチン

【出題意図】甲状腺のホルモンのうち傍濾胞細胞（濾胞傍細胞，C細胞）から分泌されるホルモンである。

【正解】2

問2 全身の組織や細胞に作用し，代謝，成長，熱産生などに関係するアミノ酸誘導体ホルモンを産生する臓器はどれか。1つ選べ。

1 下垂体
2 膵臓
3 松果体
4 副腎
5 甲状腺

【キーワード】甲状腺ホルモン（T_3, T_4）を産生する。

【正解】5

問3 甲状腺について，正しいのはどれか。1つ選べ。

1 前葉と後葉の2つの部分からなる。
2 内部には濾胞を多数認める。
3 全部で4個ある。
4 腎臓に接し，その上部に存在する。
5 内部は皮質と髄質に分かれている。

【正　解】2

問4 甲状腺機能低下で起こる疾患はどれか。1つ選べ。

1 バセドウ病
2 クッシング病
3 アジソン病
4 クレチン病
5 アルドステロン症

【キーワード】小児期にマスクリーニングが行われる。
【正　解】4

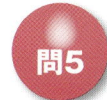

問5 バセドウ病について，正しいのはどれか。1つ選べ。

1 抗甲状腺ペルオキシダーゼ（TPO）抗体が発症の原因となる。
2 男性に多い。
3 甲状腺刺激ホルモン（TSH）の高値を認める。
4 頻脈や血圧上昇，血糖値上昇を認める。
5 皮下にはムコタンパク質の沈着を認める。

> 【出題意図】甲状腺ホルモンの過剰状態が理解できる。バセドウ病の病因が理解できる。
> 【キーワード】甲状腺ホルモン，TRAb（抗TSH受容体抗体），TSAb（抗TSH受容体刺激抗体），甲状腺機能亢進症
> 【正解】4

問6 甲状腺機能亢進症の治療について，正しいのはどれか。1つ選べ。

1 チアマゾールが第一選択薬である。
2 治療に伴って脱毛が起こりやすい。
3 チアマゾールを用いる際には，リンパ球の減少に注意が必要である。
4 プロピルチオウラシルは妊婦に禁忌である。
5 チアマゾールは，少用量から徐々に増量する。

> 【出題意図】バセドウ病（甲状腺ホルモン過剰症）の薬物治療とその副作用が想起できる。
> 【キーワード】チアマゾール，プロピルチオウラシル，TRAb（抗TSH受容体抗体），TSAb（抗TSH受容体刺激抗体），甲状腺機能亢進症
> 【正解】1

理論問題

問1 チアマゾールについて，正しいのはどれか。**2つ選べ**。

1. 妊婦への投与は禁忌である。
2. 授乳をしている患者（母）への投与は禁忌である。
3. 挙児希望（妊娠を計画している）の女性には，胎児への危険性について説明する。
4. 服用開始直後の数カ月のみ，副作用の発症頻度が高いとされる。
5. 小児の安全性は確立していない。

【出題意図】バセドウ病（甲状腺ホルモン過剰症）の薬物治療とその副作用が想起できる。
【キーワード】チアマゾール，プロピルチオウラシル，無顆粒球症
【正　解】3, 4

問2 チアマゾールについて，正しいのはどれか。**2つ選べ**。

1. バセドウ病に用いる。
2. 橋本病に用いる。
3. 末梢組織での T_4 から T_3 への変換を抑制しない。
4. 苦味が強いため，かみ砕かずに服用するよう指導する。
5. 分子内にヨウ素を含有するため，効果が発現する。

【出題意図】バセドウ病（甲状腺ホルモン過剰症）の薬物治療とその副作用が想起できる。
【キーワード】チアマゾール，プロピルチオウラシル，無顆粒球症
【正　解】1, 3

問3 甲状腺について，正しいのはどれか。2つ選べ。

1 甲状腺刺激ホルモン（TSH）は，核内受容体に結合して作用する。
2 甲状腺の濾胞腔には，アミノ酸2分子よりなるチログロブリンが含まれる。
3 ヨウ素は甲状腺ペルオキシダーゼにより酸化された後，濾胞腔へ輸送される。
4 モノヨードチロシン（MIT）とジヨードチロシン（DIT）は，チログロブリンのチロシン残基がヨウ素化されることで生成する。
5 甲状腺濾胞細胞内で起こるチロシンのヨウ素化には，甲状腺ペルオキダーゼが必要である。

【出題意図】TSHの作用発現機構，甲状腺ホルモンの合成過程が想起できる。
【キーワード】チログロブリン，甲状腺ペルオキシダーゼ，モノヨードチロシン（MIT），ジヨードチロシン（DIT）
【正　解】3, 4

問4 甲状腺の構造と分泌されるホルモンについて，正しいのはどれか。2つ選べ。

1 トリヨードチロニン（T_3）とチロキシン（T_4）があり，T_3の方が多く分泌される。
2 トリヨードチロニン（T_3）とチロキシン（T_4）では，T_4の方が生理活性が強い。
3 甲状腺ホルモンは，血漿タンパク質に結合することで生理作用を発揮する。
4 トリヨードチロニン（T_3）とチロキシン（T_4）は，分子内のヨウ素数に応じて数字が振られている。
5 トリヨードチロニン（T_3）とチロキシン（T_4）は，甲状腺ペルオキシダーゼによる縮合反応により生成する。

【出題意図】甲状腺ホルモンの合成過程が想起できる。
【キーワード】チログロブリン，甲状腺ペルオキシダーゼ，モノヨードチロシン（MIT），ジヨードチロシン（DIT）
【正　解】4, 5

4章 副腎ホルモン

Key word

- 糖質コルチコイド－副腎皮質束状層－コルチゾール－糖新生促進，血糖上昇，抗炎症・抗免疫作用－クッシング症候群－アジソン病
- 合成コルチコイド－副腎皮質ホルモン製剤，抗炎症ステロイド
- 鉱質コルチコイド－副腎皮質球状層－アルドステロン－尿細管でのNa^+再吸収の促進－血圧上昇
- 副腎性アンドロゲン－副腎皮質網状層－デヒドロエピアンドロステロン－男性ホルモン
- アドレナリン－副腎髄質－クロム親和性細胞－カテコールアミン－α受容体，β受容体

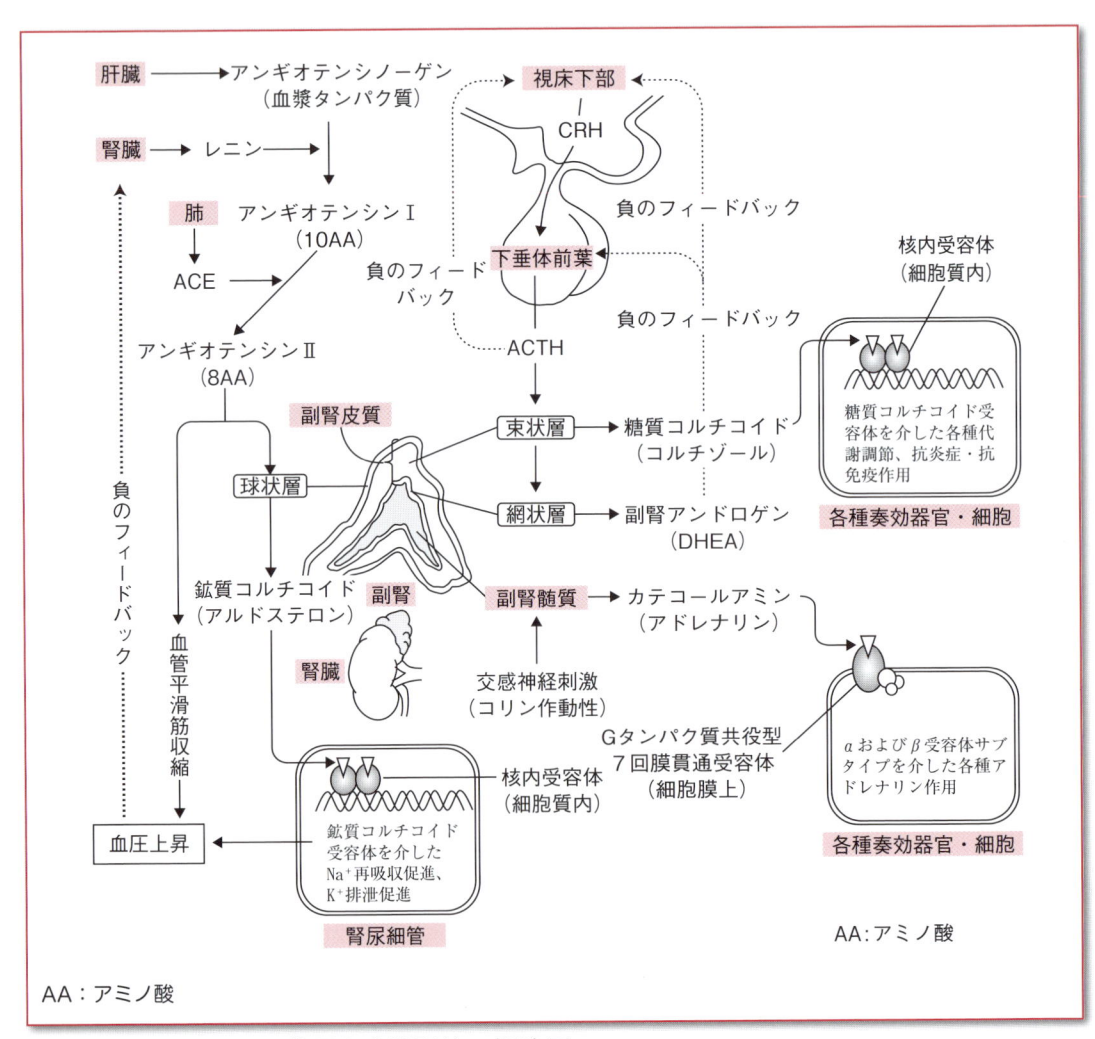

図1 副腎ホルモンの作用と分泌調節の概略図

副腎は左右の腎臓に覆いかぶさるように存在し，発生学的に異なる皮質（中胚葉由来）と髄質（神経外胚葉由来）からなる．皮質が腺性組織であるのに対して，髄質は交感神経節が内分泌腺に分化した神経性組織である．それぞれ副腎全体の約80％および20％を占め，皮質からステロイド*1，髄質からカテコールアミン*2 が分泌されている（図1）．

　副腎皮質は細胞の形態的・機能的特徴から3層に分かれており，最も外側に位置する球状層から鉱質コルチコイド，中間の束状層から糖質コルチコイド，および内側の網状層から副腎性アンドロゲンが分泌されている．鉱質コルチコイドはアルドステロンが主で，腎臓におけるNa^+貯留による血圧調節に重要な役割を果たし，アンギオテンシンⅡによりその合成・分泌が調節されている（レニン-アンギオテンシン-アルドステロン系）．糖質コルチコイドはコルチゾール（ヒドロコルチゾン）が主で，糖質代謝をはじめとする各種代謝の調節，抗炎症・抗免疫作用を示す．副腎性アンドロゲンは主にデヒドロエピアンドロステロン（DHEA：dehydroepiandrosterone）である．糖質コルチコイドと副腎性アンドロゲンは，下垂体前葉から分泌される副腎皮質刺激ホルモン（ACTH：adrenocorticotropic hormone），さらに上位に位置する視床下部ホルモンである副腎皮質刺激ホルモン放出ホルモン（CRH：corticotropin-releasing hormone）により合成・分泌が調節される（視床下部-下垂体-副腎皮質系）．これらステロイドホルモンは，細胞質内あるいは核内に存在するそれぞれに対応する受容体（一般的に核内受容体と呼ばれる）と結合して核内に移行する．核内に移行したホルモン-受容体複合体は，遺伝子上の特定領域に結合してDNAの転写を調節することにより種々のタンパク質発現を誘導し，特異的なホルモン作用を発現させる．

　一方，副腎髄質は副腎の中心部を形成する組織で，交感神経系から多量の神経線維が進入している．髄質細胞はクロム親和性顆粒（重クロム酸カリウムで褐色に染まる）が多数存在し，クロム親和性細胞とも呼ばれる．クロム親和性細胞は，軸索を失い分泌細胞となった交感神経の節後神経細胞に相当し，細胞内に多数存在する顆粒にはカテコールアミンが貯蔵されており，交感神経の節前線維の支配を受けて主にアドレナリン*3 を血液中に分泌する（交感神経-副腎髄質系）．カテコールアミンの支配を受けている各種奏効器官では，細胞膜上に存在するアドレナリン$α$および$β$受容体の各種サブタイプを介して種々の生理作用を発揮する．

---

*1 　ステロイド
　　ステロイド核（ペルヒドロ-1,2-シクロペンタノフェナントレン骨格）を有し，水に難溶あるいは不溶である化合物．コレステロール，副腎皮質ホルモン，性ホルモン，胆汁酸などが含まれる．
*2 　カテコールアミン
　　カテコール核（1,2-ヒドロキシベンゼン）を有する生体アミンの3種，すなわちドパミン，ノルアドレナリン，アドレナリンの総称である
*3 　アドレナリン
　　高峰譲吉らが1900（明治33）年に世界ではじめてウシの副腎から単離，結晶化し，アドレナリンと命名した．その後，米国の研究者がこの物質をエピネフリンと命名して広くその名称が使われていたが，近年になり高峰らの業績が尊重され，日本薬局方（2006年4月，第15改正）における一般名が「エピネフリン」から「アドレナリン」に変更された．

生体は精神的あるいは身体的ストレスに曝されると，そのストレスに対して闘争，あるいは逃避するように臨戦態勢をとる．副腎皮質からの糖質コルチコイドおよび髄質からのカテコールアミン分泌は，ストレスに対する生体反応と大いに関係がある．すなわち，中枢神経系で捉えられたストレス情報は，視床下部の室傍核にあるCRH産生ニューロンに伝えられてCRHの分泌を引き起こし，CRHはACTHの分泌を亢進させて下垂体–副腎皮質系を活性化し，さらに糖質コルチコイドの分泌を亢進する．一方，ストレス情報は，脳幹の青斑核などに存在するノルアドレナリン作動性神経を活性化させ，自律神経系を経由して副腎髄質よりアドレナリン，末梢神経からノルアドレナリンの分泌を亢進させる．これらが引き起こされた結果，多量に分泌される糖質コルチコイドやカテコールアミンが血糖上昇，心機能亢進，血圧上昇，発汗などの作用を呈し，ストレスに対応する生体反応の基礎となる．

1. 副腎皮質ホルモン

a. プロフィール

❶ 糖質コルチコイド（グルココルチコイド）

副腎皮質束状層から分泌される糖質コルチコイドは，主に肝臓において糖質代謝をはじめタンパク質代謝および脂質代謝などに関与し，さらに抗炎症・抗免疫作用を示す．コルチゾール，コルチコステロンが代表である（ヒトではコルチゾールが主であり，げっ歯類の糖質コルチコイドはコルチコステロンである）．その構造はC21-ステロイドのプレグナンを基本骨格とし，活性発現には，基本的に3位と20位がケトンであり，11βと21位に水酸基を有する必要がある（図2）．

これらのホルモンの分泌は，下垂体前葉から分泌されるACTHにより調節されており，さらにACTHの分泌は視床下部ホルモンであるCRHにより調節されている．血中に分泌されたコルチゾールは，大部分がトランスコルチン（コルチゾール結合グロブリン）やアルブミンなどの血清タンパク質と結合し，残り10〜15%が遊離型として存在する．分泌された糖質コルチコイドはそれらの上位ホルモンであ

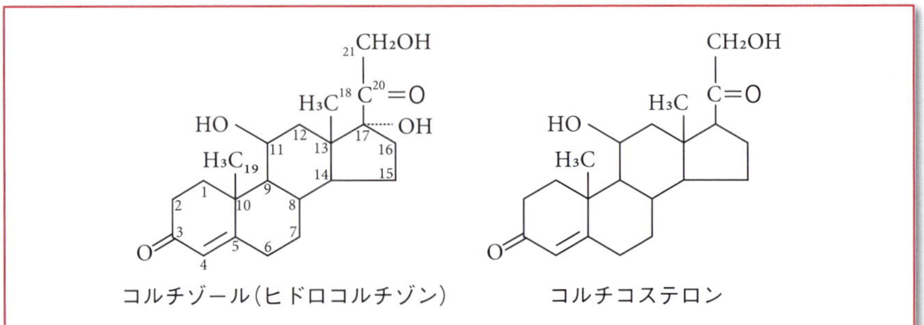

図2 糖質コルチコイドの構造

るCRHやACTHの分泌に対して負のフィードバック調節を行っている（図1）。

❷ 鉱質コルチコイド（ミネラルコルチコイド）

副腎皮質球状層から分泌される鉱質コルチコイドは，腎臓における電解質代謝に関与しており，アルドステロンがその代表である。アルドステロンはプレグナン（C21-ステロイド）が基本骨格であり，特に18位がアルデヒド基であるのが特徴である。一方，デオキシコルチコステロンにもアルドステロンと同じ活性があるが，アルドステロンと比べて1/30～1/100程度である（図3）。

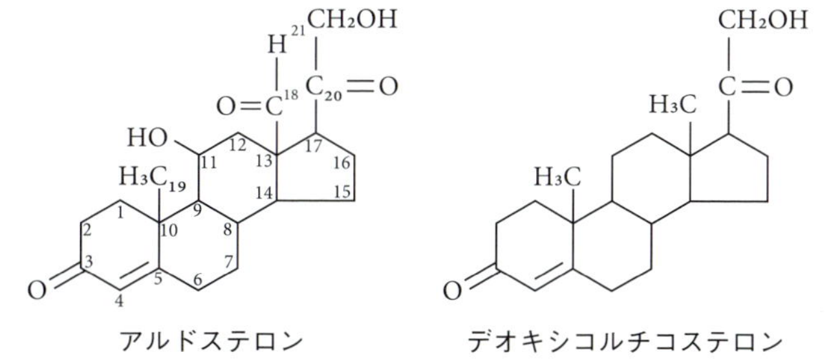

図3　鉱質コルチコイドの構造

鉱質コルチコイドはレニン-アンギオテンシン系により分泌が調節されている[*4]。分泌されたアルドステロンは，血清タンパク質であるアルブミンおよびコルチコステロイド結合グロブリンに結合している。遊離アルドステロンは，全アルドステロン量の30～40％である。アルドステロンの分泌量増大により血流量が増大すると，レニンの産生が抑制されるといった負のフィードバック機構がある（図1）。

❸ 副腎性アンドロゲン

副腎皮質網状層で合成されるアンドロゲンは，主にDHEAおよびその硫酸化体である。DHEAはアンドロスタン（C19-ステロイド）が基本骨格であり（図4），DHEA-サルフェートは3位の水酸基が硫酸抱合されたものである。男性ホルモンとしての作用は，テストステロンの数％程度である（5章「1. 男性ホルモン」参

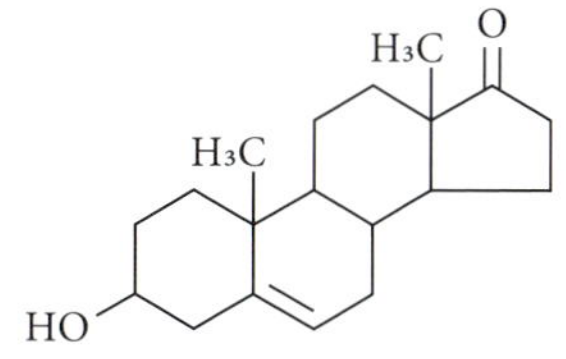

図4　副腎性アンドロゲンの構造

[*4] **鉱質コルチコイドの分泌調整**
腎糸球体から分泌されるレニンの働きにより，肝臓で産生されたアンギオテンシノーゲン（血漿 α_2 グロブリン画分中に存在する）からアンギオテンシンⅠが切り出される。アンギオテンシンⅠはさらにアンギオテンシン変換酵素（ACE）の働きで，2アミノ酸残基が切断され，8個のアミノ酸からなるペプチドであるアンギオテンシンⅡに変換される。アンギオテンシンⅡは球状層に働きかけ，鉱質コルチコイドの分泌を促進的に調節する。

照)。副腎性アンドロゲンは ACTH によりその分泌が調節されているが，成年初期をピークに加齢とともにその分泌量が減少する。副腎性アンドロゲンの生理作用の詳細については明らかではないが，末梢組織におけるアンドロゲンやエストロゲン合成の前駆体として重要であると考えられている。

b. 生理作用

❶ 糖質コルチコイド

糖質コルチコイドといわれるように強力な糖質代謝作用がある。肝臓において，アミノ酸やグリセロールからの糖新生を促進する。さらに，筋肉などの末梢組織において，グルコースの取り込みと代謝を抑制する（糖の利用を抑制）。これらの結果として，血糖値が上昇する。また肝臓において，過剰に産生されたグルコースはグリコーゲンへ変換され，貯蔵される。ほかにはタンパク質の合成が減少し，異化が促進されることにより，血中アミノ酸濃度が上昇する。脂肪組織では，脂肪の分解の促進により，脂肪酸とグリセロールの放出が増加する。

また，糖質コルチコイドには抗炎症作用が認められる。これはリソソーム膜の安定化，血管透過性の抑制，白血球（好中球，単球，リンパ球）の炎症部位への遊走抑制などによるが，主因は起炎物質〔プロスタグランジン（PG：prostaglandin）やロイコトリエン（LT：leukotriene）〕の生成阻止によるものである。PG や LT はアラキドン酸が前駆体であり，このアラキドン酸を細胞膜リン脂質から遊離させるのがホスホリパーゼ A_2（PLA_2：phospholipase A_2）である。糖質コルチコイドは，この PLA_2 の活性を阻害するリポコルチンの産生を促進すること，さらに炎症部位で誘導されてくるシクロオキシゲナーゼ-2（COX-2：cyclooxygenase-2）の誘導を抑制することにより，PG や LT の産生を低下させる。

そのほか，特定のサイトカインの産生を抑制することによる免疫抑制作用や抗アレルギー作用がある。抗体産生能を抑制することによる拒絶反応の抑制作用も認められる。大量の糖質コルチコイドは骨芽細胞に対してアポトーシスを誘導して，機能を抑制することにより，骨形成能が低下する。さらに腸管からのカルシウム吸収も抑制する。

糖質コルチコイドは脂溶性であることから，ペプチドやタンパク質性ホルモンとは異なり細胞膜を通過できるため，細胞質内に存在する糖質コルチコイド受容体（GR：glucocorticoid receptor）[*5] と結合する。

糖質コルチコイドと結合した GRα[*6] は構造上の変化が起こり，2量体を形成

[*5] **糖質コルチコイド受容体（GR）**
GR は 1985 年，米国ソーク研究所の R.E. Evans らが初めてクローニングに成功したステロイドホルモン受容体である。その後，ほかのステロイドホルモンや種々の脂溶性物質をリガンドとする受容体が次々とクローニングされ，転写因子としての核内受容体スーパーファミリーの存在が明らかにされる発端となった。

[*6] **GRα**
GRα は 777 個のアミノ酸からなるタンパク質で，糖質コルチコイドが存在していないときはストレスタンパク質である HSP90，HSP70 などほかのタンパク質と結合して存在しているが，糖質コルチコイドが存在するとそれらを遊離し，糖質コルチコイドと結合して活性化される。

して核内に移行する。核内へ移行した糖質コルチコイド-GRα複合体は，標的遺伝子DNAの転写領域に存在するホルモン応答配列（HRE：hormone responsive element）に結合し，その下流にある構造遺伝子の転写を制御することによりホルモン作用を発現する。すなわち，糖質コルチコイド-GRα複合体は遺伝子の発現調節に関与する転写調節因子として働いている。

❷ 鉱質コルチコイド

腎臓の遠位尿細管において，Na^+の再吸収とK^+の排泄を促進する。結果として，ナトリウム貯留による水分蓄積がみられ，浮腫や血圧の上昇が認められる。ゆえに，欠乏すると脱水症状になり，低血圧を引き起こし，急速に死に至る。

鉱質コルチコイドは細胞質内に存在する984個のアミノ酸からなる鉱質コルチコイド受容体（MR：mineralocorticoid receptor）に結合した後，2量体を形成して核内に移行する。核内に移行したMRは標的遺伝子のHREに結合し，その下流に存在する構造遺伝子の転写を制御することによりホルモン作用を発現する。

c. 分泌異常による病態，疾患

種々の原因によって引き起こされる副腎皮質ホルモンの分泌過剰，あるいは分泌低下に伴う疾患が知られている。

❶ 副腎皮質ホルモンの分泌過剰

（1）クッシング（Cushing）症候群

下垂体腫瘍，副腎過形成，副腎腫瘍など，下垂体からの刺激が過剰であるか，あるいは副腎に問題があることが原因となり，主にコルチゾールが慢性的に過剰分泌されることにより起こる疾患である。症状としてコルチゾールの慢性分泌過剰による高血糖，脂質代謝異常，中心性肥満（水牛様肩），満月様顔貌，皮下溢血，骨粗しょう症などが認められる。またコルチゾールのアルドステロン様作用によって血中Na^+の増加，血中K^+の減少が認められ，血圧が上昇する。血中コルチゾール値は上昇し，尿中17-OHCS（17-hydroxycorticosteroid）[*7]も増加する。血中ACTH値が低い場合は，副腎腺腫，副腎癌など副腎皮質からのコルチゾールの分泌増加が考えられ，血中ACTH値が高い場合は下垂体ACTH産生腫瘍などの下垂体の異常が原因と考えられる。下垂体に異常がある場合のクッシング症候群を特にクッシング病という。

（2）アルドステロン症

副腎皮質球状層における原発性病変によりアルドステロンが過剰に分泌されることが原因で，体内でのNa^+の蓄積，K^+の喪失をきたす疾患が原発性アルドステロン症である。症状として低カリウム血症を伴うNa^+および水分貯留による高血圧を

副腎皮質ホルモンの血中の基準値

コルチゾール：40～183 ng/mL，アルドステロン：29.9～159 pg/mL（臥位）：38.9～308 pg/mL（立位），DHEA硫酸化体：50～6,900 ng/mL（男性）：70～3,910 ng/mL（女性）。

[*7] **17-OHCS**
17-OHCSは17位に水酸基を有するC21-ステロイドで，副腎皮質束状層から分泌されるコルチゾール（コルチゾール，コルチゾン，テトラヒドロコルチゾール，テトラヒドロコルチゾン）に由来する。コルチゾール分泌量の約30%が尿中17-OHCSとして測定されるため，副腎からのコルチゾール分泌量の指標となる。

きたす。筋力低下，脱力発作がみられ，負のフィードバックにより血中レニン活性は低下する。本態性高血圧患者の1割程度が本疾患の疑いがある。

一方，副腎皮質球状層は正常で，ほかに原因があるアルドステロン症は続発性アルドステロン症と呼ぶ。高レニン血症が原因で起こる場合が多い。

❷ 副腎皮質ホルモンの分泌低下

(1) アジソン（Addison）病

原発性副腎機能低下症であり，両側副腎の病変により皮質から副腎皮質ホルモン（コルチゾールのみならず，アルドステロンや副腎性アンドロゲンを含む）の分泌低下をきたす疾患であり，体重減少や低血糖などのコルチゾール欠乏症状が認められる。そのほかの症状として意識障害，血清Na^+値の低下，血中K^+値の上昇，低血圧などのアルドステロン欠乏症も認められる。またフィードバックによりACTHの過剰分泌が起こり，皮膚への色素沈着が頻度高く見られる。血中コルチゾール値は低下し，血中ACTH値は上昇する。尿中17-OHCSは，血中コルチゾール値を反映し減少する。副腎性アンドロゲンに由来する尿中17-KS（17-ketosteroid）[8]も減少する。

続発性副腎機能低下症はアジソン病に似た疾患であるが，下垂体からのACTHが副腎を刺激する機構が働かないために，副腎からのコルチゾールの分泌が低下する疾患である。アルドステロンの分泌は保たれている。下垂体疾患によりACTH分泌が低下する二次的なものと，視床下部疾患によりCRH分泌が低下する三次的なものがある。

(2) 先天性副腎皮質過形成

病因として，コレステロールからコルチゾール生合成に関連する酵素の欠損症（特に21-ヒドロキシラーゼ）によりコルチゾールの生成が減少し，血中濃度が低下する遺伝性疾患である。その結果，負のフィードバックが弱まり，下垂体前葉からACTHの分泌が亢進するため副腎皮質が刺激されて皮質の過形成が認められる。

病状として，生後1〜3週間で，哺乳力低下，嘔吐などが見られる。さらにACTHの分泌亢進に伴う副腎性アンドロゲンの過剰分泌により，女児では陰核肥大（男性化症状），男児では陰茎異常発達が見られる。また，ACTH過剰分泌による皮膚色素沈着も見られる。

d. 臨床応用

❶ 合成コルチコイド

多くの合成コルチコイドが臨床応用されている。構造と特徴をもとに，以下に大きく分類した。

---

[8] **17-KS**
17-KSは17位にケト基を有するC19-ステロイドの総称であり，その由来は副腎と性腺である。男性ではその約1/3が精巣に由来し，残りが副腎由来である。したがって男性では，尿中17-KSは精巣と副腎の機能の異常を知るうえで有用である。一方，女性ではその大部分が副腎皮質に由来するので，副腎皮質機能の指標となる。

ヒドロコルチゾン，コルチゾン類：ヒドロコルチゾンはヒトにおける代表的な糖質コルチコイドであり，11位に水酸基を有する（図2）。コルチゾン[*9]（図5a）はヒドロコルチゾンの11位がケトン基に置換された不活性型であるが，体内で1型の11β-ヒドロキシステロイドデヒドロゲナーゼの働きにより還元されてヒドロコルチゾンとなり，効力を発現する。

プレドニゾロン，メチルプレドニゾロン類：プレドニゾロン（図5b）の抗炎症作用は，ヒドロコルチゾンの$\Delta^{1,2}$に二重結合が導入されたことで4〜5倍に増強された。6α位にメチル基が導入されたメチルプレドニゾロンは，抗炎症作用は増強されたままで，ヒドロコルチゾンの有する電解質作用（鉱質コルチコイド作用）が1/2に減弱されたものである。

デキサメタゾン，ベタメタゾン類：プレドニゾロンの9α位にフッ素，16α位にメチル基が導入されたデキサメタゾン，16β位にメチル基が導入されたベタメタゾン（図5c）は，ヒドロコルチゾンと比較して抗炎症作用が20〜50倍に増強されたもので，電解質作用はなく，持続性も増した。そのほか，デキサメタゾンの16α位のメチル基の代わりに，16α位に水酸基を導入したトリアムシノロンや，その誘導体で外用に使用されるトリアムシノロンアセトニドやアムシノニドがある。

ジフラゾン類：ベタメタゾンの6α位にさらにフッ素が導入されたジフラゾン（図5d），ジフラゾンの16β位のメチル基の代わりに，16α位に水酸基を導入したフルオシノロン，その誘導体であるフルオシノロンアセトニドやフルオシノニド，また，ジフラゾンの17α位の水酸基がないジフルコルトロンなどがある。これらの酢酸あるいは吉草酸エステルは局所における抗炎症作用に優れ，外用で使用される。抗炎症作用は数十〜数百倍に増強されているが，電解質作用は認められない。

ベクロメタゾン，モメタゾン類：ベタメタゾンの9α位のフッ素が塩素に置換されたベクロメタゾン（図5e），ベクロメタゾンの21位の水酸基がさらに塩素に置換されたモメタゾンは局所における抗炎症作用に優れ，それぞれプロピオン酸，フランカルボン酸エステルとして外用で使用される。

クロベタゾール類：ベタメタゾンの21位の水酸基を塩素に置換したクロベタゾール（図5f）はプロピオン酸エステルとして使用され，局所において最も強力な抗炎症作用を示す。また，クロベタゾールの11位の水酸基がケトンに置換されたクロベタゾンも酪酸エステルとして局所に適用される。

❷ 副腎皮質ホルモン製剤（内服，注射）

急性あるいは慢性副腎皮質機能不全での補充療法に用いられるほか，関節リウマチ，エリテマトーデスなどの膠原病，ネフローゼなどの腎疾患，気管支喘息などのア

[*9] コルチゾン
1935年，コルチゾンの分離に成功した米国メイヨ・クリニックのE.C. Kendallは，1948年，同僚のP.S. Henchとともに当時不治の病といわれた関節リウマチ患者にコルチゾンを投与した。するとベッドから離れることのできなかった患者が翌日には歩くことができたという劇的な抗炎症効果を報告した。1950年，スイスのT. Reichsteinとともに副腎皮質ホルモンの研究業績によりノーベル医学生理学賞を受賞している。

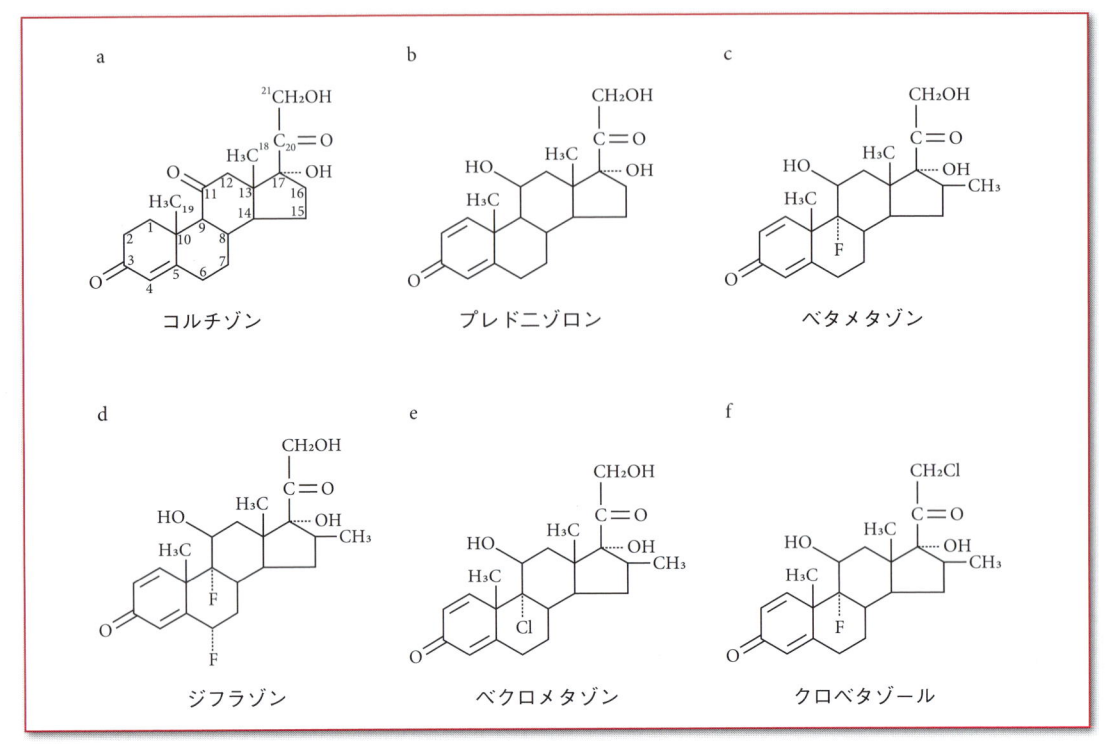

図5 合成コルチコイドの構造

レルギー性疾患に抗炎症や抗免疫，抗アレルギー作用を目的として用いられる。代表的な製剤とその特徴について以下の**表1**にまとめた。

❸ 消炎・鎮痛・鎮痒薬としての副腎皮質ホルモン製剤（外用）

効力の強い合成コルチコイドは，消炎，鎮痛，鎮痒などを目的とした外用剤として，湿疹，皮膚炎[*10]，皮膚掻痒症，乾癬，虫刺されなどに局所に適用される。効力によりA（作用が最も強力）からE（作用が弱い）の5ランクに分けられている（**表2**）。局所適用とはいえ，長期間大量外用時には副腎機能抑制などの副作用が起こる。作用が強く長期間使用すれば，皮膚の萎縮，毛細血管拡張，紅斑などの局所的副作用が起こりやすくなる。

❹ 副腎皮質ホルモン産生阻害薬（表3，図6）

表3，図6を参照のこと。

❺ 抗アルドステロン薬（表4，図7）

表4，図7を参照のこと。

[*10] **副腎皮質ホルモン製剤と皮膚疾患**
　皮膚感染症を伴う湿疹，皮膚炎には使用不可が原則

表1　副腎皮質ホルモン製剤（内服，注射）

	電解質作用	血中濃度半減期	特徴
ヒドロコルチゾン（コートリル®），プレドニゾロン（プレドニン®），メチルプレドニゾロン（メドロール®）	あり	約90〜150分	主に内服で使われる
デキサメタゾン（デカドロン®），ベタメタゾン（リンデロン®）	なし	約300分	糖質コルチコイド作用が強い，汎用されている
フルドロコルチゾン（フロリネフ®）	強力	約400分	塩喪失型先天性副腎皮質過形成，塩喪失型副腎皮質機能不全に適用される

表2　消炎・鎮痛・鎮痒薬としての副腎皮質ホルモン製剤（外用）

Aランク（strongest 最も強力）	プロピオン酸クロベタゾール（デルモベート®），酢酸ジフロラゾン（ジフラール®）
Bランク（very strong かなり強力）	フランカルボン酸モメタゾン（フルメタ®），酪酸プロピオン酸ベタメタゾン（アンテベート®），フルオシノニド（トプシム®），ジプロピオン酸ベタメタゾン（リンデロン®），ジフルプレドナート（マイザー®），アムシノニド（ビスダーム®），吉草酸ジフルコルトロン（テクスメテン®），酢酸プロピオン酸ヒドロコルチゾン（パンデル®）
Cランク（strong 強力）	プロピオン酸デプロドン（エクラー®），プロピオン酸デキサメタゾン（メサデルム®），吉草酸デキサメタゾン（ザルックス®），ハルシノニド（アドコルチンA®），吉草酸ベタメタゾン（リンデロンV®），プロピオン酸ベクロメタゾン（プロパデルム®），フルオシノロンアセトニド（フルコート®）
Dランク（medium 中程度）	吉草酸酢酸プレドニゾロン（リドメックス®），トリアムシノロンアセトニド（ケナコルトA®），ピバル酸フルメタゾン（テストーゲン®），プロピオン酸アルクロメタゾン（アルメタ®），酪酸クロベタゾン（キンダベート®），酪酸ヒドロコルチゾン（ロコイド®），デキサメタゾン（デキサメタゾン®）
Eランク（weak 弱い）	プレドニゾロン（プレドニゾロン®）

2. 副腎髄質ホルモン

a. プロフィール

　副腎髄質において合成されるカテコールアミンの80％以上がアドレナリンであり，残りがノルアドレナリンとわずかのドパミンである。そのほか，髄質では各種神経ペプチドを合成することも知られている。アドレナリンの合成は，ノルアドレナリンまでは中枢神経や末梢神経細胞における経路（チロシン→L-DOPA→ドパミン→ノルアドレナリン）と同じであるが，副腎髄質にはフェニルエタノールアミンN-メチルトランスフェラーゼ（PNMT：phenylethanolamine-N-methyltransferase）が特異的に存在し，ノルアドレナリンからアドレナリンを合成することができる（図8）。

表3 副腎皮質ホルモン合成阻害薬

	商品名	作用	特徴
ミトタン	オペプリム®	選択的に副腎皮質に毒性を示し、ステロイド合成を阻害する。	副腎がん、手術のできないクッシング症候群の治療に用いられる。
メチラポン	メトピロン®	副腎皮質ステロイドの生合成過程において、11β-ヒドロキシラーゼを選択的に阻害するため、糖質コルチコイドの合成が阻害される。したがってACTH分泌は促進する。	下垂体機能の診断薬として、ACTH分泌予備能の測定に用いられる。また、クッシング症候群にも用いられる。
トリロスタン	デソパン®	アルドステロン、コルチゾールの生合成過程における酵素の1つである3β-ヒドロキシステロイドデヒドロゲナーゼを特異的に阻害する。	アルドステロンやコルチゾール過剰症の改善、ならびにそれらに伴う諸症状の改善に用いられる。

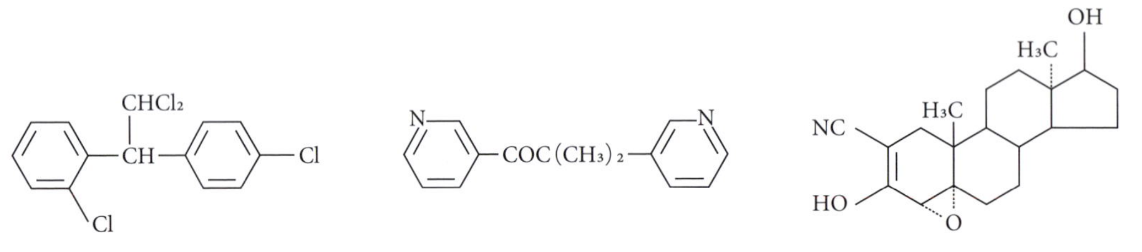

図6 副腎皮質ホルモン合成阻害薬

合成経路の最初の段階であるチロシンの水酸化はこの経路における律速となり、チロシンヒドロキシラーゼ（TH：tyrosine hydroxylase）はこの合成経路における律速酵素である。カテコールアミンの合成は神経刺激によって促進されるが、アドレナリンやノルアドレナリンの過剰はTHを阻害してアドレナリンやノルアドレナリンの産生を抑制する。さらに、アドレナリンはPNMTも阻害する。

クロム親和性細胞の分泌顆粒に貯蔵されたカテコールアミンは開口分泌（exocytosis）により細胞外（血中）に分泌される[*11]。副腎髄質から血中に分泌されたアドレナリンなどのカテコールアミンは主に肝臓においてカテコール-O-メチル転換酵素（COMT：catechol-O-methyltransferase）によるO-メチル化反応、モノアミン酸化酵素（MAO：monoamine oxidase）による脱アミノ反応により不活性化される。

[*11] カテコールアミンの開口分泌
交感神経刺激によりシナプス間隙に放出されたアセチルコリンは、シナプス後細胞であるクロム親和性細胞上のニコチン受容体に結合して脱分極を誘発し、続いてCa^{2+}チャネルが開口して細胞外Ca^{2+}が流入する。細胞内Ca^{2+}濃度の上昇により、カテコールアミンを含む顆粒が細胞表面に移動して細胞膜と融合し、顆粒内容物が細胞外へ分泌される。

表4 抗アルドステロン薬

	商品名	作用	適用
スピロノラクトン	アルダクトンA®	アルドステロン受容体を競合的に阻害することにより，腎臓の遠位尿細管におけるNa⁺および水の排泄を促進し，利尿降圧作用を表す。一方，K⁺排泄は抑制される。	K⁺保持性利尿薬として利用される。
カンレノ酸カリウム	ソルダクトン®		
エプレレノン	セララ®		

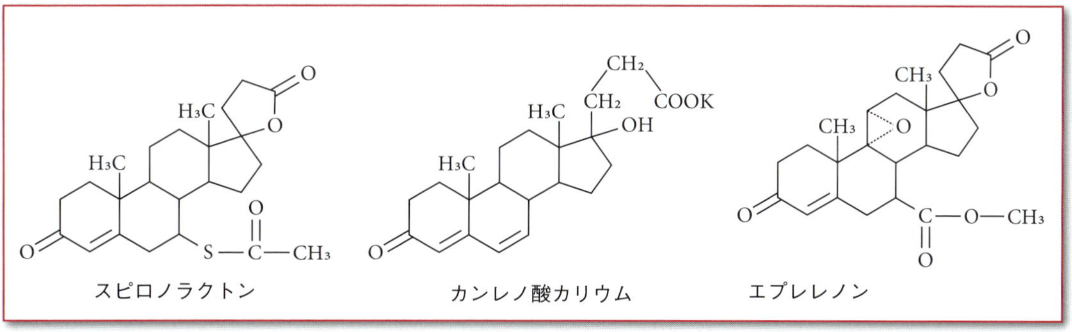

図7 抗アルドステロン薬

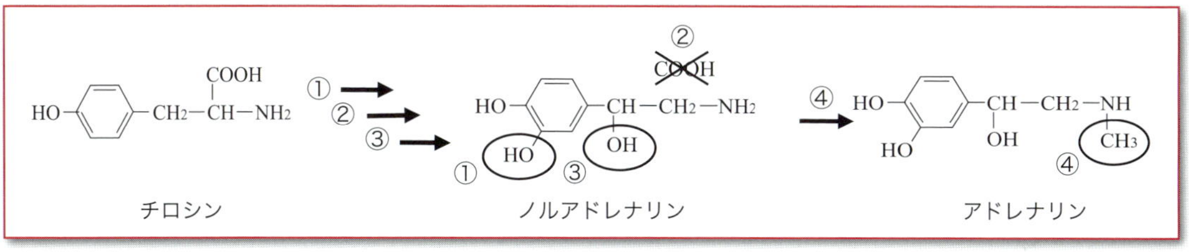

図8 副腎髄質におけるアドレナリン生合成概要
酵素：①チロシンヒドロキシラーゼ（律速酵素），②L-DOPAデカルボキシラーゼ，③ドパミンβ-ヒドロキシラーゼ，④フェニルエタノールアミンN-メチルトランスフェラーゼ（副腎髄質に特異的に存在）

b. 生理作用

　副腎髄質ホルモンはアドレナリン受容体を介して種々の生理作用を表す。アドレナリン受容体は，代表的なGタンパク質共役型の受容体であり，各種サブタイプが存在する。α_1受容体（α_{1A}，α_{1B}，α_{1D}）はGqと共役してホスホリパーゼCを活性化し，α_2受容体（α_{2A}，α_{2B}，α_{2C}）はGiと共役してアデニル酸シクラーゼを抑制し，β受容体（β_1，β_2，β_3）はGsと共役してアデニル酸シクラーゼを活性化する。アドレナリンの各受容体サブタイプに対する親和性は$\beta_1 = \beta_2 > \alpha_1 = \alpha_2$である。アドレナリンの主な作用として，$\beta_1$を介した心機能亢進，$\beta_2$を介した気管支拡張，冠血管・肝臓・骨格筋における血管の拡張，肝臓におけるグリコーゲン分解促進，α_1を介した多くの組織における血管収縮，瞳孔散大などが起きる。一方，ノルアドレナリンは交感神経末端から放出される神経伝達物質と同一であり，各受

容体サブタイプに対する親和性は $\alpha_1 \geqq \alpha_2 > \beta_1 > \beta_2$ である。アドレナリンと比較して α 受容体に親和性が高く，β 受容体に対しては β_1 に選択性が高い。各種アドレナリン受容体サブタイプとそれらの受容体を介する主な生理作用を**表5**に示した。

c. 分泌異常による病態・疾患

カテコールアミンを多量に放出するカテコールアミン産生細胞に由来する腫瘍が分泌過剰を引き起こす。特に褐色細胞腫と神経芽細胞腫が重要となる。

❶ 褐色細胞腫

副腎髄質あるいは傍神経節[*12]のクロム親和性細胞から発生する腫瘍で，クロム親和性細胞腫とも呼ばれる。腫瘍からカテコールアミン（主にアドレナリン）が多量に分泌されることにより起こる疾患である。

症状として高血圧，動悸，頻脈，発汗，頭痛，悪心，嘔吐，便秘などで，高血圧に関しては，発作性高血圧あるいは持続性高血圧が認められる。血中のカテコールアミン濃度や尿中のカテコールアミン代謝物であるバニリルマンデル酸（VMA：vanillylmandelic acid）[*13] ホモバニリン酸（HVA：homovanillic acid）[*13] 排泄量が高値を示す。

❷ 神経芽細胞腫

神経芽細胞腫は発生学的に交感神経節細胞が分化する過程で腫瘍化したものである。症例のほぼ90％が5歳未満の小児であり，乳児において最も多くみられる腫瘍である。ほとんどの神経芽細胞腫はカテコールアミン（主にノルアドレナリン）を多量に産生し，これが尿中にカテコールアミン分解産物として高値で検出される。一般に，褐色細胞腫では尿中VMA排泄が高値であるのに対して，神経芽細胞腫では特にHVAが高値を示す。

d. 臨床応用

アドレナリン，ノルアドレナリンはともに医薬品として供されている。アドレナリンは β_1 受容体を介した心機能亢進，血管拡張，β_2 を介した気管支拡張作用，α 受容体を介した血管収縮作用を基に，急性低血圧・ショック時および心停止時の補助治療，気管支喘息時などの気管支痙攣の緩解，局所麻酔時の作用延長，局所出血の予防や治療などに用いられる。ノルアドレナリンは主に α 受容体に作用することから急性低血圧，ショック時の血圧上昇を目的に使用される。代表的な製剤とその特徴について**表6**にまとめた。

> **血中カテコールアミンの基準値**
> アドレナリン100 pg/mL以下，ノルアドレナリン100～450 pg/mL，ドパミン20 pg/mL以下である。

[*12] **傍神経節**
大動脈の走行に沿った後腹膜腔に存在する。

[*13] **バニリルマンデル酸（VMA），ホモバニリン酸（HVA）**
カテコールアミンの最終代謝物であり，アドレナリンからはCOMTによるメチル化とMAOによる脱アミノ化によりVMAが，ノルアドレナリンからはHVAがそれぞれ生成する。

表5 アドレナリン受容体サブタイプと受容体を介する主な生理作用

アドレナリン受容体	Gタンパク質共役（セカンドメッセンジャー）	代表的な存在部位・細胞	生理作用
α₁（α₁ₐ, α₁ᵦ, α₁ᴅ）	Gq；PLCの活性化（DG, IP₃, Ca²⁺の増加）	血管平滑筋（多くの組織，器官）	収縮（血管収縮）
		瞳孔散大筋	収縮（瞳孔散大）
		膀胱括約筋，前立腺	収縮
		皮膚汗腺・立毛筋	分泌増加・収縮（発汗・立毛）
α₂（α₂ₐ, α₂ᵦ, α₂c）	Gi；ACの抑制（cAMPの低下）	膵臓（膵β細胞）	インスリン分泌抑制
		血小板	凝集反応促進
		アドレナリン作動性ニューロンシナプス前部	ノルアドレナリン遊離抑制
		副交感神経シナプス前部	アセチルコリン遊離抑制
β₁	Gs；ACの活性化（cAMPの増加）	心臓（洞房結節，心房・心筋）	心拍数の増加，収縮力・伝導速度の増加（心機能亢進）
		腎臓	レニン分泌促進（血圧上昇）
β₂	Gs；ACの活性化（cAMPの増加）	気管支平滑筋	弛緩（気管支拡張）
		血管平滑筋（冠血管, 肝臓, 骨格筋）	弛緩（血管拡張）
		膀胱排尿筋，尿管	弛緩，蠕動促進
		肝臓，骨格筋	グリコーゲン分解促進
		膵臓（膵β細胞）	インスリン分泌促進
		腸管	運動性低下
β₃	Gs；ACの活性化（cAMPの増加）	脂肪細胞	脂肪分解促進

DG：ジアシルグリセロール，IP₃：イノシトール ,1,4,5-三リン酸，AC：アデニル酸シクラーゼ，cAMP：サイクリックアデノシン一リン酸，Gq, Gi, Gs：Gタンパク質（αサブユニットが異なる），PLC：ホスホリパーゼC

参考文献

1) 柳瀬敏彦他：副腎疾患．寺本民生編．講義録内分泌・代謝学，メジカルビュー社，2005；114-152．
2) 折原千登世：ホルモン分泌の神経調節．近藤保彦他編．脳とホルモンの行動学－行動神経内分泌学への招待，西村書店，2010；12-25．
3) 井樋慶一：ストレス応答と行動．近藤保彦他編．脳とホルモンの行動学－行動神経内分泌学への招待，西村書店，2010；206-217．
4) 盛田俊介：副腎疾患．石井 淳監修．イラスト内分泌・代謝内科，西村書店，2002；62-83．
5) ベン・グリーンスタイン他：副腎と自己免疫．高野幸路監訳．一目でわかる内分泌学 第2版，メディカル・サイエンス・インターナショナル，2008；30-43．
6) 柴田洋考他：副腎疾患および類縁疾患．高野加寿恵他監修．臨床に役立つ内分泌疾患診療マニュアル2006，医学の世界社，2006；159-207．
7) 吉住秀之他：副腎．上條桂一編．内分泌病理学最新の進歩，医学の世界社，2008；164-218．
8) 黒瀬 等：末梢神経系．辻本豪三他編，標準医療薬学薬理学，医学書院，2009；76-114．
9) 栗原順一：アドレナリン受容体作動薬．柳澤輝行他監訳．リッピンコットシリーズイラス

表6 臨床応用

	商品名	作用	適用
アドレナリン	ボスミン®	$β_1$受容体を介した心機能亢進，血管拡張，$β_2$を介した気管支拡張作用，$α$受容体を介した血管収縮作用	急性低血圧・ショック時および心停止時の補助治療，気管支喘息時などの気管支痙攣の寛解，局所麻酔時の作用延長，局所出血の予防や治療など。
ノルアドレナリン	ノルアドレナリン®	主に$α$受容体に作用	急性低血圧・ショック時の血圧上昇を目的に使用される。
イソプレナリン塩酸塩	プロタノールS®	合成アドレナリン受容体作動薬として$β$受容体に作用	高度の徐脈・心停止に対する補助治療，急性心不全，気管支喘息の発作時など。
サルブタモール硫酸塩	ベネトリン®	合成アドレナリン受容体作動薬として$β_2$受容体に作用	持続的で強い気管支拡張作用から気管支喘息などの気道閉塞性障害に基づく諸症状の緩解。
テルブタリン硫酸塩	ブリカニール®		
ホルモテロールフマル酸塩水和物	アトック®	合成アドレナリン受容体作動薬として$β_2$受容体に作用	
プロカテロール塩酸塩	メプチン®		
サルメテロールキシナホ酸塩	セレベント®		

トレイテッド薬理学原書4版，丸善，2009；78-98.
10) 小橋隆一郎：ナースのための早わかり検査値事典，主婦の友社，2010.
11) 治療薬マニュアル2010年版．髙久史麿他監修．医学書院，2010.

コラム：もう1つの受容体（GRβ）

GRにはGRβと呼ばれ，C末端側のアミノ酸配列が異なるために糖質コルチコイドとの結合能力はないが，DNAとの結合能を有する742アミノ酸残基からなるスプライスバリアントが存在する。このGRβは糖質コルチコイド-GRα複合体の結合するHREに対して競合的に結合し，ホルモン作用を抑制することから，生理的なインヒビターであると考えられている。

必須問題

問1 鉱質コルチコイド作用が最も強いのはどれか。1つ選べ。

1 コルチコステロン
2 デヒドロエピアンドロステロン
3 アルドステロン
4 アンドロステンジオン
5 プロゲステロン

【出 題 意 図】ステロイドホルモンのうち鉱質コルチコイドが分類できる
【解 説 箇 所】副腎皮質ホルモン
【キーワード】副腎皮質ホルモン，鉱質コルチコイド，アルドステロン
【正　　解】3

問2 合成コルチコイドはどれか。1つ選べ。

1 コルチゾール（ヒドロコルチゾン）
2 エチニルエストラジオール
3 プロゲステロン
4 デキサメタゾン
5 デオキシコルチコステロン

【出 題 意 図】合成コルチコイドが分類できる
【解 説 箇 所】副腎皮質ホルモン
【キーワード】副腎皮質ホルモン，糖質コルチコイド，合成コルチコイド
【正　　解】4

問3 副腎髄質でのアドレナリン合成の律速酵素はどれか。1つ選べ。

1 チロシンヒドロキシラーゼ
2 L-DOPAデカルボキシラーゼ
3 ドパミン β-ヒドロキシラーゼ
4 ペルオキシダーゼ
5 フェニルエタノールアミン N-メチルトランスフェラーゼ

【出題意図】髄質におけるアドレナリン合成に関与する酵素（律速酵素）が理解できる。
【解説箇所】副腎髄質ホルモン
【キーワード】副腎髄質ホルモン，アドレナリン合成経路，律速酵素
【正解】1

問4 副腎皮質からの糖質コルチコイド分泌を促進するものはどれか。1つ選べ。

1 TSH
2 FSH
3 ACTH
4 PIH
5 TRH

【出題意図】糖質コルチコイドの合成・分泌に関与する上位のホルモンが理解でき，略名がわかる。
【解説箇所】副腎皮質刺激ホルモン
【キーワード】視床下部－下垂体－副腎皮質系（軸）
【正解】3

問5 副腎皮質ホルモンの分泌過剰により引き起こされる代表的な疾患はどれか。1つ選べ。

1 褐色細胞腫
2 アジソン病
3 先天性副腎皮質過形成
4 クッシング症候群
5 クレチン病

【出題意図】副腎ホルモンの分泌異常による疾患が理解できる。
【解説箇所】副腎ホルモン
【キーワード】副腎皮質ホルモン，ホルモン異常症
【正解】4

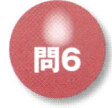

問6 副腎よりレニン-アンギオテンシン系の制御によって分泌が調節されるホルモンはどれか。1つ選べ。

1 コルチゾール（ヒドロコルチゾン）
2 アドレナリン
3 ドパミン
4 アルドステロン
5 デヒドロエピアンドロステロン

【出題意図】鉱質コルチコイドの分泌調節に関連する因子（レニン-アンギオテンシン系）が理解できる。
【解説箇所】副腎皮質ホルモン
【キーワード】鉱質コルチコイド，レニン，アンギオテンシンⅡ，アルドステロン
【正解】4

問7 糖質コルチコイド作用が最も強いのはどれか。1つ選べ。

1, 2, 3, 4, 5 （構造式省略）

【出題意図】糖質コルチコイドの基本的な構造が理解できる。
【解説箇所】副腎皮質ホルモン
【キーワード】糖質コルチコイド，構造，コルチゾール（ヒドロコルチゾン）
【解　答】4

理論問題

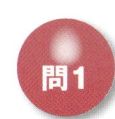

問1 鉱質コルチコイドについて，正しいのはどれか。2つ選べ。

1. 主に副腎皮質網状層より分泌される。
2. 腎尿細管における Na^+ 再吸収の抑制と K^+ の再吸収促進作用は，血圧上昇をもたらす。
3. 細胞膜上に存在するGタンパク質共役型の受容体に結合する。
4. 合成や分泌は，アンギオテンシンⅡより調節されている。
5. アルドステロンの基本骨格は，プレグナン（C_{21}）である。

> 【出題意図】鉱質コルチコイドの分泌調節，構造，生理作用，受容体が理解できる
> 【解説箇所】副腎皮質ホルモン
> 【キーワード】鉱質コルチコイド，分泌調節，構造，生理作用，受容体
> 【正解】4, 5

問2 糖質コルチコイドについて，正しいのはどれか。3つ選べ。

1. コルチコステロンは，天然の糖質コルチコイドである。
2. コルチゾール（ヒドロコルチゾン）は，肝臓での糖新生を促進することにより，血糖値を上昇させる。
3. 合成コルチコイド製剤は，アレルギー疾患，皮膚炎，気管支喘息に用いられる。
4. 免疫促進作用がある。
5. コルチゾール（ヒドロコルチゾン）は，下垂体からのACTH分泌を促進させる。

> 【出題意図】糖質コルチコイドの分泌調節，構造，生理作用が理解できる。
> 【解説箇所】副腎皮質ホルモン
> 【キーワード】糖質コルチコイド，分泌調節，構造，生理作用
> 【正解】1, 2, 3

問3 副腎皮質ホルモンの分泌異常について，正しいのはどれか。2つ選べ。

1 ヒドロコルチゾンの分泌異常は，粘液水腫の原因となる。
2 原発性アルドステロン症は，アルドステロンが過剰に分泌されることで，体内でのNa^+の蓄積とK^+の喪失を来す疾患である。
3 ヒドロコルチゾンの分泌過剰により，バセドウ病が引き起こされる。
4 分泌低下によって，高血糖，高脂血症，中心性肥満，満月様顔貌，高血糖などが認められるアジソン病が引き起こされる。
5 糖質コルチコイド生合成に関与する酵素の先天的欠損により，負のフィードバックが弱まり，副腎皮質の過形成が引き起される。

【出題意図】副腎皮質ホルモンの分泌異常と症状が理解できる
【解説箇所】副腎皮質ホルモン
【キーワード】副腎皮質ホルモンの分泌異常症，クッシング症候群，原発性アルドステロン症，アジソン病，先天性副腎皮質過形成
【正　解】2, 5

問4 副腎髄質ホルモンについて，正しいのはどれか。2つ選べ。

1 アドレナリンの生合成は，交感神経刺激により促進される。
2 フェニルエタノールアミン N- メチルトランスフェラーゼは副腎髄質に特異的に存在する酵素で，ドパミンからノルアドレナリンへの生合成経路を触媒する。
3 副腎髄質から分泌されるカテコールアミンは，すべてアドレナリンである
4 アドレナリンは，肝臓や筋肉でのグリコーゲンの分解を促進する。
5 アドレナリン受容体は，α，β および γ に大別され，さらにサブクラスが存在する。

【出題意図】副腎髄質ホルモンの生合成経路，分泌刺激，受容体，生理作用が理解できる。
【解説箇所】副腎髄質ホルモン
【キーワード】アドレナリン，神経刺激，生合成経路，生理作用，受容体
【正　解】1, 4

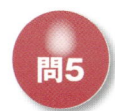

問5 副腎ホルモンの分泌調節について正しいのはどれか。3つ選べ。

1 副腎皮質刺激ホルモン（ACTH）は，前駆体タンパク質であるプロオピオメラノコルチン（POMC）からプロセシングにより生じる。
2 副腎皮質刺激ホルモン放出ホルモン（CRH）は，3つのアミノ酸からなるペプチドである。
3 ACTHの分泌は，コルチゾール（ヒドロコルチゾン）およびコルチコステロンにより抑制される。
4 鉱質コルチコイドは，主に副腎皮質束状層から分泌される。
5 アルドステロンの分泌は，アンギオテンシンⅡにより促進される。

【出題意図】副腎（皮質・髄質）ホルモンの分泌および分泌調節に関与する因子が理解できる。
【解説箇所】副腎（皮質・髄質）ホルモン
【キーワード】副腎皮質ホルモン，糖質コルチコイド，鉱質コルチコイド，副腎皮質刺激ホルモン放出ホルモン，副腎皮質刺激ホルモン放出ホルモン，レニン-アンギオテンシン系

【正　解】1, 3, 5

問6 副腎皮質ホルモンについて，正しいのはどれか。2つ選べ。

1 A は天然の糖質コルチコイドであり，肝臓での糖新生を促進する。
2 B は遠位尿細管に作用し，Na^+の再吸収と，K^+の排泄をそれぞれ抑制する
3 C は天然の糖質コルチコイドと比較して，抗炎症作用が強い。
4 D は副腎皮質由来の男性ホルモンであるが，活性は弱い。

【出題意図】糖質コルチコイド，合成コルチコイド，副腎由来男性ホルモンの分類ができ，その構造および生理作用が理解できる。
【解説箇所】副腎皮質ホルモン
【キーワード】糖質コルチコイド，合成コルチコイド，副腎由来男性ホルモン，構造，生理作用

【正解】1，3

5章 性ホルモン

Key word

- 男性ホルモン―テストステロン―間質細胞（ライディッヒ細胞）―男性化作用，精子形成
- タンパク質同化作用―アナボリックステロイド―筋肉増強剤
- 卵胞ホルモン―エストラジオール―成熟卵胞―女性化作用―子宮内膜増殖作用
- 黄体ホルモン―プロゲステロン―黄体―妊娠維持作用
- ピル（経口避妊薬）―合成卵胞ホルモンと合成黄体ホルモン
- 性腺刺激ホルモン放出ホルモン―性腺刺激ホルモン（ゴナドトロピン）―性ホルモン

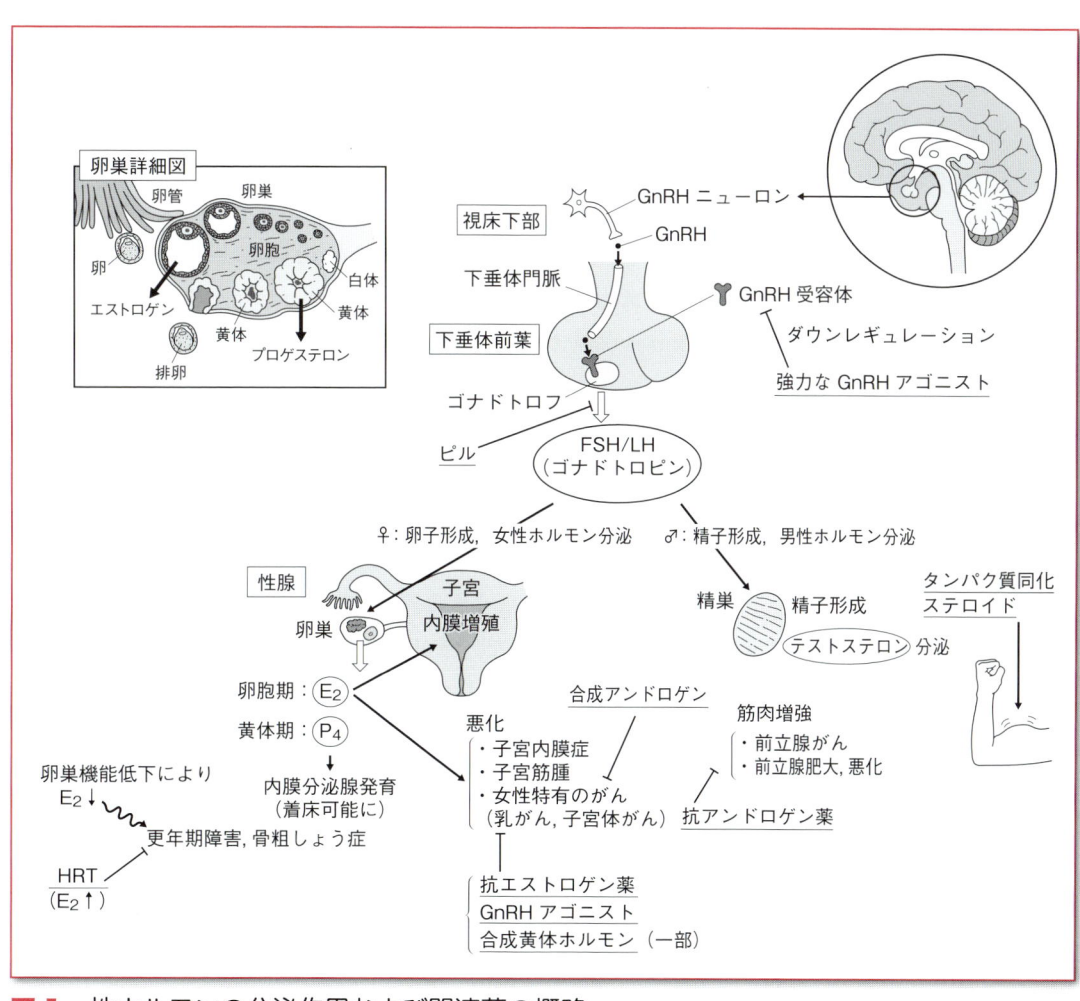

図1 性ホルモンの分泌作用および関連薬の概略

ホルモンは，代謝調節，恒常性維持，生理的適応，成長，種の保存を調節する生理活性物質であるが，このなかで，性ホルモン（男性ホルモンと女性ホルモン）は，特に生殖機能（受精，妊娠）や性行動に重要な役割をもつ。女性ホルモンはさらに卵胞ホルモンと黄体ホルモンの2つに分けられる。性ホルモンの上位の調節ホルモンは，視床下部ホルモンである性腺刺激ホルモン放出ホルモン（GnRH：gonadotropin-releasing hormone）と，下垂体ホルモンの性腺刺激ホルモン（Gn：gonadotropin）*1 である（図1）。

I. 男性ホルモン

男性生殖器である精巣は，精子形成と男性ホルモン（androgen）の産生を担っている（図2）。精子は，精細管と呼ばれるループ状の管腔内（図2B）で精祖細胞から減数分裂を経て生成されるが，この形成には，精細管基底膜上に沿って存在しているセルトリ（Sertoli）細胞（図2C）の支持が必要である。多数の精細管の周辺には，間質細胞〔ライディッヒ（Leydig）細胞〕が存在し，ここで男性ホルモンが生合成される。男性ホルモン作用を示すものを総称してアンドロゲンと呼ぶ。ヒトの代表的男性ホルモンはテストステロン（testosterone）である。そのほか，デヒドロエピアンドロステロン（DHEA：dehydroepiandrosterone）やアンドロステンジオン（androstendione）などが男性ホルモン作用を現す。

a. プロフィール

かなり昔から，去勢された雄ニワトリ・ウシなどの家畜・男性（宦官，コラム参照）と何もしていない雄・男性との容姿・行動の違いは認識されていた。この去勢効果は，精巣からの分泌物の欠損によると考えられた。1931年に15,000Lの男性の尿からアンドロステロンが単離されてその構造が推定され，1933年にはコレステロールから合成され，構造が確定された。強力な活性を示すテストステロンは1935年に単離された。

テストステロンは，ステロイドホルモン*2であり，19個の炭素からなる。基本構造はアンドロスタンであり，3位と17位がケトン基あるいは水酸基であることが活性発現に必要である（図3）。アンドロステンジオンに17-ヒドロキシステロイドデヒドロゲナーゼ（17-HSD：17-hydroxysteroid dehydrogenase）が働き，17位が水酸化を受けるとテストステロンが生成される。

男性ホルモン作用はテストステロンが最大で，副腎皮質網状層で産生される主要なアンドロゲンであるアンドロステンジオンの活性は，テストステロンの1/10程

---

*1 **主要な性腺刺激ホルモン**
卵胞刺激ホルモン（FSH：follicle-stimulating hormone），黄体形成ホルモン（LH：luteinizing hormone）

*2 **ステロイドホルモン**
A，B，C，Dの4環構造からなるシクロペンタノパーヒドロフェナントレン骨格をもつ脂溶性ホルモンの総称。

度である．また，DHEA はテストステロンの 1/100 程度である．精巣間質細胞には LH 受容体が高度に発現しており，男性ホルモンの産生は LH 刺激により促進される．精巣間質細胞や副腎のほかに卵巣（卵胞莢膜細胞）でも少量生成される．血中テストステロン（成人男性約 3〜11 ng/mL，女性では 0.2〜0.7 ng/mL）は 2% が遊離型で，60% 程度は結合タンパク質（SHBG：sex hormone binding globulin），40% 程度はアルブミンと結合して存在している．

> **テストステロンの基準値（ng/mL）**
> 男性 3.3〜7.4
> 女性 0.6 以下

b．生理作用

アンドロゲンの主作用は，男性化作用とタンパク質同化作用である．テストステロンは多くの標的器官の細胞内で 5α-還元酵素（レダクターゼ）によって，さら

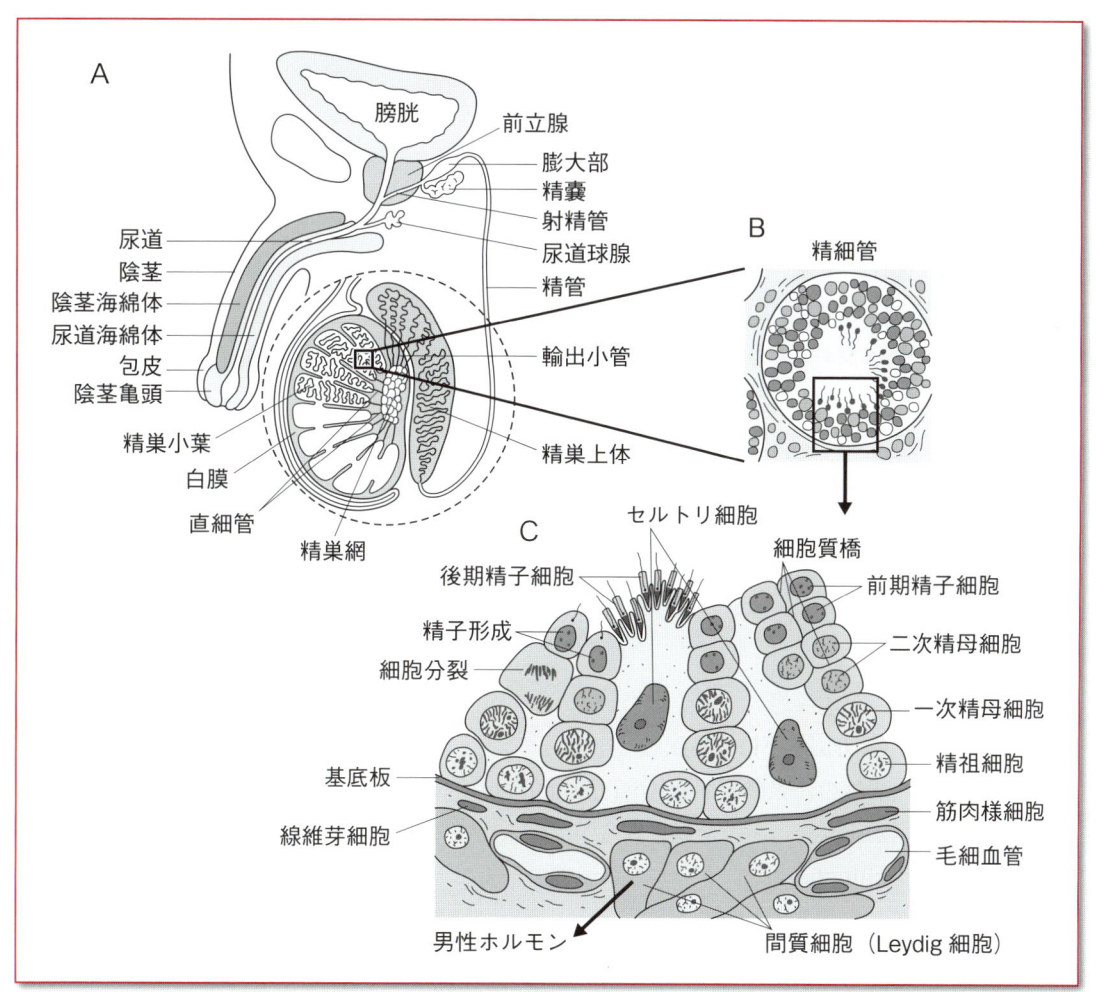

図2　男性生殖器系と男性ホルモンの分泌
〔A：井村裕夫ら訳：内分泌学，金芳堂，p.390，C：ギャノング生理学．原書 22 版，より引用〕

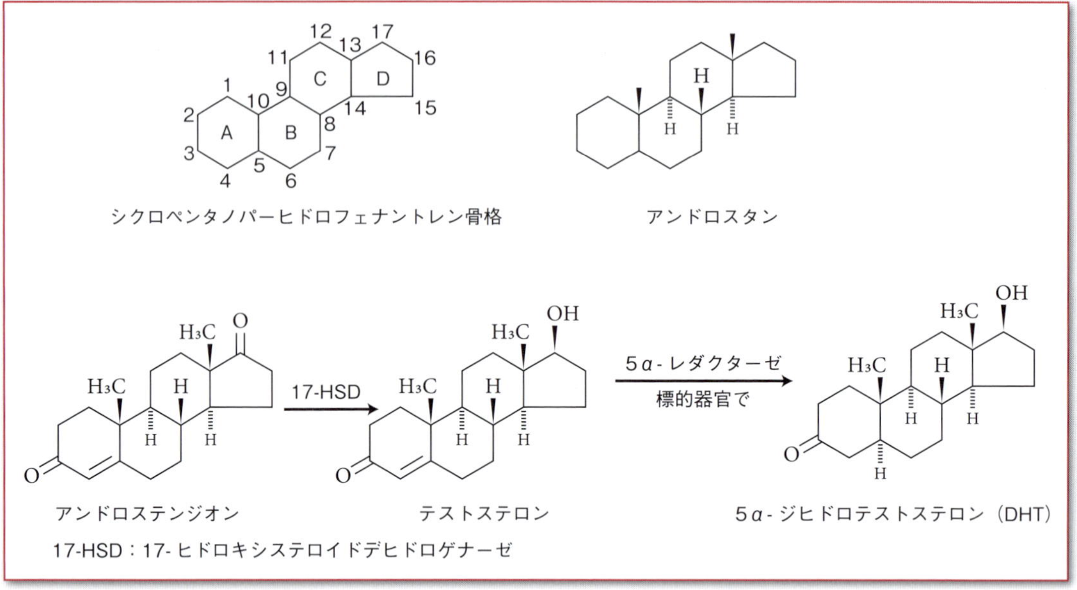

図3 男性ホルモンの構造

に強い活性を示すジヒドロテストステロン（DHT：5α-dihydro testosterone）に変換されて作用を発揮する（図3）。男性化作用として、精巣と副生殖器（精巣上体、精管、精嚢、前立腺など）の発育を促進し、思春期以降の分泌増加により男性的な身体の特徴（声、筋、骨、攻撃性）を形成させ（第2次性徴）、性欲も高める。また、FSHと協力して精子形成を促進する。胎生期には一時的にテストステロンが分泌される時期があり、脳などの男性型分化が促される。

タンパク質同化作用として、窒素の排泄減少、タンパク質の合成促進により、骨格筋の肥大促進を起こす。この活性は術後や衰弱した患者の回復を目的とした薬物として臨床に応用されている。視床下部-下垂体系に対しては、GnRH分泌を抑制し、性腺刺激ホルモン（Gn：gonadotropin）分泌は低下させる。なお、DHTに変換されなかったテストステロンやその類似化合物の生殖器に対する作用は弱い。

c. 関連疾患

❶ 分泌低下による疾患

男性の性腺機能不全（hypogonadism）は、第2次性徴の欠如および精巣・外性器が小さいことで発見されるが、成人男性では射精障害、勃起障害（ED：erectile dysfunction）[*3]、さらに無精子症の精査で発見される場合も多い。原発性では、多

[*3] **勃起障害（ED：erectile dysfunction）**
ED 勃起障害は「満足な性行為を行うのに十分な勃起の達成または持続ができていない状態が持続あるいは再発すること」と定義されている。EDは、ストレスや精神疾患などにより生じる機能性ED、陰茎の支配神経、血管などの障害や内分泌機能障害による器質性ED、両者が混在する混合性EDに大別される。勃起は一酸化窒素（NO）放出に伴うcGMP上昇により陰茎海綿体平滑筋が弛緩する一方、らせん動脈と陰茎深動脈は拡張し、海綿体洞への血流が増加することにより生ずる。

くの場合，低テストステロン血症（100 ng/dL以下，外因性Gnに対する反応が減弱する）となり，また視床下部－下垂体系に負のフィードバックがかからないため，血中Gn値は上昇する。原発性あるいは続発性性腺機能低下症のいずれの場合も男性ホルモンの低下あるいは欠乏により，第2次性徴の欠如，EDなどの症状が現れる。血中Gn値が原発性では高値であり，続発性では低値である点は大きな違いである。いずれの場合も，尿中17-ケトステロイド（17位にケト基を有するC19-ステロイド）排泄は低下する。

(1) 原発性性腺機能低下症

精巣自体に異常があり，男性ホルモンを産生できない疾患である。代表的疾患にクラインフェルター（Klinefelter）症候群[*4]がある。

(2) 続発性性腺機能低下症

視床下部－下垂体系の障害により，低Gn性の低テストステロン血症[*5]をきたす。

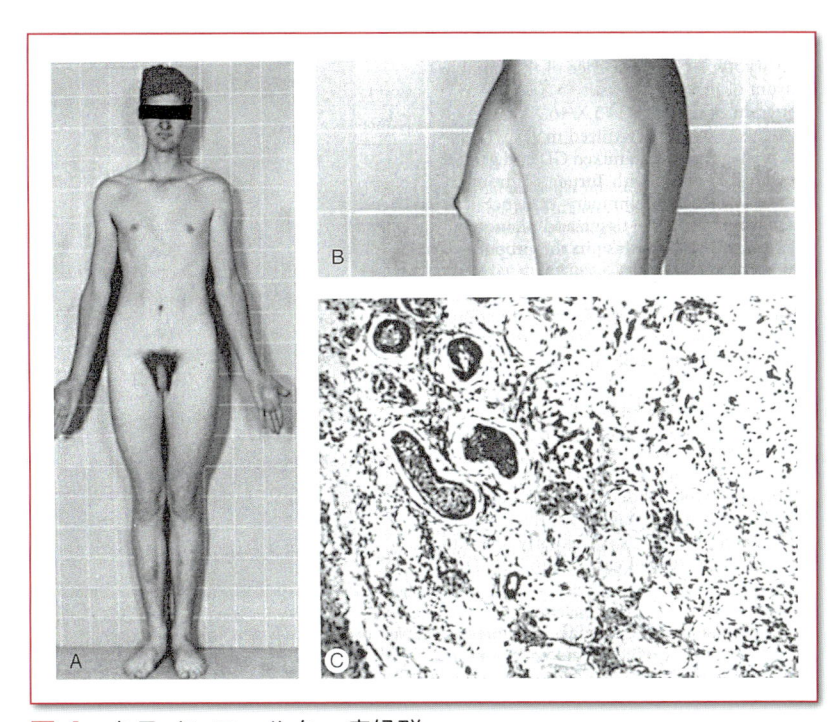

図4　クラインフェルター症候群

A．XXYの遺伝子型を示す男性。下肢に対して上肢が相対的に増加，小さい陰茎，恥毛が女性型，B．女性化乳房。C．精巣生検：精細管線維化および間質細胞が過形成様にみえる。
(Strauss J.F. & Barbieri R.L.: Yen and Jaffe's reproductive endocrnology: Physiology, pathology, and clinical management, 6th Ed, Saunders Elsevier, より引用)

[*4] **クラインフェルター（Klinefelter）症候群**
正常男性の染色体がXYであるのに対して，X染色体が2つ，Y染色体が1つ存在する核型を示す（XXYを示す染色体異常）。知的発育遅延を伴うことがあり，精巣は小さく線維化のため硬く，発育不全または機能低下を示し不妊となる。類宦官症様の体型を示し女性化乳房を呈する（図4）。

[*5] **低Gn性の低テストステロン血症**
視床下部の異常による嗅覚障害を伴ったGnRH欠損症であり，血中LH, FSH，テストステロンが低値，嗅覚低下を示すカルマン（Kallmann）症候群が含まれる。

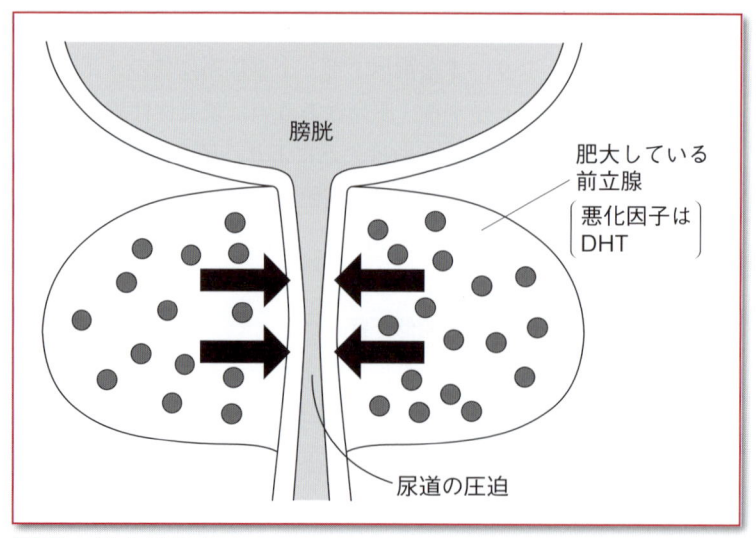

図5 前立腺肥大症

❷ 分泌亢進または過剰作用による疾患

(1) 性早熟症（precocious puberty）

　身体の成熟が早く，第2次性徴が10歳未満に認められる。小児期に急激な身長増加がみられ，陰茎増大，陰毛の発生もみられる。原因として，視床下部−下垂体系の異常によるGnの早期分泌増加や，精巣の間質細胞腫瘍や先天性副腎皮質過形成などによる男性ホルモンの分泌増加があげられる。

(2) 前立腺肥大症（BPH：benign prostatic hyperplasia）

　前立腺の中腺の一部が肥大化することにより尿道が圧迫され，排尿障害をきたす加齢性疾患（良性腫瘍）である。60歳以上の男性の5～10％に症状や徴候が現れる。加齢と男性ホルモン，特にDHTの濃度が発症に大きく関与する。DHTの作用を阻害すると，前立腺の肥大は縮小し，尿道の圧迫は改善される（**図5**）。

(3) 多嚢胞性卵巣症候群（PCOS：polycystic ovary syndrome）

　卵巣内に嚢胞性の卵胞が多くみられ，排卵障害，月経異常，不妊に加え，肥満，多毛，男性化がみられる。PCOSは不妊女性の5～10％にみられる。病因の詳細は不明であるが，視床下部の機能異常，ステロイド代謝異常，GnRH分泌異常が関与するらしい。内分泌異常の特徴として，血中LHやテストステロンの高値がみられる。このテストステロンは嚢胞化した卵胞の莢膜細胞に由来する。日本人症例では欧米人とは異なり，テストステロンの上昇や肥満は必ずしも顕著でない。

d. 臨床応用

❶ 代表的な男性ホルモン（合成アンドロゲン）製剤（図6）

　合成アンドロゲンは，男子性腺機能不全（類宦官症，主に原発性）の補充療法

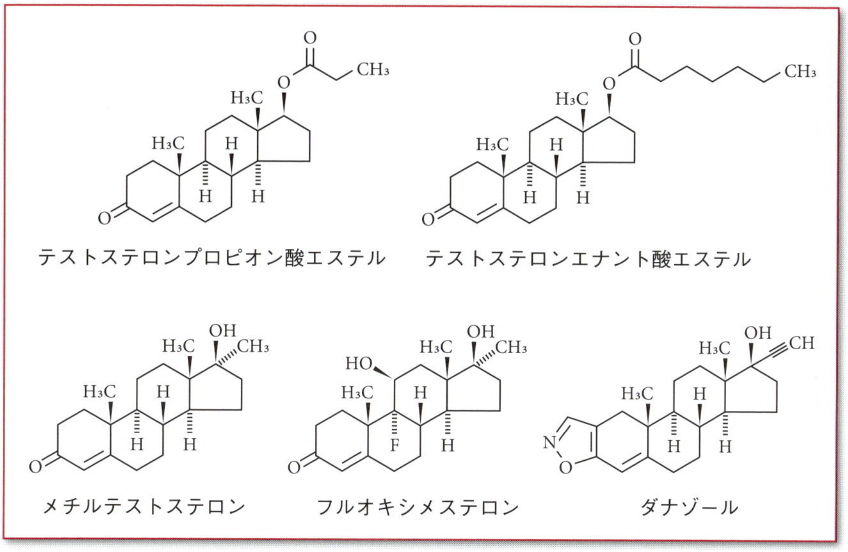

図6 合成アンドロゲン

(ART：androgen replacement therapy)，造精機能障害による男子不妊症，末期女性性器がんの疼痛緩和，手術不可能な乳がんに用いられる。しかし，前立腺がんに対しては悪化させるため禁忌である。また，女性に投与すると男性化（陰核肥大，体毛増加，骨格筋発達，面皰の形成）が起こる。

テストステロンプロピオン酸エステル，またはエナント酸エステル：エナント酸エステル型は，より吸収が遅く作用持続時間が長い。油性注射剤（筋注）として使用される。再生不良性貧血や腎性貧血，まれに ED にも用いられる。

メチルテストステロン，フルオキシメステロン：肝臓で分解されにくいので経口投与が可能である。メチルテストステロンは，主に末期女性性器がんの疼痛緩和に使用される。

ダナゾール：エチステロン誘導体であり，乳腺発育や子宮内膜症[*6]の病変の抑制作用があり，乳腺症や子宮内膜症に経口で用いられる。

❷ 抗アンドロゲン薬

DHT ならびにテストステロンとアンドロゲン受容体との結合を阻害する（**図7**）。DHT 生成を阻害する 5α-レダクターゼ阻害薬（デュタステリド, フィナステリド；適用外）も前立腺肥大の縮小効果がある。

クロルマジノン酢酸エステル：プロゲステロン（P_4：progesteron）に構造が類似する合成 P_4 誘導体である。前立腺肥大症や前立腺がんに使われる。抗アンドロゲ

[*6] **子宮内膜症**
子宮内膜またはその類似組織が異所性に存在して機能する疾患である。子宮筋層内に病巣が存在する場合は子宮腺筋症と呼ぶ。骨盤内の子宮内膜以外に発生するものが子宮内膜症である。生殖年齢婦人の5〜10%程度が罹患し，生殖年齢の受療率は人口10万対約300人である。わが国の患者数は増加している。発症機序は逆行性の月経血中の内膜片の生着によるとみられている。進行には卵巣ホルモン（特にエストロゲン）が関与し，その周期的変化に伴い，病巣は増殖・出血を繰り返し悪化していく。

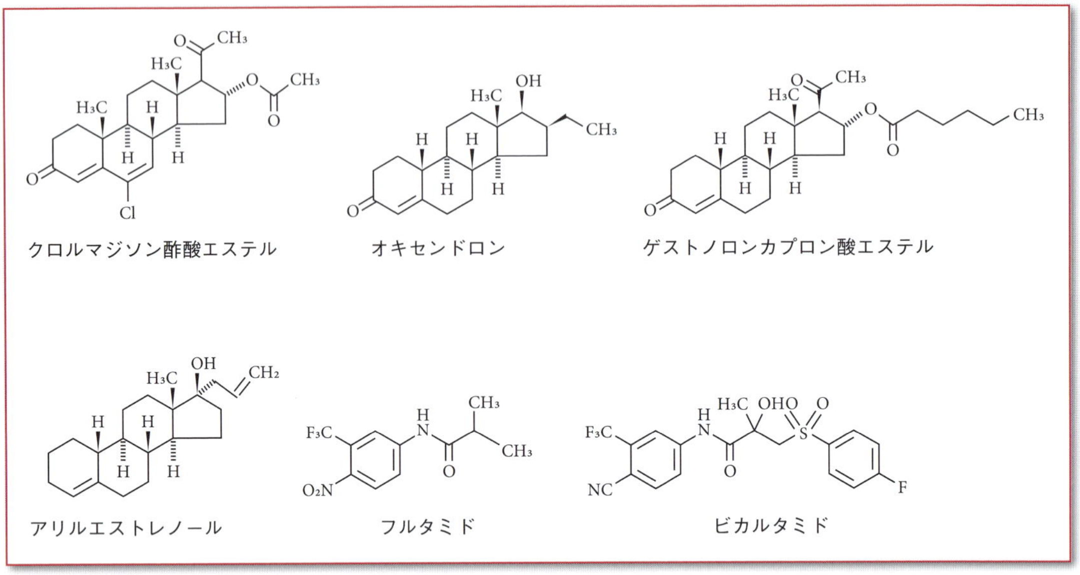

図7 抗アンドロゲン薬

ン作用のほか,テストステロンの標的細胞内への取り込みも阻害し,前立腺容積を縮小させ,下部尿路通過障害を改善する。

オキセンドロン,ゲストノロンカプロン酸エステル,アリルエストレノール:19位のメチル基をもたないテストステロンである19-ノルテストステロン誘導体である。前立腺肥大症に用いられる。

フルタミド,ビカルタミド:ステロイド骨格をもたない抗アンドロゲン薬で,アンドロゲン受容体を遮断するアンドロゲン依存性の前立腺がんに応用される。

II. タンパク質同化ステロイド

タンパク質同化ステロイド(anabolic steroids)は,アンドロゲンのタンパク質同化作用を強めるとともに,男性化作用を弱めた合成ステロイドである。アンドロゲンの構造を基にしてつくられた。筋肉増強を目的として使用されることがあり(ドーピング*7),長年にわたり運動能力向上を狙ったスポーツ選手を中心とした蔓延が問題視され,しばしば社会的話題になってきた。

a. プロフィール

アンドロゲンがもつタンパク質同化作用は,術後の傷の回復や,衰弱患者,骨粗

---

*7 **ドーピング**
不正な手段により競技成績を上げようとする行為である。禁止薬物としては,タンパク質同化ステロイドのほかに,興奮薬(覚醒剤),麻薬性鎮痛薬(ペンタゾシン),利尿薬,ACTHなどがある。薬物によるほか,輸血によるドーピングもある。過去にタンパク質同化ステロイドであるスタノゾールを使用したオリンピック選手が金メダルを剝奪された例もある。

しょう症に有用である。しかし，天然のアンドロゲン（テストステロン）を経口投与しても，分解され活性を示さない。この欠点を克服し，男性化作用をもたずかつ同化作用の強い合成アンドロゲンの開発が試みられた。これらはタンパク質同化ステロイド〔アナボリックステロイド（anabolic steroid）〕，タンパク質同化ホルモン（protein anabolic hormone）と呼ばれる。しかし，副作用につながる男性化作用をまったく示さないアンドロゲンは存在しない。基本構造は，炭素数が 19 個のステロイドであるアンドロスタンであり，メテノロンなどがある。

b. 薬理作用

筋肉のほか，皮膚，骨，結合組織，造血組織に作用して，タンパク質同化作用を示す。血中コレステロール低下作用，電解質（K, Ca, P）の排泄抑制，腎尿細管や糸球体肥大作用をもつ。エリスロポエチン産生を促進し，骨髄の造血幹細胞も刺激するので，赤血球産生が増大する（再生不良性貧血の治療に応用）。

c. 臨床応用

タンパク質同化作用を期待して骨粗しょう（多孔）症や衰弱の回復などに用いられる。男性化作用があるため，若年女性への長期投与は避ける。

メテノロン：メテノロン酢酸エステルのタンパク質同化作用は，テストステロンの 5 倍，男性ホルモン作用はテストステロンの 1/10 であり，経口投与で用いられる（図 8）。12 日間程度の持続性がある。メテノロンエナント酸エステルも持続性であり，筋注で使用される。用途は，骨粗しょう症，慢性腎疾患，悪性腫瘍，外傷

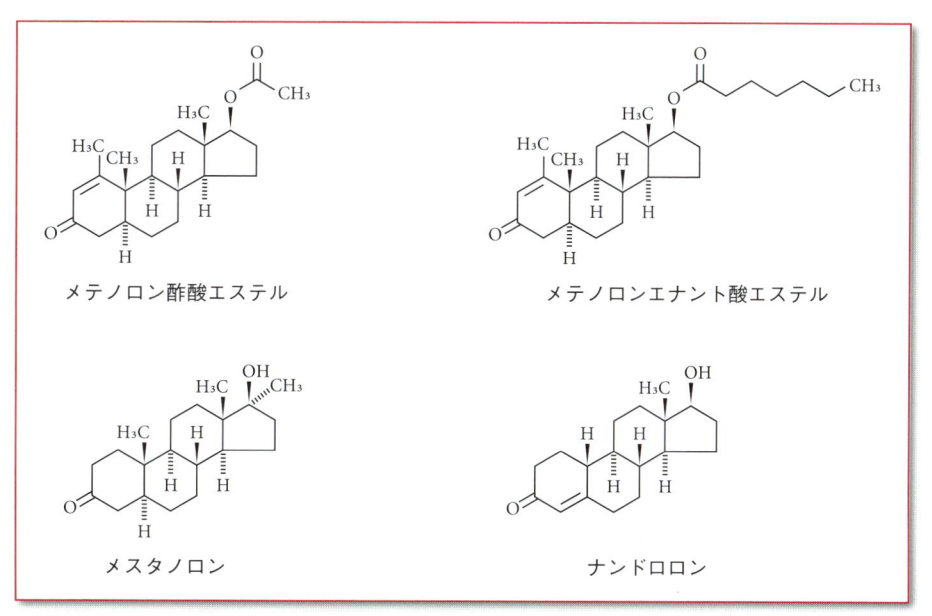

図 8 タンパク質同化ステロイド製剤

などによる著しい消耗状態，再生不良性貧血による骨髄の消耗状態である。

　メスタノロン：DHT の 17α 位にメチル基を導入した化合物である。メテノロンを用いる場合以外に，手術後の著しい消耗状態でも用いることができる。しかし，再生不良性貧血には用いられない。メチルテストステロンとほぼ同様な効果を示す。

　ナンドロロン：17α 位にデカン酸を導入したデカン酸エステル型は，タンパク質同化作用がテストステロンの 5 倍，男性ホルモン作用はテストステロンの 4 割程度で，持続性（経口投与で 2〜4 週間ほど）である。骨粗しょう症，乳腺症，下垂体性小人症，慢性腎疾患，悪性腫瘍，手術後・外傷・熱傷による著しい消耗状態などに使用される。ほかに，シクロヘキシルプロピオン酸エステル型やフェニルプロピオン酸エステル型もある。

III. 女性ホルモン

　卵巣は，卵子の形成と女性ホルモンの産生という 2 つの働きをもつ（図 1）。女性ホルモンは，卵胞ホルモンと黄体ホルモンの総称であり，まとめて卵巣ホルモン（ovarian hormone）とも呼ばれる。女性ホルモンは主として卵巣で生成，分泌され，卵胞ホルモンは卵胞（ovarian follicle），黄体ホルモンは黄体（corpus luteum）や妊娠時の胎盤（placenta）で主に生成・分泌される。卵胞ホルモン作用を有するものをエストロゲン（estrogen），黄体ホルモン作用を有するものをプロゲスチン（progestin）と総称的に呼ぶ。主なものは，前者がエストラジオール（E_2：estradiol），後者はプロゲステロン（P_4：progesterone）である。

　これらの女性ホルモンの分泌は，図 9 に示すように，Gn で調節される卵巣の周期的変化に伴って変化している。卵胞ホルモンは成熟した卵胞から分泌されるが，この十分な分泌には FSH のみならず LH の協力的な作用が欠かせない。卵胞期前半の血漿中 E_2 濃度は，50 pg/mL 以下である。分泌された E_2 は子宮内膜を肥厚させるとともに卵胞の発育も促す。排卵前には，通常ヒトでは 1 つの卵胞のみが排卵可能な主席卵胞となり，卵胞期の終わりに血中 E_2 濃度は最も高くなる（約 200 pg/mL）。この E_2 濃度の上昇は，視床下部に正のフィードバック作用をもたらし，LH の一過性の大量放出（LH サージ）を引き起こし，排卵を誘起する。

　排卵後の卵胞は黄体に変化する。黄体の成熟とともに P_4 濃度は上昇し，約 2 週間その機能は維持される。妊娠しなければ黄体の退行に伴って P_4 分泌は減少する。しかし，妊娠が成立すると，絨毛栄養膜細胞（受胎組織）からのヒト絨毛性性腺刺激ホルモン（hCG：human chorionic gonadotropin）の刺激を受けて P_4 分泌が約 2 カ月維持され（妊娠黄体），胎盤の完成まで妊娠維持に寄与する。

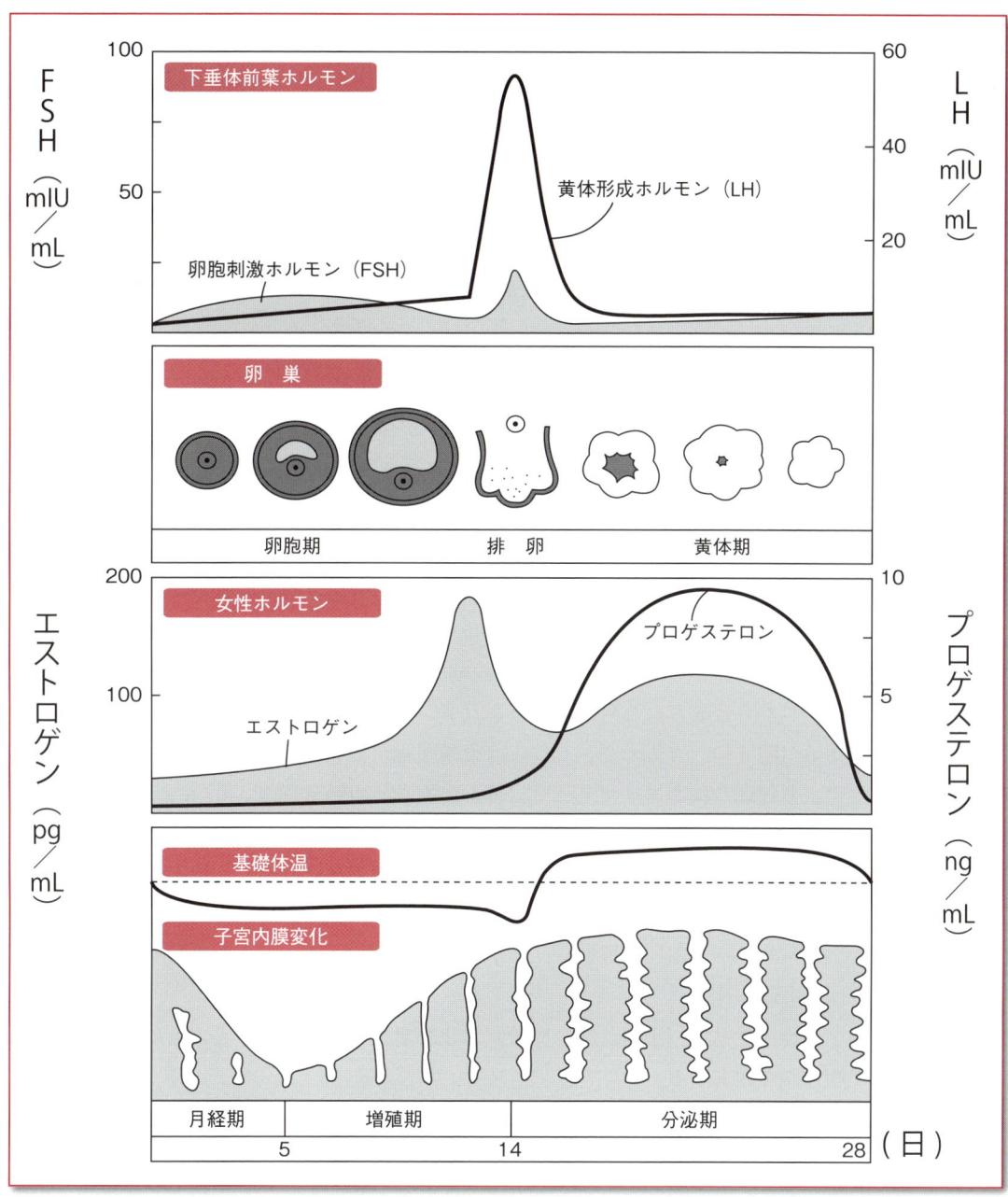

図9 下垂体と卵巣の内分泌動態と子宮内膜変化

1. 卵胞ホルモン（エストロゲン）

a. プロフィール

天然のエストロゲンは，E_2，エストロン（E_1：estrone），エストリオール（E_3：

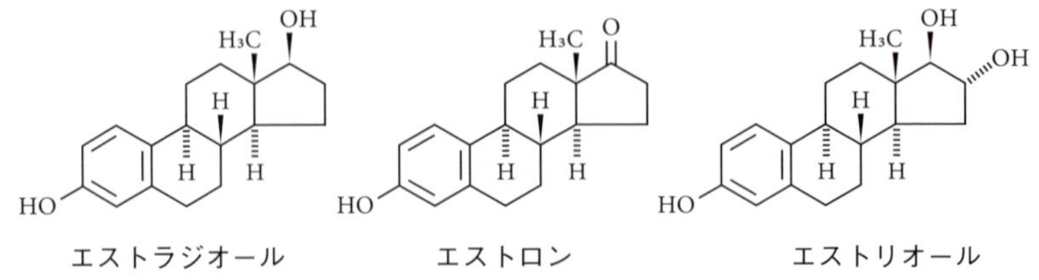

エストラジオール　　エストロン　　エストリオール

図10 卵胞ホルモンの構造

estriol) の3種である（図10）。1929年に（男性ホルモンが同定される少し前）婦人尿から E_1 が単離された。その後，E_2 が合成された。

卵胞ホルモンは，炭素数18個で構成されるステロイドホルモンである。E_2 のエストロゲン活性は3種のうち最も強く，E_1 の約8倍，E_3 の約100倍である。また E_2 は，急速に酸化されて活性の弱い E_1 に変換される。これらは尿中にグルクロン酸や硫酸の抱合体となって排泄される。卵巣から分泌される卵胞ホルモンの大部分を占める E_2 は，FSH刺激により排卵前の成熟卵胞の顆粒膜細胞（granulosa cell）で生成される。この基質は，卵胞の莢膜細胞（theca cell）でLH作用によりコレステロールから合成された男性ホルモン（アンドロステンジオン，テストステロン）である（図11）。すなわち，これらは莢膜細胞から顆粒膜細胞に運ばれ，FSHの作用により促進されるアロマターゼ（芳香化酵素）の働き[*8]で，E_1 および E_2 に変換される。顆粒膜細胞以外の E_2 産生部位は，卵胞莢膜細胞，胎盤，副腎皮質（網状層），精巣である。E_2 は，臓器の核内エストロゲン受容体に結合し，特定のタンパク質合成を促してその作用を現す。

b. 生理作用

女性副生殖器（子宮，腟，卵管）および乳腺の発育を促すとともに，女性の第2次性徴を促進する。

子宮に対しては，子宮内膜の増殖を刺激し，内膜を肥厚させる。筋層の増殖・肥大も促進し，子宮の充血や水分貯留を誘起する。E_2 は子宮筋の運動能に影響し，特に，オキシトシンに対する子宮の感受性を高める。また，P_4 と協調して働き，内膜の周期的変化を起こす。

中枢に対しては，E_2 は下垂体前葉からのGn分泌を抑制する。更年期[*9]には卵巣機能の低下につれエストロゲン分泌が減少するとともに，Gn（特にFSH）の多量

[*8] **アロマターゼ（芳香化酵素）の働き**
Gタンパク質共役型のFSH受容体の活性化は，アデニル酸シクラーゼ活性を上昇させ，サイクリックAMP（cAMP：cyclic adenosine monophosphate）産生を亢進，Aキナーゼ系を刺激し，アロマターゼ発現やその活性を増加させる。

[*9] **更年期**
閉経（平均50歳）前後の40歳代半ばから50歳代半ば

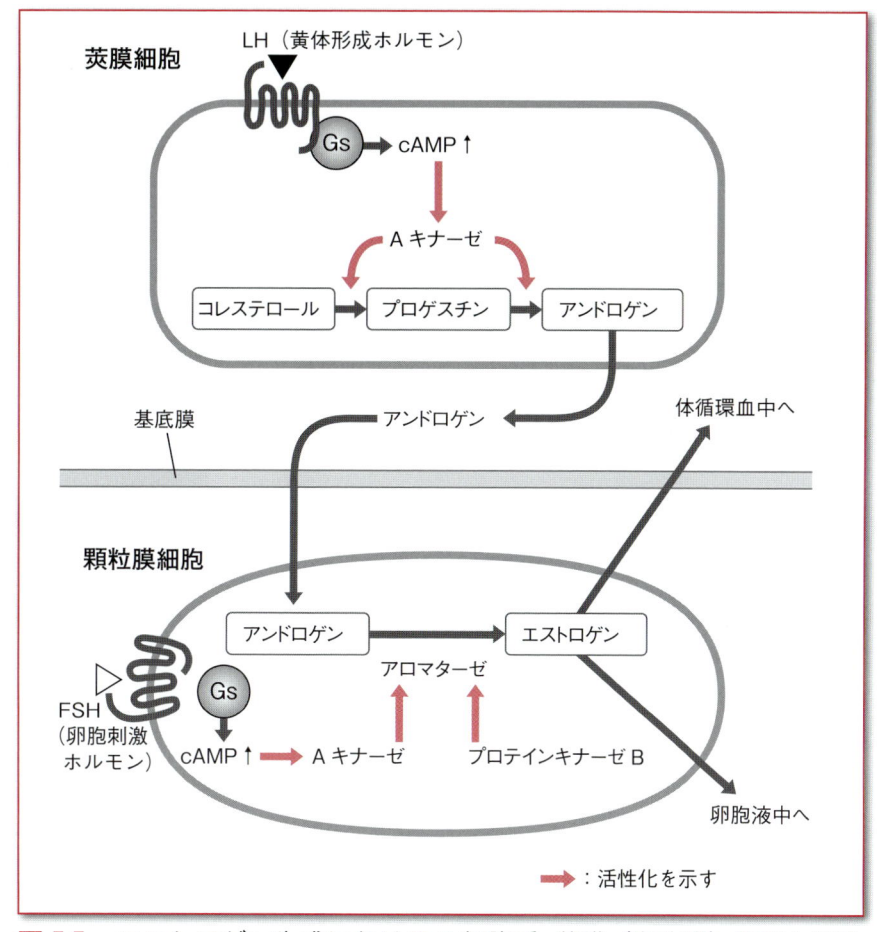

図11 エストロゲン生成における2細胞系：莢膜（卵胞膜）細胞と顆粒膜細胞の協調的機能

分泌が生じる。これらが原因となり更年期障害が起こる。

E_2 は代謝に対して，思春期においてカルシウム（Ca）の骨への沈着を増し，骨を成熟させ長骨骨端線の閉鎖を促進する（女子の身長増加の停止と関連）作用をもつ。性成熟後も骨吸収抑制に深くかかわるため，更年期後の分泌低下により，骨吸収抑制作用が弱まり，骨の脱 Ca が起こり，骨粗しょう症の発症につながる。また，弱いながらアルドステロン様作用を示し，腎尿細管における水とナトリウムイオンの再吸収を促す。これはエストロゲン製剤の長期投与でみられる浮腫と関連する。血中コレステロール値を下げ，α-リポタンパク質を上昇させる作用もある。

E_3 は，主に子宮頸部や腟に選択的に作用して柔軟化作用を示す。子宮内膜に対する作用は E_2 と比較して極めて弱い（1/50～1/100程度）。胎児副腎と胎盤で多量に産生されるため，妊娠後期の母体尿中に多く含まれる。

E_2/E_3 基準値 (pg/mL)

男性
(E_2) 20～60
(E_3) 5以下
女性
卵胞期
(E_2) 10～200
(E_3) 5以下
排卵期
(E_2) 100～350
(E_3) 5以下
黄体期
(E_2) 10～220
(E_3) 5以下
閉経後
(E_2) 18以下

c. 関連疾患・病態

❶ 卵胞ホルモンの分泌の低下や欠乏がかかわる疾患

何らかの原因で，卵巣からの女性ホルモンの（通常，卵胞ホルモンと黄体ホルモン両者）分泌が低下するか欠乏してもたらされる。

(1) 性腺機能低下症（hypogonadism）：発生的な異常で卵巣自身に原因がある場合と，視床下部－脳下垂体機能不全によりGn分泌が低下する場合がある。後者の場合，卵巣機能が正常であるにもかかわらず，女性ホルモンの産生は低下する。卵巣性の性腺機能低下症としては，卵巣形成不全を生ずるターナー（Turner）症候群[*10]が典型例である（図12）。

(2) 無月経（amenorrhea）：時期的観点から，18歳になっても初経をみない原発性無月経と，月経があった女性に3カ月以上月経がない状態の続発性無月経に分けられる。障害部位から，視床下部性，下垂体性，卵巣性などに分類され，多くの場合，エストロゲンとP_4の分泌がいずれも障害されている。

図12　ターナー症候群
低身長，翼状の首，第2次性徴がないことが特徴
(Strauss J.F. & Barbieri R.L.: Yen and Jaffe's Reproductive Endocrnology: Physiology, pathology, and clinical management, 6th Ed, Sauders Elsevier, から引用)

(3) 更年期障害（climacteric disturbance）：更年期症候群（menopausal syndrome）とほぼ同義であるが，成熟期から老年期の移行期（更年期）に現れる身体的，精神的さまざまな不定愁訴であり，症状によっては日常生活に支障をきたす。卵巣機能の衰退により視床下部を中心に下垂体，末梢臓器，自律神経系調節機構，さらに大脳辺縁系との間の均衡に破綻を生じて起こる。症状として，のぼせ（hot flush），ほてり，発汗，いらいら，不眠，肩こりなどがみられる。

治療には女性ホルモン補充療法のほか，漢方療法，向精神薬の投与が行われる。

[*10]　**ターナー（Turner）症候群**
女性の2個の染色体のうち1個の染色体が欠損しているために性腺（卵巣，子宮など）発育が障害される。低身長かつ血中Gn高値（特にFSH）でエストロゲン低値の特徴を示す。

❷ 卵胞ホルモンの分泌亢進や過剰作用がかかわる疾患

（1）性早熟症（precocious puberty）：身体の成熟が早期に起こり，第2次性徴が8歳未満に認められた場合をいう。原因は，下垂体からのGnの早期分泌増加と，卵巣からのエストロゲンの分泌増加である。小児期に急激な身長増加がみられ，第2次性徴である乳房の発達，陰毛の発生が認められる。

（2）子宮筋腫（myoma of the uterus）[*11]，子宮内膜症（脚注＊6参照，endometriosis）：直接的な因果関係は不明であるが，少なくともエストロゲンが，病態を進行させ，症状を悪化させる。

d. 臨床応用

女性ホルモンの投与が必要とされる主なケースは，①月経異常や機能性性器出血の治療，②避妊，③更年期以降のホルモン補充療法（HRT：hormone replacement therapy）である。卵胞ホルモン・黄体ホルモン配合剤と経口避妊薬（ピル）は黄体ホルモンの項で記述する。

❶ 天然エストロゲン製剤および半合成エストロゲン（図13）

天然のエストロゲンは，経口投与では肝臓での初回通過効果を受けて活性を失うため，経口投与可能なエストロゲン薬が開発された。

（1）E_2とその製剤

E_2：卵巣機能低下による更年期障害や閉経後骨粗しょう症などに用いられる。大部分が初回通過効果を受けず，低用量での治療が可能な経皮吸収薬（テープ・貼付剤）として使用される。中性脂肪や血液凝固系への影響が少ないという特徴がある。しかし，子宮内膜がんの発生に注意が必要である。

エストラジオール安息香酸エステル：油性懸濁液として筋注で用いられ，持続型である。分娩後の乳汁分泌抑制に使用されることもある。卵巣欠落症状，更年期障害のほか，無月経，機能性子宮出血，月経周期・量の異常，月経困難症などに用いられる。

エチニルエストラジオール（EE）：内服用錠剤である。抗アンドロゲン製剤に抵抗性を示す前立腺がん[*12]や閉経後の末期乳がんに用いられる。エストロゲン依存性腫瘍には禁忌である。このEEやEE類似化合物である**メストラノール**はピルの成分として汎用される。

[*11] **子宮筋腫（myoma of the uterus）**
子宮平滑筋から発生する平滑筋腫（良性）である。生殖年齢の20%の割合で発生し，30〜40歳で好発する。その発生部位の違いにより，粘膜下筋腫，筋層内筋腫，漿膜下筋腫に分類される。エストロゲン依存性であり，閉経後は縮小し，症状も改善する。半数以上は自覚症状がないが，症状として過多月経，月経痛，貧血，腰痛，頻尿がみられる。

[*12] **前立腺がん**
50歳代から急増し，高齢者ほど死亡率が高い男性特有のがんである。腫瘍マーカーのPSAが知られている。進行すると骨に転移する。治療には，①女性ホルモン薬を用いて下垂体からのGn分泌を阻止する方法，②GnRHアンタゴニスト投与，③精巣切除などが行われる。①のエストロゲンを用いた治療法は1966年ノーベル生理・医学賞（シカゴ大・ハギンズ）の対象となった。逆に，女性特有のがん（卵巣がん，子宮体がん，乳がん）の治療に補助的に男性ホルモン薬が有効な場合がある。

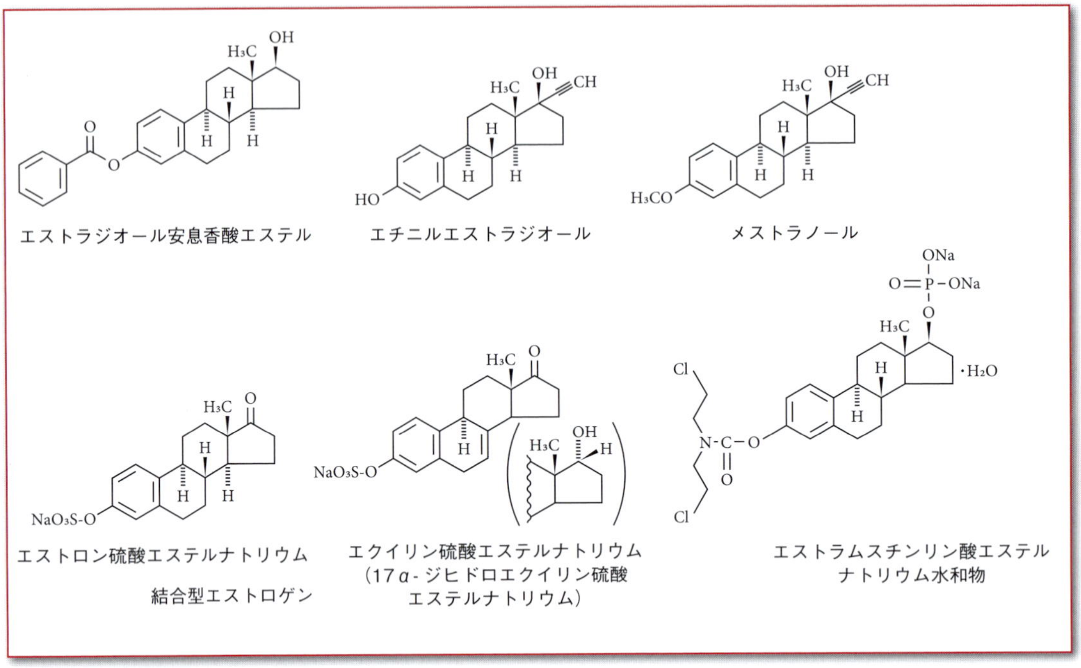

図13 卵胞ホルモン製剤

(2) E₃ とそのエステル体

E₃，エストリオールプロピオン酸エステル：エストリオール製剤は比較的選択的に腟や頸管に対して作用するので，湿潤性保持作用を有するエストロゲン作用の低下により起こる腟炎（老人，小児性など）や頸管炎，更年期障害に用いられる。上記の E₂ 系製剤に比べて治療効果はマイルドであるが，子宮内膜に対する作用が弱い（がん発症のリスクが低い）。

(3) 結合型エストロゲン製剤

結合型エストロゲン（エストロンとエクイリンの硫酸エステルの混合物）は，主に更年期障害に不足した卵胞ホルモン活性を補充する HRT として経口投与で用いられる。E₂ と比較すると活性は約 1/5 で弱い。

(4) 合成卵胞ホルモン製剤

エストラムスチン・リン酸エステルナトリウム水和物：前立腺がんの治療に用いられる。E₂ とナイトロジェンマスタードが結合した化合物で，前立腺がん組織に存在するエストラムスチン結合タンパク質と結合して集積し，微小管の重合を阻害して殺細胞作用を示す。抗アンドロゲン作用も示す。

(5) 生殖器以外に対してエストロゲン作用を期待して用いられる薬物

選択的エストロゲン受容体モジュレーター（SERM：selective estrogen receptor modulator）：骨組織のエストロゲン受容体に対して特異的にアゴニストとして作用する**ラロキシフェン**，**バゼドキシフェン**は，閉経後骨粗しょう症治療に

用いられる。乳がんや子宮内膜のエストロゲン受容体にはほとんど影響しない(「骨粗しょう症治療薬」参照)。

❷ 抗エストロゲン薬

エストロゲン受容体に対してエストロゲンと競合的に拮抗してエストロゲン作用を阻害する（図14）。

クロミフェン：排卵障害をもつ不妊症患者の排卵誘発薬である。内因性エストロゲン分泌を認める第1度無月経に用いられる。間脳（視床下部）のエストロゲン受容体において，エストロゲンと競合的拮抗することにより，エストロゲンの負のフィードバック機構を解除（抑制）し，Gn分泌を促進する。その結果，卵胞成熟，排卵誘起作用を現す。排卵率は約75％であるが，妊娠率はこれより低い。多胎妊娠（頻度は10％程度），卵巣腫大，顔面紅潮などの副作用がある。

タモキシフェン：非ステロイド性の化合物で，エストロゲン依存性の乳がんに用いられる。乳がん組織に存在するエストロゲン受容体において抗エストロゲン作用を現す。重大な副作用（白血球・血小板減少，貧血，視力異常など）を起こすことがある。タモキシフェンと類似構造をもつ**トレミフェン**やアロマターゼ阻害薬である**アナストロゾール，レトロゾール，エキセメスタン**は閉経後乳がんにに用いられる。

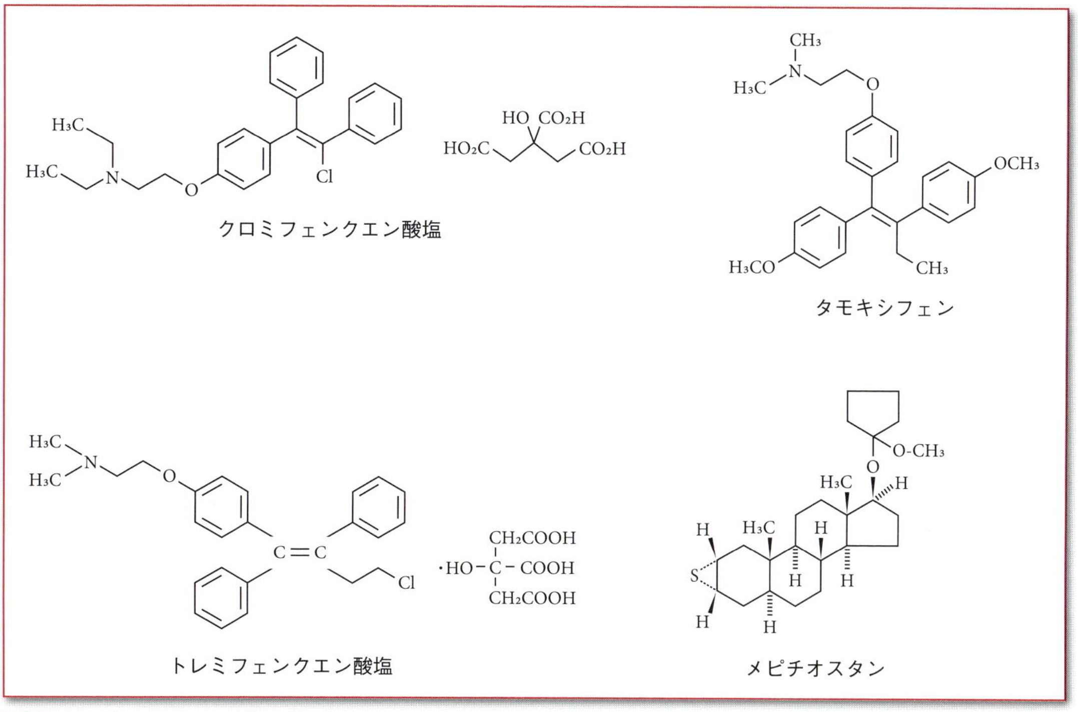

図14 抗エストロゲン薬

2. 黄体ホルモン

a. プロフィール

天然の黄体ホルモン（プロゲスチン：progestins）であるP_4は，1934年に単離され構造が決定された。排卵した卵胞から形成される黄体で産生，分泌される。コレステロールやプレグネノロンを経て合成され，男性ホルモン，女性ホルモンの重要な前駆物質ともなる。炭素数が21個のステロイドであるプレグナンがその基本骨格であり，3位，20位にケト基をもつ。しかし，19-ノルテストステロン系の合成ホルモンにも強いプロゲスチン活性が認められる。妊娠が成立すると胎盤から分泌されるhCGにより，黄体からのP_4の分泌は促進される（黄体期の血中濃度は5〜10 ng/mL程度）。なお，妊娠6週をすぎると妊娠維持に必要なP_4を供給する組織は，胎盤となる。

体内で生成されたP_4は速やかに主に肝臓で代謝され，その半減期は数分間である。外因性のP_4も同様な代謝を受けるので，経口投与では無効である。P_4の主要代謝産物はプレグナンジオールである。

> **P_4の基準値（ng/mL）**
> 男性
> 0.88以下
> 卵胞期
> 0.92以下
> 女性
> 排卵期
> 2.36以下
> 黄体期
> 1.28〜29.6
> 閉経後
> 0.44以下

b. 生理作用

P_4の主たる作用部位は，子宮内膜，子宮筋，卵胞である。エストロゲンで増殖肥厚した子宮内膜の分泌腺の発育を促し分泌期に移行させ，脱落膜化を起こし，受精卵の着床に適した状態にする。エストロゲンと拮抗して子宮の自動運動や収縮性を抑制する一方で，オキシトシンの感受性を低下させて流産防止にかかわる。また，エストロゲンとともに乳腺に作用し，乳腺小葉の発育を促進する。卵胞の発育・成熟をエストロゲンと協力して促進し，さらにLHサージ後，主席卵胞内で増加し排卵誘発にかかわっている。

全身的作用として体温を上昇させ，排卵後の基礎体温の上昇（約0.6℃）に関与する。この上昇は月経まで持続する。また，下垂体前葉からのLH分泌を抑制するので，妊娠中の排卵抑制に寄与する。

c. 関連疾患

P_4はエストロゲンと時期空間的に協調して生殖機能を調節している。したがって，厳密に両者がかかわる疾患を区別することは難しい。ここでは，主にP_4分泌低下と関連した疾患に触れた。そのほかについては「卵胞ホルモン」の項（p.130）を参照のこと。

❶ 黄体ホルモンの分泌や作用低下による疾患
（1）不妊症
妊娠成立には，胞胚の着床を可能にするためP_4による子宮内膜の再構成作用が不

可欠である．不妊をまねく卵巣因子としては，排卵障害と次の（2）黄体機能不全がある．

（2）黄体機能不全

卵胞期における低 FSH 血症による卵胞の発育・成熟の異常や，高プロラクチン血症による黄体機能の抑制が原因になる．患者は，血中 P_4 値が低値（5 ng/mL 以下），基礎体温の高温相が 10 日以下を示す．なお，P_4 補充療法よりも排卵誘発薬や hCG 製剤の投与による排卵促進の方が高い妊娠率を示す．

d. 臨床応用

P_4 製剤は，無月経，月経困難症，機能性出血，黄体機能不全による不妊症，流早産などに筋注で適用される．

合成黄体ホルモン

上述したように，P_4 は経口的には無効なため，多くの経口可能な合成黄体ホルモンが合成された（**表 1** 参照）．

❶ P_4 誘導体（**図 15**）

いずれも流早産（切迫流早産，習慣性流産），黄体機能不全による不妊症，不整月経（無月経，月経周期異常など）に用いられる．

ジドロゲステロン，**ヒドロキシプロゲステロンカプロン酸エステル**，**メドロキシプロゲステロン酢酸エステル**，**ジエノゲスト**，**クロルマジノン酢酸エステル**などがある．メドロキシプロゲステロンは，エストロゲン分泌抑制作用を期待して，エストロゲンが増悪因子となる女性特有のがんにも適応される．

エストロゲンとの合剤として，**ヒドロキシプロゲステロンカプロン酸エステル・エストラジオールプロピオン酸エステル**や，**クロルマジノン酢酸エステル・メストラノール**もある．

❷ 19-ノルテストステロン誘導体（**図 16**）

ノルエチステロンは，エチニルテストステロン（エチステロン）の構造にある 19 位のメチル基がない合成 19-ノルテストステロン誘導体である．強い黄体ホルモン活性と，弱い卵胞ホルモン作用と男性ホルモン様作用をもつ．無月経などに応用される．前立腺の肥大を抑制する．**アリルエストレノール**もこの分類に入る（p.123 参照）．

ノルゲストレルは，エストロゲン製剤（エチニルエストラジオール）との合剤として用いられ，機能性子宮出血などに適用される．

上記のごとく，19-ノルテストステロン誘導体（①**ノルエチステロン**，②**ノルゲストレル**，③**レボノルゲストレル**，④**デソゲストレル**）は，エストロゲン製剤との合剤（黄体・卵胞混合ホルモン錠剤）として，主に経口避妊薬（後述）に用いられる．たとえば，**ノルエチステロン・メストラノール**では，ノルエチステロンの含有量を変えた（1・2・5 mg）製剤があり，月経周期の変更のほか，機能性子宮出血，

表1

分類		化合物名	商品名	投与経路	適用	特徴
天然ホルモン	P₄製剤	プロゲステロン (P₄)	プロゲデルモン®, ルテウム®, ルテラム®	筋注	無月経, 月経困難症, 機能性子宮出血, 黄体機能不全	子宮の分泌性の変化を起こし, 着床, 妊娠持続, 乳腺発達. 子宮筋の静止作用を示す
合成黄体ホルモン	P₄誘導体	ジドロゲステロン	デュファストン®	経口	P₄と同様, 月経異常, 子宮内膜症	P₄の6, 7位に2重結合が導入されたもの. 基礎体温上昇作用はない
		ヒドロキシプロゲステロンカプロン酸エステル	オオホルミンルテウムデポー®	筋注	機能性子宮出血, 黄体機能不全	P₄と同様に, 増殖相の子宮内膜を分泌相に変化させる. 基礎体温上昇作用を示す
		メドロキシプロゲステロン酢酸エステル	ヒスロン®, プロベラ®	経口	①無月経, 月経周期や月経量の異常, 黄体機能不全による不妊症, 習慣流早産 ②前立腺肥大・がん	P₄よりも強力な黄体ホルモン活性 (妊娠維持作用) を示す. 同種の薬剤と比較して中性脂肪を増やす作用が弱いので長期服用の利点である. 17α-ヒドロキシプロゲステロンの17α位の水酸基が酢酸エステル, さらに6α位にメチル基が導入されている. エストロゲン作用なし
		ジエノゲスト	ディナゲスト®	経口	子宮内膜症	第4世代プロゲスチンで, 選択的に子宮のP₄受容体に作用する強力なアゴニストである
		クロルマジノン酢酸エステル	ルトラール®	経口	①無月経, 月経困難症, 機能性子宮出血, 黄体機能不全 ②前立腺肥大・がん	天然の黄体ホルモンと類似の活性をもつが, 作用は強力 (P₄の約10倍) である. また抗アンドロゲン作用をもつ
		ヒドロキシプロゲステロンカプロン酸エステル・エストラジオール・プロピオン酸エステル	E・Pホルモンデポー®	筋注	無月経, 機能性子宮出血	黄体・卵胞混合ホルモン錠剤. エストラジオール安息香酸エステルとの合剤もある
	(エストロゲンとの合剤)	クロルマジノン酢酸エステル・メストラノール	ルテジオン®	経口	下記のソフィア®とほぼ同じ	破綻性出血がみられる場合に使いやすい
		ノルエチステロン	ソフィア® (メストラノールとの合剤)	経口	①機能性子宮出血 ②無月経, 月経周期や月経量の異常, 卵巣機能不全, 月経周期の変更など	妊娠維持作用は弱い
		アリルエストレノール	ルトラール®	経口	前立腺肥大症	抗アンドロゲン作用により前立腺肥大を抑制する排尿障害治療薬
	19-ノルテストステロン誘導体	ノルゲストレル	プラノバール® (エチニルエストラジオールとの合剤)	経口	機能性子宮出血のほか, 月経困難症, 周期の異常, 過多月経, 子宮内膜症, のほか, 避妊	エストロゲン製剤との合剤として用いられる
		レボノルゲストレル	アンジュ21/28® (エチニルエストラジオールとの合剤) ノルレボ®	経口	避妊 緊急避妊	エストロゲン製剤との合剤第2世代, 3相性の21錠もしくは28錠シートである 単独使用. モーニングアフターピルと呼ばれる
		デソゲストレル	マーベロン21/28®	経口	避妊	第3世代, 1相性

＊ P₄誘導体はすべて, 流早産 (切迫流早産, 習慣流早産), 黄体機能不全による不妊症, 不整月経 (無月経, 月経周期異常など) の用途をもつ.

図 15 黄体ホルモンとその誘導体

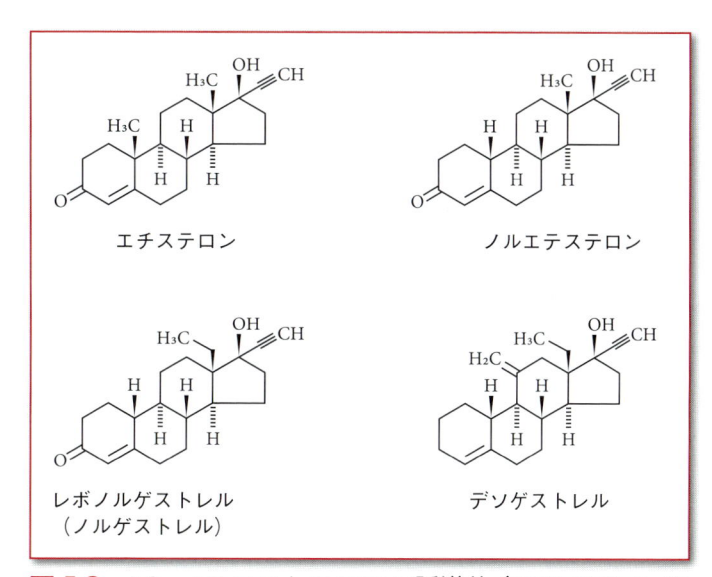

図 16 19-ノルテストステロン誘導体（エチステロンを除く）

　月経困難症，卵巣機能不全による不妊症などに使用される．このうち，レボノルゲストレルは，緊急避妊薬としても用いられ，性交後 72 時間以内に 1.5 mg を経口で服用する．

3. その他

❶ 経口避妊薬〔oral contraceptive, 通称ピル（pill）〕

経口投与可能な合成プロゲスチンと合成エストロゲンの混合製剤（両者混合比, 2～30：1）である。避妊効果は, ほかの方法（基礎体温法やコンドームなど）よりも優れている。下垂体前葉からの Gn 分泌を抑制することで排卵が阻害される。頸管液の粘度を上げるなどの変化（精子侵入の抑制）も関与する。

開発当初は主に合成プロゲスチンのみで用いられていたが, 卵胞ホルモンを加えることで排卵抑制効果が確実になることが明らかとなり, 2剤の合剤が用いられている。薬剤としては, 従来のピルよりもホルモン含有量を減らして（卵胞ホルモンは 50 μg 以下/錠）副作用軽減を図った低用量ピルが用いられる。

❷ 低用量ピルに含有されるホルモン

合成プロゲスチンとしては前述のようにノルエチステロン（NET）, レボノルゲストレル（LNG）, デソゲストレル（DSG）などが, また合成エストロゲンとしてはエチニルエストラジオール（EE）, メストラノールなどを含有する製剤がある。

❸ 低用量ピルの種類と特徴

1相性と3相性がある。その基本スケジュールは, 1周期（28日間）の間に21

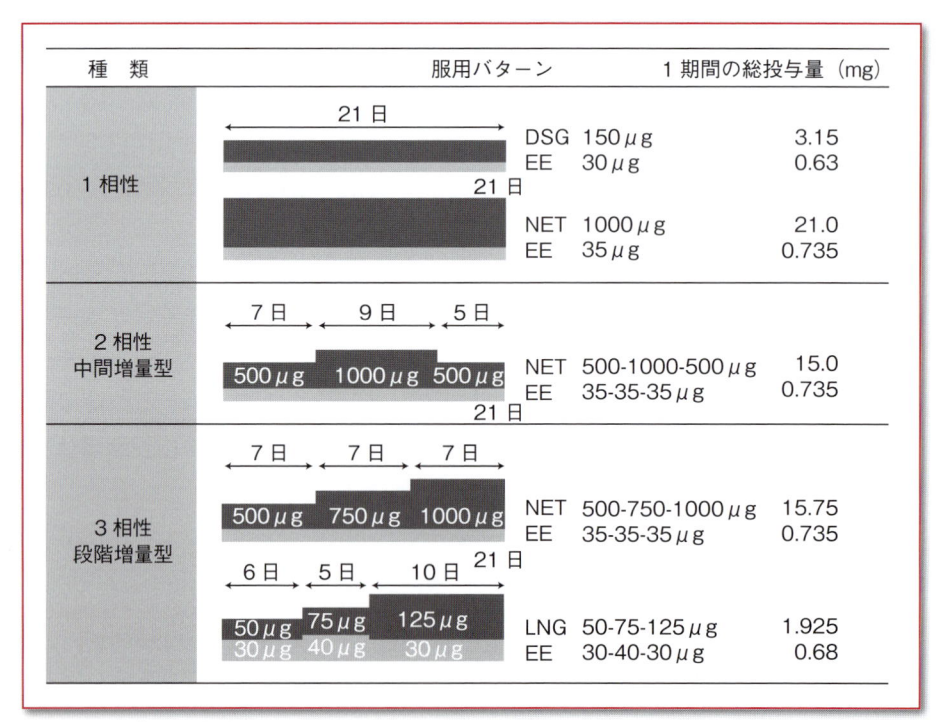

図17 ピルの種類
DSG, EE, NET, LNG：本文参照

日間（月経周期第 5 〜 25 日目）ホルモンを服用し，7 日間休薬するというサイクルの繰り返しである（図 17）。1 相性ピルは，卵胞ホルモンと黄体ホルモンの配合比が服用期間中同じである。3 相性ピルは，1 周期 21 日間を 3 区分に分けて 3 種類の錠剤を服用する。女性の自然なホルモン分泌パターンに似せてホルモン含量を変化させており，1 周期中に投与するホルモン量の軽減により，副作用の軽減を狙っている。7 日間の休薬期間後の服用を忘れないようにプラセボ，あるいは鉄剤にして服用するように工夫された 28 錠タイプもある。ピルは女性の QOL 向上にも重要であり，月経周期の正常化，月経血量の減少と貧血の改善，月経困難症の軽減も期待できる。卵胞ホルモンの発がん性，血栓症誘起作用，禁忌（子宮内膜がん，乳がん）などには注意して使用する。

参考文献

1) 岡田泰伸ら訳：ギャノング生理学（原書 22 版）．丸善，2010；448-456．
2) 山川浩司：国際薬学史 - 東と西の医薬文明史．南江堂，2000；111-115．
3) 水島　裕編：今日の治療薬．南江堂，2000；405-408．
4) 横田千津子ら編：病気と薬 パーフェクト BOOK．南江堂，2009；1004-1006．
5) 井村裕夫ら訳：内分泌薬．Francis S.G. & Peter H.F., Basic & Clinical Endocrinology, 2nd ed，金芳堂，京都，1985；389-506．
6) Strauss J.F. & Barbieri R.L.: Yen and Jaffe's reproductive endocrinology: Physiology, pathology, and clinical management, 6th ed, Saunders Elsevier, Philadelphia, 2009; 367-393.
7) 高久史麿監修：治療薬ハンドブック じほう，東京，2009；621-626．
8) Strauss J.F. & Barbieri R.L.: Yen and Jaffe's reproductive endocrinology: Physiology, pathology, and clinical management, 6th Ed, Saunders Elsevier, Philadelphia, 2009; 155-190.
9) R. ギルマン，R. バーガス：視床下部ホルモンのはたらき，別冊サイエンス，1983；72-83．
10) Uenoyama Y., Tsukamura H., Maeda K-I.: Kisspeptin/metastin: A key molecule controlling two modes of gonadotropin-releasing hormone/luteinizing hormone/luteinizing hormone release in female rats. J Neuroendocrinol 2009; 21: 299-304.
11) Reynolds R.M., Logie J.J., Roseweir A.K.et al: A role for kisspeptins in pregnancy: facts and speculations. Reproduction. 2009; 138: 1-7.

宦官

　過去の歴史に存在した去勢された官吏。刑罰，あるいは異民族の捕虜や献上奴隷が去勢され，皇帝や後宮に仕えるようになったのが始まりである。
五代十国のひとつ南漢国は，特に宦官を重用したことで知られ，科挙の成績優秀者は，性器切除してから登用された。10世紀後期には，総人口約100万人に対し宦官は2万人もいた（男性25人に1人）。

キスペプチン（メタスチン）

　キスペプチン〔kisspeptin, メタスチン（metastin）〕は，視床下部で産生されるペプチドで，GnRHの分泌を調節する145個のアミノ酸からなる神経ペプチドである。C末端のアミノ酸10個は種を超えて高度に保存されており，その合成ペプチドは多くの種において，GnRH/LH放出を促進する。
　キスペプチンは，当初（1996年）がん転移抑制遺伝子（*Kiss1*）産物として同定されメタスチンとも呼ばれていた。*Kiss1* がキスを連想させ，キス・チョコレートの工場があるペンシルバニア州ペンシルバニア州の大学で発見されたため，キスペプチンと呼ばれるようになったといわれている。オーファンGタンパク質共役型受容体GPR54（KISS1R）のリガンドである。このKISS1Rとキスペプチンの局在はほぼ一致している。視床下部のほか，胎盤，大脳，脊髄などにも存在する。生理作用として，GnRHの2つの分泌様式（サージ状とパルス状の分泌）に関与するらしい。前腹側室周囲核に局在しているキスペプチンニューロンは，血中の性ホルモン濃度とGnRHの情報をニューロンに伝達する働きをもつ。キスペプチンは思春期の始まりにかかわっているとされる。血中濃度は，通常2 pmole/L以下であるが，妊娠時には劇的に上昇し，妊娠後期には7,000倍以上になる。産生源は絨毛の栄養膜細胞である。

必須問題

問1 テストステロンの産生部位はどれか。1つ選べ。

1. セルトリ細胞
2. 精原細胞
3. ライディッヒ細胞
4. 前立腺細胞
5. 精嚢腺細胞

【解説個所】男性ホルモン
【出題意図】男性ホルモンの産生部位を問う。
【キーワード】テストステロン，ライディッヒ細胞
【正解】3

問2 テストステロンの生理・薬理作用について，正しいのはどれか。1つ選べ。

1. 排卵誘発
2. 射精促進
3. 骨格筋の肥大
4. プロゲステロン産生亢進
5. 前立腺がんの疼痛緩和

【解説個所】男性ホルモン
【出題意図】男性ホルモンの作用を問う。
【キーワード】テストステロン，タンパク質同化作用
【正解】3

問3 男性ホルモンについて，正しいのはどれか。1つ選べ。

1 前立腺の細胞膜受容体に結合して作用を発揮する。
2 卵胞ホルモンから生成される。
3 LH により産生が促進される。
4 前立腺の縮小効果がある。
5 合成アンドロゲンは，女性の不妊症に適用される。

【解説個所】男性ホルモン
【出題意図】男性ホルモンの生成過程と作用の特性を問う。
【キーワード】テストステロン，LH
【正解】3

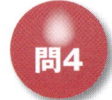

問4 フルタミドの適用について，正しいのはどれか。1つ選べ。

1 子宮内膜症
2 乳がん
3 造精機能障害
4 貧血
5 前立腺がん

【解説個所】男性ホルモン：抗アンドロゲン薬
【出題意図】抗アンドロゲン薬であるフルタミドの適用を問う。
【キーワード】テストステロン，前立腺がん
【正解】5

問5 メチルテストステロンの期待できる作用として，正しいのはどれか。1つ選べ。

1 子宮筋腫の誘発
2 前立腺がんの縮小
3 造精機能の抑制
4 性欲減退
5 末期女性性器がんの疼痛緩和

【解 説 個 所】男性ホルモン：合成アンドロゲン
【出 題 意 図】合成アンドロゲンの適用を問う。
【キーワード】メチルテストステロン，女性性器がん

【正　　解】5

問6 プロゲステロンに構造が類似した抗アンドロゲン薬はどれか。1つ選べ。

1 クロルマジノン
2 ナンドロロン
3 フルタミド
4 メスタノロン
5 オキセンドロン

【解 説 個 所】男性ホルモン：抗アンドロゲン薬
【出 題 意 図】抗アンドロゲン薬の名称と構造的特徴を問う。
【キーワード】抗アンドロゲン薬，クロルマジノン，オキセンドロン，フルタミド

【正　　解】1

問7 ナンドロロンの適用疾患はどれか。1つ選べ。

1 子宮内膜症
2 骨粗しょう症
3 前立腺肥大症
4 不眠
5 機能性子宮出血

【解説個所】タンパク質同化ステロイド
【出題意図】代表的タンパク質同化ステロイドの適用を問う。
【キーワード】タンパク質同化ステロイド

【正解】2

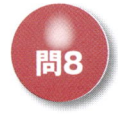

問8 タンパク質同化ホルモンでない薬物はどれか。2つ選べ。

1 メテノロン
2 ナンドロロン
3 メストラノール
4 メスタノロン
5 フィナステリド

【解説個所】タンパク質同化ステロイド
【出題意図】代表的タンパク質同化ステロイドの名称を問う。
【キーワード】タンパク質同化ステロイド

【正解】3, 5

問9　エストラジオールの主要な産生部位はどこか。1つ選べ。

1　前立腺
2　精嚢腺
3　卵胞莢膜細胞
4　卵胞顆粒膜細胞
5　退行黄体

> 【解説個所】女性ホルモン
> 【出題意図】卵胞ホルモンの産生部位を問う。
> 【キーワード】卵胞，顆粒膜細胞
> 　　　　　　　　　　　　　　　　　　　　　　【正　解】4

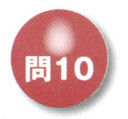

問10　天然のエストロゲンはどれか。1つ選べ。

1　アンドロステンジオン
2　エストロン
3　メテロノン
4　オキセンドロン
5　エストラムスチン

> 【解説個所】卵胞ホルモン
> 【出題意図】天然の卵胞ホルモンの名称を問う。
> 【キーワード】エストラジオール，エストロン，エストリオール
> 　　　　　　　　　　　　　　　　　　　　　　【正　解】2

問11 エストラジオールの子宮に対する作用はどれか。1つ選べ。

1 子宮筋運動抑制
2 内膜の増殖促進
3 オキシトシン感受性の低下
4 内膜のアポトーシス促進
5 内膜の脱落膜化の促進

【解説個所】卵胞ホルモン
【出題意図】エストラジオールの子宮に対する作用を問う。
【キーワード】子宮，内膜肥厚
　　　　　　　　　　　　　　　　　　　　　　　　　　　【正　解】2

問12 エストラジオールの作用はどれか。1つ選べ。

1 長骨骨端線の伸長促進
2 乳腺発育促進
3 乳がんの発生抑制
4 骨粗しょう症の誘発
5 体温上昇

【解説個所】卵胞ホルモン
【出題意図】エストラジオールの生殖器以外への作用を問う。
【キーワード】骨，骨吸収，乳腺，更年期障害，浮腫
　　　　　　　　　　　　　　　　　　　　　　　　　　　【正　解】2

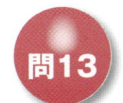

問13 発症の原因として女性ホルモンが関与しない疾患はどれか。1つ選べ。

1 子宮筋腫
2 子宮内膜症
3 更年期障害
4 性早熟症
5 下垂体 ACTH 産生腫瘍

> 【解説個所】卵胞ホルモン
> 【出題意図】女性ホルモンがかかわる疾患を問う。
> 【キーワード】子宮筋腫，子宮内膜症，更年期障害，性早熟症
> 【正　解】5

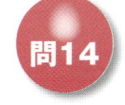

問14 SERM はどれか。1つ選べ。

1 エストラムスチン
2 エストロン
3 ジドロゲストロン
4 クロルマジノン
5 ラロキシフェン

> 【解説個所】卵胞ホルモン
> 【出題意図】SERM の理解を問う。
> 【キーワード】SERM（選択的エストロゲン受容体モジュレーター），ラロキシフェン，バゼドキシフェン
> 【正　解】5

問15 非ステロイド性の乳がん治療薬はどれか。1つ選べ。

1 メストラノール
2 アリルエストレノール
3 ノルゲストレル
4 クロミフェン
5 タモキシフェン

【解説個所】卵胞ホルモン：抗エストロゲン薬
【出題意図】エストロゲン作用を抑制する薬物の知識を問う。
【キーワード】タモキシフェン，トレミフェン，アナストロゾール，エキセメスタン
【正解】5

問16 ノルエチステロン・メストラノールの作用ではないのはどれか。1つ選べ。

1 月経困難症の改善
2 月経血量の抑制
3 月経周期の正常化
4 貧血の改善
5 血小板凝集の抑制

【解説個所】卵胞ホルモン：抗エストロゲン薬
【出題意図】経口避妊薬の期待される作用を問う。
【キーワード】ピル，低用量ピル，性腺刺激ホルモン，排卵
【正解】5

理論問題

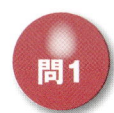

問1 男性ホルモンとその関連疾患について,正しいのはどれか。2つ選べ。

1 テストステロンは,ジヒドロテストステロン(DHT)に代謝されて不活性化される。
2 最も活性が強い男性ホルモンは,デヒドロエピアンドロステロン(DHEA)である。
3 DHT は,前立腺肥大症の発症に関与する。
4 多嚢胞性卵巣症候群において,卵胞膜を構成する細胞でのテストステロン生成が亢進していることが多い。
5 原発性性腺機能低下症では,性腺刺激ホルモン濃度が低値を示す。

【解説個所】男性ホルモン
【解説意図】男性ホルモンの生成,代謝,関連疾患を問う。
【キーワード】テストステロン,デヒドロテストステロン(DHT),デヒドロエピアンドロステロン(DHEA),前立腺肥大症,多嚢胞性卵巣症候群,性腺機能低下症

【正　解】3, 4

問2 タンパク質同化作用を有する化合物について,正しいのはどれか。2つ選べ。

1 メテノロンは,テストステロンより男性化作用が強い。
2 メテノロンは,男性ホルモン作用を強めた男性ホルモン製剤である。
3 ナンドロロンタンパク質同化作用は,テストステロンよりも持続性である。
4 ナンドロロンは,男性化作用を示さないので,若年女性への長期投与も行われる。
5 メスタノロンは,タンパク質合成促進作用をもち,骨格筋を発達させる。

【解説個所】タンパク質同化ステロイド
【解説意図】代表的タンパク質同化ステロイドの知識を問う。
【キーワード】タンパク質同化ステロイド,メテノロン,ナンドロロン,メスタノロン

【正　解】3, 5

問3 卵胞ホルモンについて，正しいのはどれか。2つ選べ。

1. 卵胞ホルモンを構成する炭素の数は，18個である。
2. エストラジオールは，FSHにより活性化されるアロマターゼにより卵胞莢膜細胞で生成される。
3. エストラジオールは，長骨骨端線の閉鎖を促進する。
4. エストリオールの活性は，天然のエストロゲンの中で最大である。
5. 加齢に伴うエストロゲン分泌の低下に伴い，性腺刺激ホルモンの血中濃度を低下する。

【解説個所】卵胞ホルモン
【解説意図】卵胞ホルモンと関連薬の作用を問う。
【キーワード】卵胞ホルモン，LH，FSH，アロマターゼ，卵胞顆粒膜細胞，莢膜細胞，長骨骨端線，エストラジオール，エストリオール，エストロン，更年期障害，性腺刺激ホルモン

【正解】1, 3

問4 生殖器と乳腺に作用する薬物または生理活性物質について，正しいのはどれか。2つ選べ。

1. クロミフェンは，エストロゲン依存性乳がん細胞の増殖を抑制する。
2. メピチオスタンは，抗エストロゲン薬として下垂体腫瘍の治療に用いられる。
3. エストラジオールは，子宮のオキシトシンに対する感受性を増大させる。
4. ブセレリン酢酸塩の単回投与は，下垂体からのLHやFSHの分泌を促進させる。
5. FSHは，卵胞の発育を促進し，精巣の精子形成を抑制する。

【解説個所】卵胞ホルモン
【解説意図】生殖器と乳腺に作用する薬物および生理活性物質の知識を問う。
【キーワード】クロミフェン，メピチオスタン，タモキシフェン，エストラジオール，ブセレリン，FSH

【正解】3, 4

問5 黄体ホルモンについて，正しいのはどれか。2つ選べ。

1 卵胞ホルモンから生成される。
2 その生成は，非妊娠成人女性では主に黄体や卵胞顆粒膜細胞でみられ，LHにより促進される。
3 子宮のオキシトシンに対する感受性を低下させる。
4 エストロゲンと協調して，乳腺小葉の発育を抑制する。
5 妊娠中の子宮運動促進に寄与する。

> 【解 説 個 所】黄体ホルモン
> 【解 説 意 図】黄体ホルモンの産生と作用の知識を問う。
> 【キーワード】黄体ホルモン，黄体，LH
> 【正　　解】2, 3

問6 タンパク質同化作用を有する化合物について，正しいのはどれか。2つ選べ。

1 含有される合成エストロゲンの量（割合）は，合成プロゲステロンのそれより多い。
2 エチニルエストラジオールとノルエチステロンの合剤投与は，性腺刺激ホルモンの放出を抑制する。
3 3相性ピルでは，一周期28日間を3区分に分けて，休薬することなく錠剤を服用する。
4 エチニルエストラジオールの重大な副作用として，体温上昇や心不全誘発がある。
5 頸管粘液の粘度を上げる効果を有する。

> 【解 説 個 所】その他
> 【解 説 意 図】経口避妊薬の成分，作用機序，使用方法，副作用の理解を問う。
> 【キーワード】ピル，低用量ピル，エチニルエストラジオール，ノルエチステロン，性腺刺激ホルモン，排卵，頸管粘液
> 【正　　解】2, 5

問7 次の薬物とその特性または医療用途との対応について，正しいのはどれか。2つ選べ。

	薬物	特性・医療用途
1	クロルマジノン	プロゲステロン生成阻害
2	ジエノゲスト	骨粗しょう症
3	ノルエチステロン	無月経
4	メドロキシプロゲステロン	流早産
5	ノルゲストレル	乳がん，子宮がん

【解説個所】男性ホルモン：抗アンドロゲン薬，黄体ホルモン：合成黄体ホルモン
【解説意図】生殖器系に作用する薬物とそれらの特性を問う。
【キーワード】クロルマジノン，ジエノゲスト，ノルエチステロン，メドロキシプロゲステロン，ノルゲストレル
【正解】3, 4

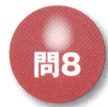

問8 内分泌機能または疾患に作用する薬物の記述について，正しいのはどれか。2つ選べ。

1 胎盤では，閉経期性腺刺激ホルモン（hMG）が生成される。
2 視床下部からの性腺刺激ホルモンの分泌により，FSHとLHの分泌が促される。
3 卵胞顆粒膜細胞から分泌されるエストロゲンは，骨吸収を促進する。
4 性腺機能低下症の治療薬として，ゴナドレリン酢酸塩が使用されることがある。
5 クロミフェンは，競合的に間脳のエストロゲン受容体を遮断して，性腺刺激ホルモンの分泌を促進させる。

【解説個所】卵胞ホルモン，黄体ホルモン
【解説意図】内分泌機能またはその疾患，治療薬の作用の基本的知識を問う。
【キーワード】hMG, hCG, Gn, FSH, LH, ゴナドレリン，クロミフェン
【正解】4, 5

6章 血糖値調節ホルモン

Key word

- インスリン－糖利用促進－血糖値低下
- グルカゴン－抗インスリン作用－糖新生促進－血糖値上昇
- 1型糖尿病－インスリン依存性－インスリン製剤
- 2型糖尿病－インスリン非依存性－抗糖尿病薬
- インクレチン－DPP-4阻害薬－GLP-1受容体作動薬－新作用機序の抗糖尿病薬

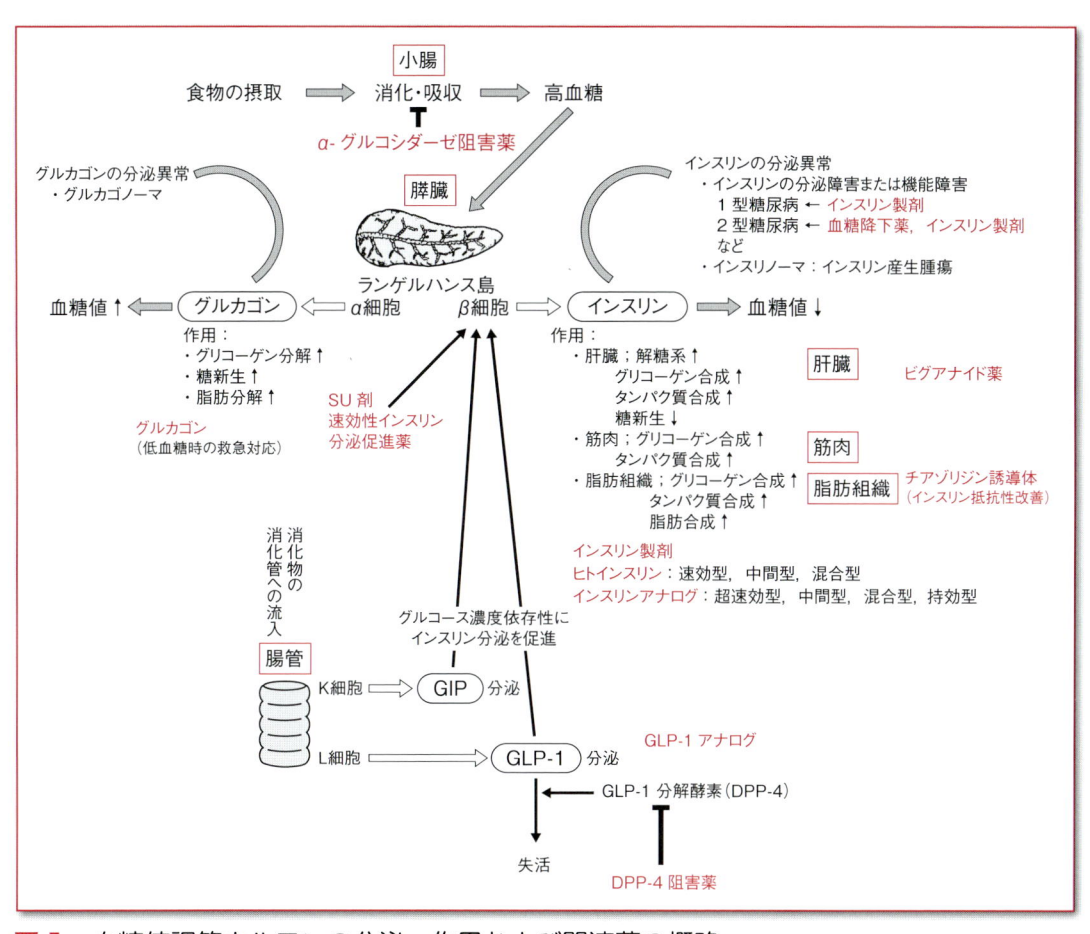

図1 血糖値調節ホルモンの分泌・作用および関連薬の概略

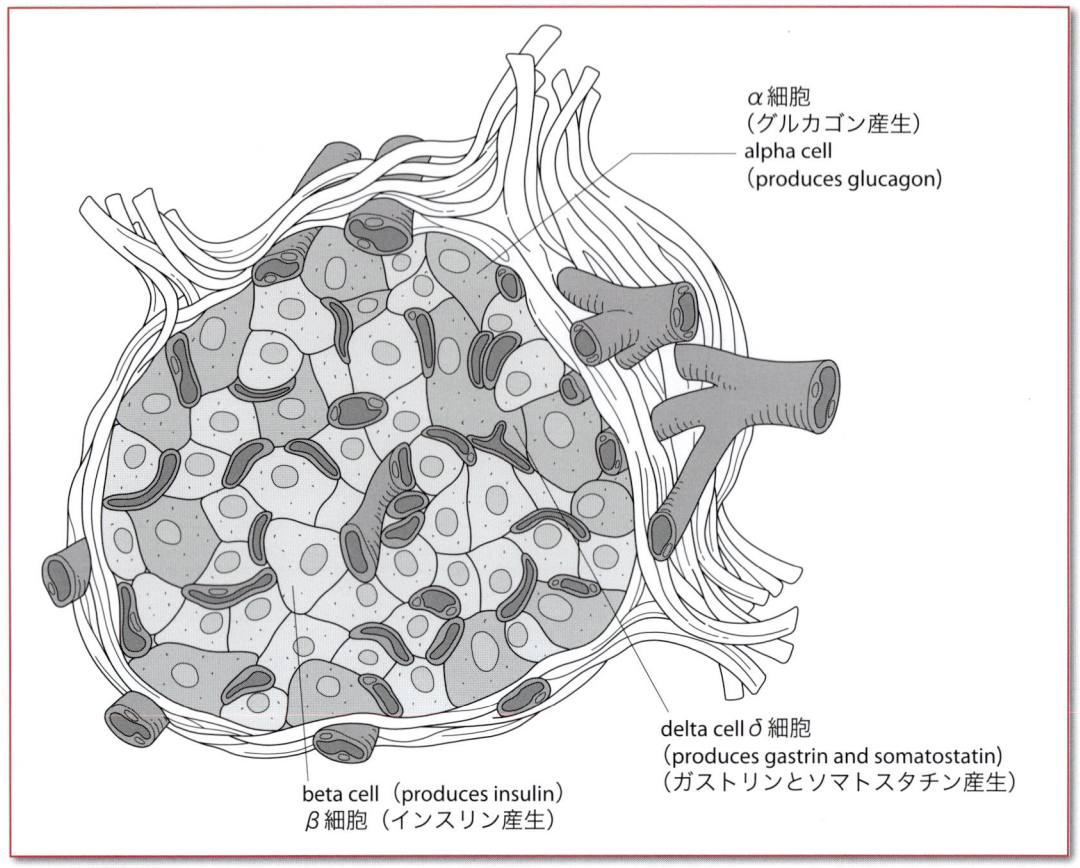

図2 膵島（ランゲルハンス島）

　生体におけるすべての細胞にとって，主要なエネルギー源の1つであるグルコースの血中濃度（血糖値）は，細胞のエネルギー代謝レベルを制御する最も重要な因子である。

　この血糖値を調節する最も重要なホルモンが膵臓のランゲルハンス（Langerhans）島（膵島）から分泌されるインスリンとグルカゴンである。膵島はドイツの医学生Langerhansによって1869年に発表された。膵島は，小腸に消化酵素を分泌する外分泌腺組織である膵臓のなかに点在する直径約100 μmの細胞集団である。発生学的には，膵島はまわりの外分泌腺組織と起源が異なる。膵島の α（A）細胞からグルカゴン，β（B）細胞からインスリン，δ（D）細胞からソマトスタチン，PP細胞から膵ポリペプチドが分泌される（図2）。

　膵島には，膵島門脈系と呼ばれる血管系が通常の動脈-毛細血管-静脈系と並行して分布し，ホルモンの輸送にあたっている。インスリンは血糖値の上昇に反応して膵β細胞から分泌され，筋肉，肝臓，脂肪組織などでの糖の取り込みを増大させるとともに，末梢組織での糖の利用を促進する。結果として，血糖値は下がる。しか

し，糖の取り込みがインスリンに依存しない組織もあり，その代表的なものは，常時活動のためにグルコースを要求する脳組織である。インスリンには，このほかに細胞の成長にかかわる作用もある。

血糖値下降作用をもつホルモンはインスリンが唯一であるが，これと拮抗して血糖の低下を抑制するのが同じ膵島内から分泌されるグルカゴンである。血糖値を上昇させる因子あるいはホルモンは，ほかにも多く存在し，なかでも甲状腺ホルモン，交感神経系や副腎髄質から分泌されるノルアドレナリンやアドレナリン，糖質コルチコイド，成長ホルモンは重要である。

1. インスリン

a. プロフィール

❶ インスリンの化学

インスリン（insulin）[*1]は分子量約6,000，アミノ酸21個のA鎖とアミノ酸30個のB鎖の2本のペプチド鎖が，システイン残基のジスルフィド結合（-S-S-）で結ばれたポリペプチドホルモンである（図3）。

❷ インスリンの生合成-産生，貯蔵，分泌

（1）生合成と貯蔵

インスリンは膵β細胞で，伝令RNA（mRNA：messenger ribonucleic acid）からの翻訳により生合成される。まず，プレプロインスリンとして合成され，N末端の23個のアミノ酸残基からなるシグナルペプチドがはずれて，分子量約9,000のプロインスリンとなる。プロインスリンは，上記の2カ所のジスルフィド結合により折り畳まれる。

さらにプロインスリンはゴルジ（golgi）装置に送られ，ジスルフィド結合を残したまま，エンドペプチダーゼ活性により中央部のCペプチドが切り離されて，インスリン本体が残る。したがって，インスリン本体はA鎖とB鎖が2カ所でジスルフィド結合した分子量約6,000のタンパク質となる。

Zn^{2+}を含む結晶となっているインスリンとCペプチドはほぼ1：1で分泌顆粒のなかに貯蔵される。そこでインスリンの分泌時には，インスリン1分子に対してCペプチドが同時に1分子放出される。このために，血中のCペプチドを測定することにより，生合成され分泌されたインスリンの量を知ることができる（後述）。Cペプチドはインスリンが示す生理作用をもたない（図3）。

[*1] インスリン（insulin）
インスリンは1922年にBantingとBestによって発見され，その数年後Abelにより結晶化された。1960年にSangerによって一次構造が決定され，HodgkinによりX線結晶構造解析がなされた。

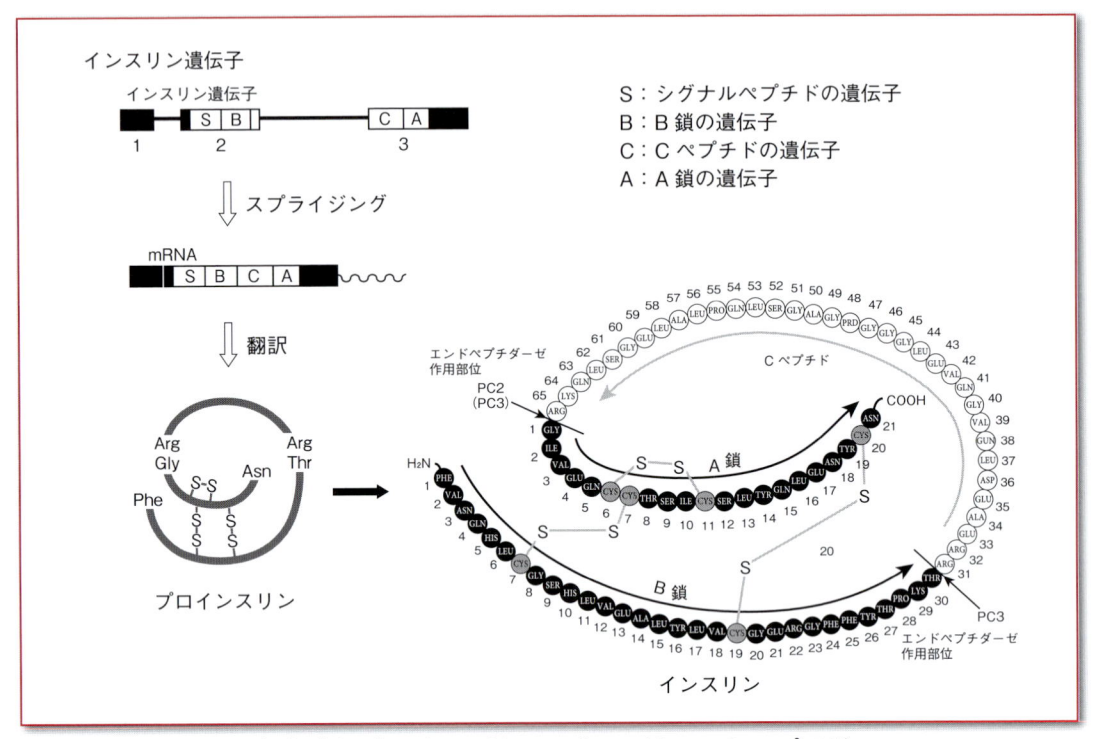

図3 インスリンの生合成とプロインスリン，インスリン，Cペプチド

(2) インスリンの分泌

食後に消化管よりグルコースが吸収されると，膵臓を灌流する血液の血糖値が上昇し，それに応じて膵 β 細胞からインスリンが分泌される。

グルコースは細胞膜にあるグルコース輸送担体2（GLUT2：glucose transporter 2）によって膵 β 細胞内に取り込まれて代謝されると，細胞内にアデノシン三リン酸（ATP：adenosine triphosphate）が産生される。**図4** に示すように，血糖値が上昇すると（①），細胞内ATP濃度が増加し（②），ATP感受性K$^+$チャネルが閉じる（③）。K$^+$チャネルが閉じると，細胞膜は脱分極して（④）Ca^{2+}チャネルが開く（⑤）。この細胞膜のCa^{2+}チャネルを通過してCa^{2+}が細胞外から細胞内に流入し（⑥），インスリンの分泌[*2]が始まる。

膵 β 細胞からのインスリン分泌は，このような食後の血糖値上昇による追加分泌（ボーラス）のほかに，24時間一定量が分泌される基礎分泌（ベーサル）もある。糖尿病患者では初期症状として，前者の追加分泌が十分でなく，食後の高血糖値がなかなか下がらないのが問題である（後述）。

[*2] **インスリンの分泌**
　実験的にインスリン分泌は，膵 β 細胞周囲のグルコース濃度の上昇から秒単位で始まり数分で終わる初期の第1相の分泌と，その後，数10分にわたる第2相の分泌とに区別される。第1相はすでに分泌顆粒中に貯蔵されていたものの放出により，数分で枯渇する。第2相は新しく生成されたインスリンの分泌である。グルコースには，このインスリン産生を促進する働きもある。

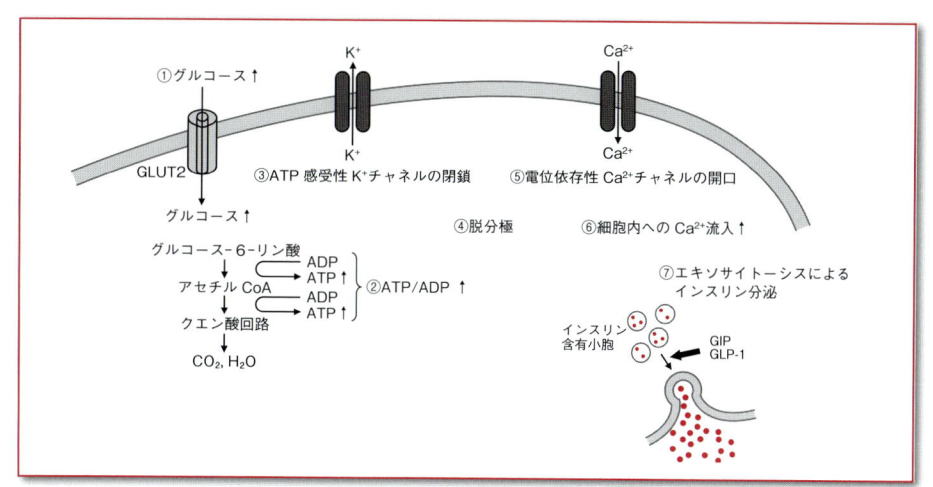

図4 膵β細胞におけるグルコースの取り込み，代謝，インスリン分泌
(石原寿光：インスリン分泌機構とその異常．門脇孝編．新臨床医のための分子医学シリーズ 糖尿病の最前線；羊土社，東京，1997)

(3) インスリン分泌に対する促進因子と抑制因子

血糖値はインスリン分泌の最強の促進因子であるが，ほかにも各種の因子が促進的にあるいは抑制的に働く．

1) 飢餓のような長期のカロリー制限は，インスリンの分泌低下とインスリン抵抗性を生じ，耐糖能の低下をもたらす．

2) 自律神経系はインスリンの分泌調節因子であり，アドレナリンα受容体刺激は抑制的に，アドレナリンβ受容体刺激は促進的に働く．

3) 消化管ホルモンであるグルカゴン様ペプチド-1（GLP-1：glucagon-like-peptide-1），グルコース依存性インスリン分泌促進ポリペプチド（GIP：glucose-dependent insulinotropic polypeptide）は分泌に促進的に働く．さらに，経口で与えたアミノ酸も分泌を促進するが，これは消化管ホルモンを介する作用と考えられている．

4) カテコールアミンは，膵島ホルモンのインスリンとグルカゴンの分泌に影響を与える．アドレナリンはグルコース刺激後のインスリン放出を抑制し，グルカゴン放出を促進する．ノルアドレナリンも同様な作用がある．これらのカテコールアミンの作用は，それぞれのもつアドレナリンα受容体刺激作用とアドレナリンβ受容体刺激作用の総和によるものである．

5) 膵島に分布する副交感神経である右迷走神経の刺激は，インスリン放出を促進させる．この副交感神経作用は，伝達物質としてアセチルコリンを介する．これはアトロピンで抑制されるので，ムスカリンM_4受容体を介するムスカリン作用であると考えられている．

❸ グルコース代謝と血糖値調節

ここで，インスリン作用と密接な関係のあるグルコース代謝と血糖値調節についてまとめておく。

(1) グルコース代謝

グルコースは細胞膜にある GLUT で細胞内に取り込まれると，直ちにヘキソキナーゼにより ATP の存在下でリン酸化されて，グルコース-6-リン酸になる。

それ以後，①解糖系を経てクエン酸（TCA：tricarboxylic acid）回路に入り，CO_2 と H_2O までに分解される経路：このときは1分子のグルコースから36分子の ATP が得られる，②ホスホグルコン酸を経て五炭糖が生成される五炭糖リン酸経路，③グリコーゲンの合成さらに分解を経る経路，の3方向がある。

①により生成される ATP は，上述したように膵 β 細胞でインスリン分泌を誘発する刺激になる。③のグリコーゲンの合成は主に肝臓で行われ，貯蔵される。血糖値が低下して，骨格筋などの活動に追加のエネルギー源が必要になると，肝臓のグリコーゲンが分解されて血中にグルコースが放出される。

(2) 糖新生

糖新生（gluconeogenesis）とは，糖質以外のアミノ酸などからグルコースやグリコーゲンが生成される現象で，その合成の出発点はアミノ酸の分解により生成されるピルビン酸である。糖不足時に血糖値を上昇させる生体の大切な手段である。この糖新生を誘因する強力な因子の1つは，副腎皮質ホルモンのコルチゾールである。

(3) 糖の腎排泄閾値

血糖値は末梢組織でのグルコース代謝により調節されるだけではなく，直接に腎臓から尿中にグルコースが排泄されて調節される場合もある。尿への排泄の有無は，血糖値と，どの濃度で尿に漏れ出るかを決める腎臓の糖排泄閾値によって決まる。

健常者の空腹時血糖値は 70 〜 90 mg/dL で，排泄閾値は 170 〜 180 mg/dL であるから，通常は尿へ排泄されない。しかし，血糖値が閾値より高くなれば，いわゆる糖尿となる。また，閾値が異常に低い場合は，血糖値は正常でも糖尿が起こる。これを腎性糖尿という。

(4) 血糖値の調節

腸管からの糖の吸収量，吸収されて門脈より血中に入った糖が肝臓でどの程度グリコーゲンに合成されるか，どれだけ脂肪へ転化するか，また骨格筋などの末梢組織でどの程度分解されるかなどのさまざまな要因が関連して，血糖値が変化する。これらの要因を制御して，血糖を一定の生理的濃度にするのがホルモンと自律神経系である。

血糖値調節に最も強力に働くのがインスリンで，特に**インスリンは血糖値を降下**させる唯一のホルモンである。一方，**血糖値を上昇させる因子やホルモン**は多数存在する。重要なものには，同じ膵島から分泌されるグルカゴン，ソマトスタチン，副腎髄質のアドレナリン，副腎皮質のコルチゾール，甲状腺ホルモン，女性ホルモン

のエストロゲンがある。

b. 生理作用

❶ インスリンの生理作用

インスリンの主要な標的器官は，筋肉，脂肪組織，肝臓である。

- 筋肉では，グルコース，ガラクトースなど糖の取り込みは促進される。さらに糖が代謝し，ATPを産生する酸化燃焼が促進される。また，グリコーゲン合成・タンパク質合成が促進される。
- 脂肪組織では，糖の取り込み，グリコーゲン合成・タンパク質合成の促進のほか，脂肪の合成が促進される。また，糖代謝の結果生成されるピルビン酸から，アセチルCoAを経る脂肪酸への転化（脂肪酸合成）を促進して，トリグリセリドの合成を促進する。ほかには，脂肪組織の血管内皮細胞上のリポタンパク質リパーゼ（LPL：lipoprotein lipase）活性を刺激して超低密度リポタンパク質（VLDL：very low density lipoprotein）の分解を促進し，細胞への脂肪酸やグリセロールの供給を増加することで，トリグリセリドの脂肪細胞内蓄積を促進する。
- 肝臓ではグリコーゲン合成・タンパク質合成の促進が主要な作用であるが，グリコーゲン分解の抑制，糖新生の抑制も起こる。
- 乳腺，精嚢腺，下垂体，子宮組織などでは，脂肪酸合成，タンパク質合成の促進，成長促進作用がある。一方で，常時活動のためにグルコースを必要とする脳組織の糖取り込みに対して，インスリンは効果がない。そのほか，電解質代謝に対しても影響があり，カリウム・リン酸の細胞内取り込みを促進する。

このように，インスリンの働きは多様であるが，薬学を学ぶ者として最も重要な作用は，末梢組織での糖取り込みを促進して，血糖値を下げる作用である。これは秒単位で起こる。タンパク質合成の促進，タンパク質分解の抑制，グリコーゲン合成の促進と分解の抑制，肝臓における糖新生の抑制は分単位で，また脂質合成酵素の増加などは時間単位で起こる。これらのインスリン作用を生体全体からみると，食後に同化作用を促進し，異化作用を抑制している作用といえる。

❷ インスリン受容体

インスリンの作用は，細胞レベルでみると細胞膜にあるインスリン受容体を介して発現する。この受容体はα鎖2個，β鎖2個で構成される4量体からなるチロシンキナーゼ内在型受容体であり，一般の成長因子受容体と共通の構造を示している（図5）。

インスリンが受容体に結合すると受容体自身が自己リン酸化され，さらに細胞内のインスリン受容体基質-1（IRS-1：insulin receptor substrate 1）や細胞内標的タンパク質のリン酸化により作用を発現する。特に筋肉などにおける糖取り込み促進は，このリン酸化を介して細胞内の小胞膜上に存在するGLUT（筋肉の場合

インスリンに対する拮抗作用

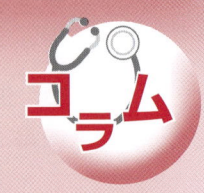

　インスリンの働きとインスリン作用が不足する糖尿病の病態を理解するには，インスリン拮抗作用を平行して知る必要がある。

　インスリンに拮抗する作用は，健常では，空腹時の血糖値の低下が誘発するグルカゴン，アドレナリン，コルチゾールなどの作用である。

　①空腹時には，筋肉ではグリコーゲンを分解してエネルギー源とするほか，タンパク質が分解されて血中にアミノ酸として放出される。

　②脂肪組織ではトリグリセリドが分解されて，脂肪酸が血中に放出される。

　③肝臓では，グリコーゲンが分解されてグルコースが血中に放出される。さらに，①で放出されたアミノ酸から糖新生を行い，②で放出された脂肪酸からケトン体を生成して，血中に追加のエネルギー源を放出する。

　これらの拮抗作用が正常範囲を越えて，血糖値の低下がなくても過剰になる状況が，後述するインスリン作用が相対的に不足する糖尿病の症状の重要な部分である。このことは，糖尿病の病態理解にとって極めて重要である。

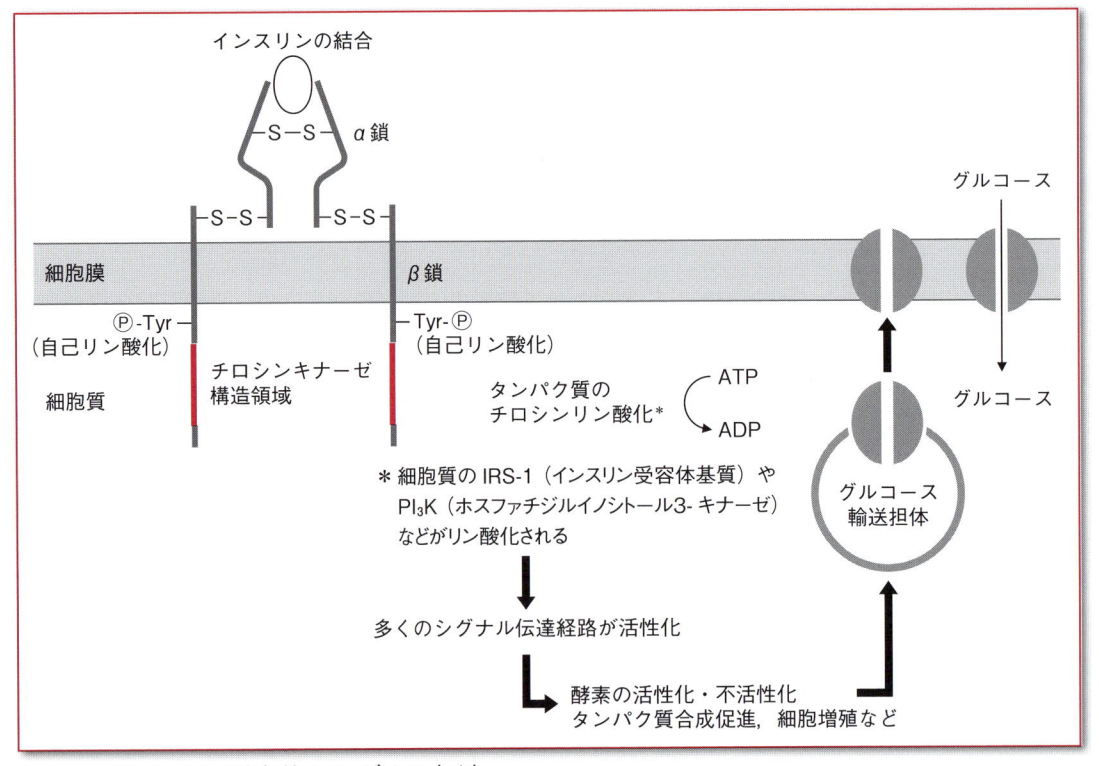

図5　インスリン受容体とシグナル伝達

GLUT4）が細胞膜へと移行し，結果としてグルコースの細胞内への流入が増加することによるものである。

c. 関連疾患

インスリンの分泌不足か，インスリン感受性の低下のいずれか，あるいは両方の結果によりインスリン作用の不足が生じることにより引き起こされる病気が糖尿病[*3]である。

糖尿病の原因としては，インスリン分子の異常，インスリン分泌の障害，インスリンが作用する標的組織におけるインスリン感受性の低下などが独立して，あるいは複合して起こることが考えられる。また，これらの異常・障害は先天的・遺伝的要因による場合のみならず，環境要因も関与する。したがって，糖尿病は単一の疾患ではなく，多様な病因から引き起こされる高血糖症とそれに伴う多くの病態が含まれる症候群である。

そこで次のようにまとめることができる。

1) インスリン作用の不足により，糖代謝を中心として，脂肪，タンパク質，電解質そのほかの代謝が全身的に異常になり，特に末梢の組織における糖利用の低下から慢性的に高血糖となった状態である。

2) 慢性的高血糖症のため細小動静脈の障害である細小血管症が特徴的にみられ，それにより心疾患，腎疾患，網膜疾患など，重大な二次的合併症を伴う。

3) インスリン作用不足の原因には先天的要因，多遺伝子因子，後天的要因，環境因子があり，多様である。

❶ 糖尿病の分類

これまで糖尿病は 1980 年，1985 年の WHO の報告に基づき，インスリン依存性糖尿病（IDDM：insulin-dependent diabetes mellitus, あるいは 1 型）とインスリン非依存性糖尿病（NIDDM：non-insulin-dependent diabetes mellitus, あるいは 2 型），およびそのほかの疾患や状態に伴う糖尿病の 3 群に分類されていた。IDDM は生命を維持するためにインスリン注射が不可欠のものと定義され，それ以外のものを NIDDM と呼び，病気の原因よりも治療からみた臨床の必要性（耐糖能障害の程度）で分類されていた。しかし最近，糖尿病の成因についての研究が進み，一部の糖尿病は，遺伝子異常が特定されるようになり，米国糖尿病協会，WHO および日本糖尿病学会報告により成因に基づいて分類が行われた。それが**表1**である。

❷ 1 型糖尿病

1 型はこれまでの IDDM と同じ病態で，膵島炎などで膵島が直接的に破壊され，特に膵 β 細胞の減少，さらに脱落によりインスリンの分泌量が絶対的に不足し，イ

[*3] **糖尿病**
糖尿病は厚生省の指標によると，わが国における有病率は 1955 年を 1 とすると 1985 年には 30.5 と 30 年間で 30 倍にも増大した。2007 年の国民健康・栄養調査によると糖尿病が強く疑われる人が 890 万人で，糖尿病の可能性を否定できない人 1,320 万人を合わせると 2,210 万人と推定されており，高血圧症とともに糖尿病は代表的な生活習慣病である。

表 1　糖尿病と，それに関連する耐糖能低下の成因分類

I.	1 型糖尿病（膵 β 細胞の破壊，通常は絶対的インスリン欠乏に至る） 　A．自己免疫性 　B．特発性
II.	2 型糖尿病（インスリン分泌低下を主体とするものと，インスリン抵抗性が主体で，それにインスリンの相対的不足を伴うものなどがある）
III.	そのほかの特定の機序，疾患によるもの 　A．遺伝因子として遺伝子異常が同定されたもの 　　1）膵 β 細胞機能にかかわる遺伝子異常 　　2）インスリン作用の伝達機構にかかわる遺伝子異常 　B．ほかの疾患，条件に伴うもの 　　1）膵外分泌疾患 　　2）内分泌疾患 　　3）肝疾患 　　4）薬剤や化学物質によるもの 　　5）感染症 　　6）免疫機序によるまれな病態 　　7）そのほかの遺伝的症候群で糖尿病を伴うことの多いもの
IV.	妊娠糖尿病

ンスリン作用が欠落するものである。発症はウイルス感染などを誘因とすることもあるが，膵島細胞起源の抗原に対する自己抗体が産生される，自己免疫機序による膵島炎が原因となる[*4]。発症が一般的に急激で，子どもから成人まで罹患の可能性がある。

　1 型の治療では，インスリン製剤の注射が必須であり，これを行わないと，脂質代謝異常の結果ケトアシドーシスとなり，急速に糖尿病性昏睡に至ることが多い。

❸ 2 型糖尿病

　2 型の原因としては多数のものが挙げられるが，インスリンの分泌障害とインスリン感受性の低下によるインスリンの作用不足により発症する。発症は緩慢で，発症から時間が経ってから高血糖症状が現れる。したがって，発症後すぐにインスリン製剤を注射する必要は少ない。それが NIDDM と呼ばれるゆえんである。

　患者のうち 40％は家族的に罹患することが知られ，遺伝的要因は重要である。これに，過栄養，肥満など副次的な要因が加わって発症すると考えられる。わが国における糖尿病患者の 90％以上を占める。

　発症の原因として，末梢組織のインスリンの標的細胞である肝臓，筋肉のインスリンに対する感受性の低下が重要である。感受性低下の仕組みは，標的細胞上のインスリン受容体の数や結合能の低下，細胞内刺激伝達系の効率低下などが挙げられる。これらの低下には環境的要因のほかに，遺伝的要因も含まれる。

＊4　膵島炎の原因
　　　自己抗体が検出されない特発性の発症もある。

表2 成因分類における1型および2型の特徴

	1型	2型
発症機構	自己免疫を基礎にした膵β細胞の破壊	インスリン分泌低下にインスリン抵抗性が加わって生ずる
遺伝的素因の関与	低い（家族内血縁者の糖尿病は2型より少ない）	高い（家族内血縁者にしばしば糖尿病がある）
HLAとの相関	HLAに特徴がある。ほかの遺伝子の関与も推定されている	なし
発症年齢	若年者（25歳以下に多い）	40歳以上に多い
肥満度	非肥満が多い	肥満または肥満の既往が多い
自己抗体の有無	陽性（発症初期の70%位にICA、抗GAD抗体など）	陰性

HLA：human leukocyte antigen, ICA：islet cell antibody, GAD：glutamic acid decarboxylase

　従来，2型とされた糖尿病のなかには，原因としてインスリン分子の異常，インスリン受容体異常，GLUTの異常，膜以降のインスリン作用の細胞内情報伝達異常などの遺伝子変異が確定した例もある。成因分類では，このような遺伝子変異が確定したものは，そのほかの特定の機序，疾患による糖尿病に分類される。しかしこのような例は2型全体の5%程度で，大部分の場合は決定的な原因は未定である。食生活の変化など環境因子の寄与が大きいとされる。

❹ 糖尿病における診断と病態

　ところで，糖尿病の診断としては，空腹時の血糖値を測り，正常値を超えているかを基準とする。糖尿病初期については，75g糖負荷試験（OGTT：oral glucose tolerance test）を行い，経口的に与えたグルコースに対する血糖値の上昇の程度を調べる検査も重要である。糖尿病では初期から，インスリン感受性低下による末梢組織でのグルコースの取り込みの減少，およびインスリンの分泌反応の遅れと放出量の減少のために，糖負荷後の血糖上昇が抑えきれないことがあり，この現象に注目している。

　膵島からのインスリン放出量の測定も病態判定に重要であり，治療として与える外来性のインスリン製剤の影響をさけるため，血中のCペプチドの濃度を測定する。また，食事などによる短期の変動をさけて長期の血糖値を知ることも必要である。慢性的高血糖状態が持続すると，血中グルコースによる非酵素的な血中タンパク質の糖化が起こる。その結果，増加する糖化ヘモグロビン（HbA1c：glycosylated hemoglobin）[*5] を指標として測定する。全ヘモグロビン量に対しHbA1cが6.5%以上となった場合，糖尿病と判断する[*6]。　このHbA1c量は1回の測定でも過去1

[*5] **糖化ヘモグロビン（HbA1c：glycosylated hemoglobin）**
　　グリコヘモグロビンのうち，ヘモグロビンのβ鎖のN末端にグルコースが結合した糖化タンパク質である。
[*6] **国際標準値**
　　国際標準値は従来の日本糖尿病学会値に0.4%加えた値である。

〜2カ月の空腹時血糖とよく対応するので，治療効果などの判定にも極めて有用である。

日本糖尿病学会の診断基準では，①静脈血漿の空腹時血糖が126 mg/dL以上，②OGTTで2時間値が200 mg/dL以上，③随時血糖値が200 mg/dL以上，④HbA1cが6.5％以上のいずれかが確認された場合は「糖尿病型」と判定される。ただし，①〜③のいずれかと④が確認された場合には，1日の検査結果で糖尿病と診断してよいとされている。

2型糖尿病の発症にはインスリン抵抗性の増大，すなわち感受性の低下が特に重要で，これを代償するための高インスリン血症が初期に認められ，やがて膵β細胞が疲弊して，分泌障害に至ると推測されている。しかし，2型における膵β細胞の障害は機能低下の範囲で，形態的な崩壊像は少ない。また，病態がかなり進行するまで血中インスリン量は減少しない。

1型糖尿病にみられる急激なインスリン欠乏状態では，著しい高血糖とともに脂質代謝が異常となり，高トリグリセリド血症が発生する。また，肝臓では脂肪酸分解過程で脳でのエネルギー源としても利用できるケトン体（βヒドロキシ酪酸，アセト酢酸）産生が異常に高まる。これらの酸濃度が上昇すると，血清中の重炭酸イオン濃度が減少して，最終的には糖尿病性ケトアシドーシスの状態になり，生命が危うい状態となる。2型でも高トリグリセリド，総コレステロール，低密度リポタンパク質（LDL：low-density lipoprotein）の増加と高密度リポタンパク質（HDL：high-density lipoprotein）の減少がみられる。

❺ 合併症

糖尿病では高血糖の結果，細小血管が障害され，腎糸球体動脈障害に起因する糖尿病性腎症，脳血管障害による脳動脈硬化，糖尿病性網膜症，冠血管障害による心筋梗塞など重大な合併症が起こる。また，男性インポテンツ，筋力低下，感覚異常などの末梢神経障害が起こる。細小血管の障害は高血糖状態が原因であることは間違いないが，血糖コントロールが良好でも合併症が進行する場合があり，血糖値と細小血管障害が相関しないときもある。また，網膜と腎糸球体の細小血管は特に侵されやすいという組織特異性もみられる。

糖尿病の死亡原因は，インスリンの発見以前はケトアシドーシスによる急激な昏睡状態による死であった。1940年以後はインスリン製剤と抗生物質の開発により糖尿病患者の寿命は著しく延長したが，その結果，細小血管障害による合併症が表面化した。現在では，循環器障害が糖尿病患者の死因の1位である。また，死因ではないが，腎透析患者の30％が糖尿病性腎症である。

細胞を用いた研究から，高血糖によるタンパク質の**非酵素的糖化**によるタンパク質機能の劣化と，劣化タンパク質の組織への沈着が細胞障害の原因の1つとして注目されている。また，高血糖状態でグルコース代謝が異常となり，**アルドース還元酵素活性が亢進**して，グルコースがTCA回路を介さず五炭糖経由で解糖され，細

胞内にソルビトールを蓄積することも明らかにされており，組織細胞の破壊，特に末梢神経障害の原因と考えられている。

d. 臨床応用

1型糖尿病におけるインスリン分泌の欠落した状態では，治療にはインスリン製剤が最適の処方である。インスリン製剤は当初，ウシ，ブタなどの膵臓から精製されていたので，製造量が制限される供給の問題だけでなく，抗インスリン抗体の出現による効力低下も問題となっていた。しかし，現在では大腸菌を用いた遺伝子組み換え技術により産生されるヒトインスリン製剤が用いられている。

2型糖尿病の治療では，特に初期は，適正なエネルギー摂取・肥満解消による膵β細胞の負担を軽減する食事療法，および筋肉におけるグルコースと遊離脂肪酸の利用を増加させる運動療法による改善が主である。それでも効果が上がらないときには，経口血糖降下薬が用いられる[*7]。これは膵β細胞からのインスリン分泌が可能であることを前提としている。分泌促進薬として，スルホニル尿素剤（SU：sulfonylurea剤）とビグアナイド剤があるが，主として前者が用いられる。後者は効力ではSU剤に及ばないが，一方でインスリン抵抗性の改善作用があるという特徴もあるため，最近では積極的に用いられ始めている。SU剤は膵β細胞の分泌刺激作用を特徴とし，膵β細胞機能がある程度保たれていることを前提とするので，1型には禁忌である。もちろん，インスリン療法は2型においても，膵β細胞の分泌機能が高度に低下した場合は根本的な補充療法である。

治療に用いられる薬剤として，1型糖尿病ではインスリン製剤，2型糖尿病では，初期には経口糖尿病薬が用いられるが，効果が得られなくなるとインスリン製剤の適用となる。以下に個別の製剤について述べる（図6, 7）。

❶ インスリン製剤

（1）合成インスリン

インスリンにはわずかな動物種差があるが，その差が少ないのでウシ，ブタ，クジラからとったインスリン製剤が用いられてきた。しかし，長期，大量連用すると，抗体生成によりアレルギー反応やインスリン抵抗性を生じることがあった。ブタインスリンは，ヒトインスリンとB鎖のカルボキシル末端から30番のアミノ酸だけが異なっている。そこで，ブタインスリンの30番のアミノ酸AlaをThrに置換してヒトインスリンを半合成する。全合成はヒトインスリン遺伝子を大腸菌に導入，A鎖とB鎖をつくらせたのち，取り出してインスリンとした。

1型糖尿病では，できるだけ早期から用い，糖尿病性昏睡，ケトアシドーシス，慢性膵炎，肝疾患，重篤な肝疾患，大手術時・外傷時には絶対適応になる。2型糖尿

[*7] **経口血糖降下薬**
2型糖尿病で，少なくとも4週間の食事療法，運動療法を十分行っても，空腹時血糖が140 mg/dLを超えている場合は，経口血糖降下薬の使用を検討する。

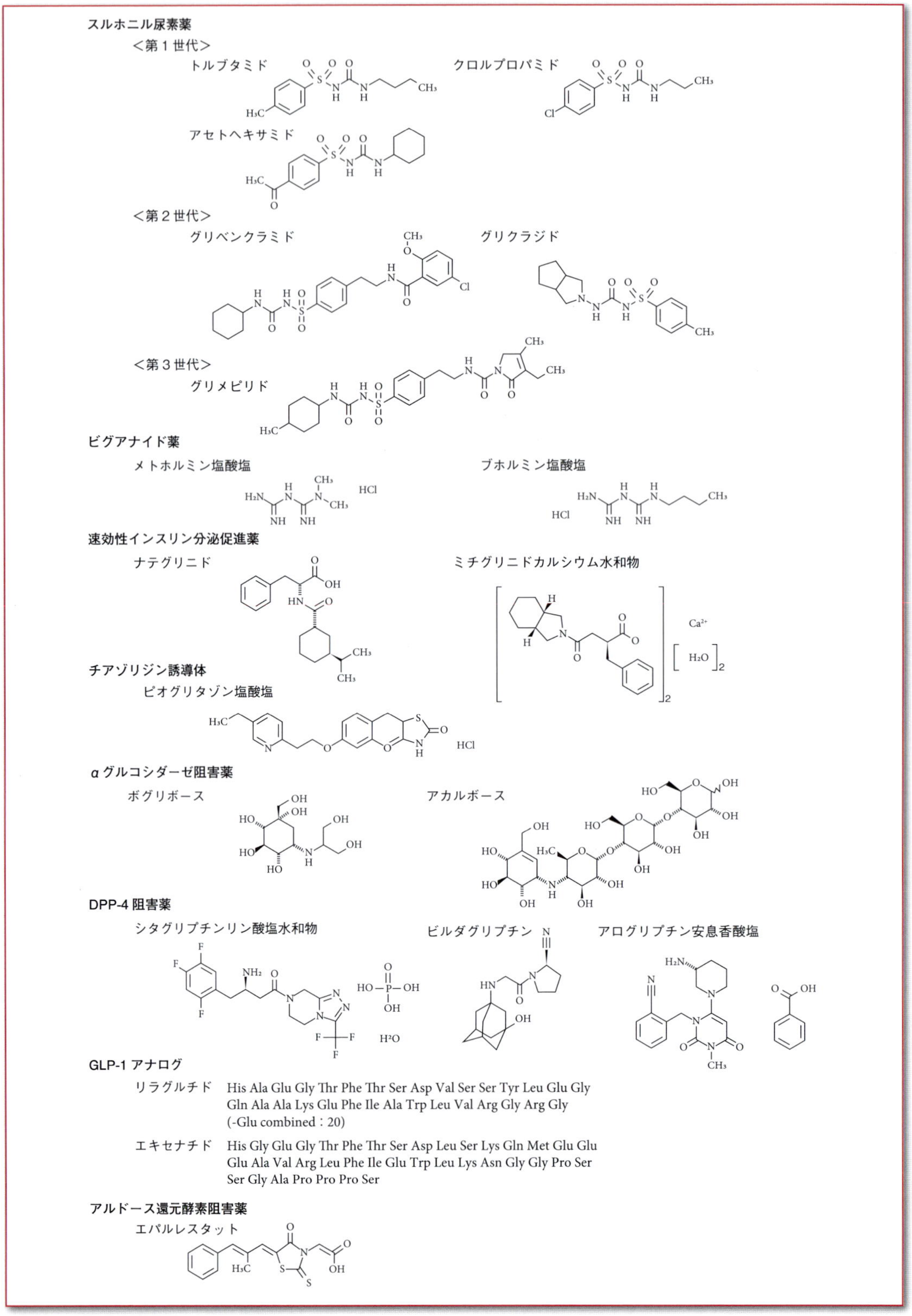

スルホニル尿素薬

<第1世代>
トルブタミド　　　　　　　　クロルプロパミド

アセトヘキサミド

<第2世代>
グリベンクラミド　　　　　　グリクラジド

<第3世代>
グリメピリド

ビグアナイド薬

メトホルミン塩酸塩　　　　　ブホルミン塩酸塩

速効性インスリン分泌促進薬

ナテグリニド　　　　　　　　ミチグリニドカルシウム水和物

チアゾリジン誘導体

ピオグリタゾン塩酸塩

αグルコシダーゼ阻害薬

ボグリボース　　　　　　　　アカルボース

DPP-4阻害薬

シタグリプチンリン酸塩水和物　　ビルダグリプチン　　アログリプチン安息香酸塩

GLP-1アナログ

リラグルチド　　His Ala Glu Gly Thr Phe Thr Ser Asp Val Ser Ser Tyr Leu Glu Gly
　　　　　　　　Gln Ala Ala Lys Glu Phe Ile Ala Trp Leu Val Arg Gly Arg Gly
　　　　　　　　(-Glu combined : 20)

エキセナチド　　His Gly Glu Gly Thr Phe Thr Ser Asp Leu Ser Lys Gln Met Glu Glu
　　　　　　　　Glu Ala Val Arg Leu Phe Ile Glu Trp Leu Lys Asn Gly Gly Pro Ser
　　　　　　　　Ser Gly Ala Pro Pro Pro Ser

アルドース還元酵素阻害薬

エパルレスタット

図6 各種血糖降下薬の構造

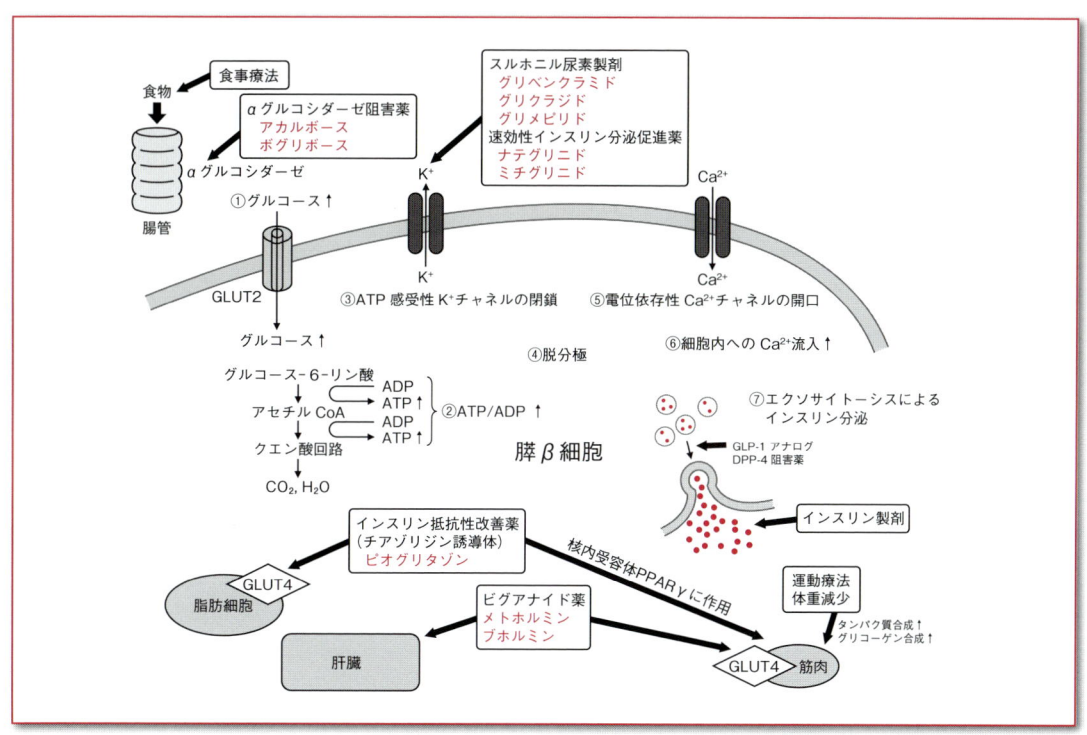

図7 インスリン生成・分泌のメカニズムと糖尿病治療薬の作用部位

病でもコントロール不良時，妊娠予定，ステロイド使用時，合併症のある場合は適応がある。

(2) 製剤の分類

製剤は作用発現時間と作用持続時間のパターンから超速効型，速効型，中間型，遅効型，混合型/2相性，持効型溶解インスリンに分類される。

超速効型は，インスリンのアミノ酸の一部を置換してインスリン分子の6量体形成を抑制し，皮下注射後速やかに血液中に移行させるものである。食事直前に注射をすれば，作用時間2時間程度となり食後の血糖上昇を防ぐことができる。

速効型は亜鉛を含まず，中性で溶けやすい性質を利用してつくられている。発現までの時間は30分，持続は8時間以内で，主として食後の追加分泌の補充のために用いる。

中間型はイソフェンインスリン，インスリン亜鉛水性懸濁液である。これは発現まで1時間から2時間30分を要し，持続は16～24時間である。

遅効（レンテ）型は難溶性のプロタミンインスリン亜鉛水性懸濁か結晶性インスリン亜鉛水性懸濁であり，最大36時間まで持続する。

複合製剤として**2相性の効果発現を目的**とするものもある。

持効型は，基礎インスリン分泌を補充する作用持続の長いインスリンアナログ製

剤である。持続時間は約24時間で，時間・作用曲線に変動が小さい特徴をもつ。

インスリンの通常の使用法は皮下注射投与で，医師の教育により患者自身が行う。用法としては1日1～2回持続の長い製剤を注射するのが従来法であるが，現在は慢性血管障害を防ぐために，より厳格に血糖をコントロールする目的で，頻回注射する強化インスリン療法が行われる。

❷ SU剤：グリベンクラミド，グリクラジド，グリメピリドなど

SU剤は経口薬のなかで最も強力に血糖値を下げることができるため，食事療法後も血糖値が200 mg/dLを超えるときは第一選択薬である。有効であるためには，内因性のインスリン分泌機能がある程度保存されていることが条件である。食後の血糖値は下げるが，インスリン抵抗性すなわち耐糖能の改善効果は少ない。したがって，食後の血糖値を積極的に下げるためには，αグルコシダーゼ阻害薬の併用やインスリン製剤の使用を考える必要がある。

SU剤は膵β細胞にあるSU受容体と結合し，ATP感受性K^+チャネルを閉鎖して膜を脱分極し，その結果電位依存性Ca^{2+}チャネルが開口してCa^{2+}が流入することによりインスリンを分泌させる。

SU剤には第1世代から第3世代まで8種の薬剤があるが，現在用いられているのは第2世代と第3世代である。グリベンクラミドは最も強力かつ長時間作用するので1日1～2回の投与でよく，広く使用されている。

❸ ビグアナイド薬：メトホルミン塩酸塩など

SU剤より作用は弱いが，インスリン抵抗性を改善する作用がある。作用点は膵β細胞ではなく，肝臓のAMP活性化プロテインキナーゼ（AMPK：AMP-activated protein kinase）の活性化が考えられている。主な効果は肝臓の糖新生抑制，好気的代謝の抑制，嫌気的代謝の促進，腸管からの糖吸収の抑制，筋肉への糖取り込み促進などであるとされている。通常，SU剤のみでコントロールが不十分のとき併用が考慮される。

❹ 速効性インスリン分泌促進薬：ナテグリニド，ミチグリニドカルシウム水和物，レパグリニド

SU剤とは異なる化学構造をもつが，膵β細胞のSU剤受容体結合に依存する経路，およびそれ以外の直接作用を介して膵β細胞からのインスリン分泌を促す。消化管吸収が速やかで服用から効果発現までの時間が極めて短く，血中インスリン濃度の上昇スピードは速いものの，分泌持続時間は短い。作用はSU剤ほど強くないので，食後高血糖の患者に適応する。毎食直前に服用する。

❺ チアゾリジン誘導体：ピオグリタゾン塩酸塩

チアゾリジン骨格をもっており，末梢組織でのインスリン抵抗性を改善することが示されている。インスリン分泌は刺激されないため，低血糖を起こさない。核内受容体ペルオキシソーム増殖因子活性化受容体γ（PPARγ：peroxisome proliferator activated receptor γ）に高親和性に結合して，腫瘍壊死因子α（TNFα：tumor necrosis factor α）の発現抑制，アディポネクチン分泌の増加などを介して標的細胞の脂肪や糖代謝を調節し，インスリン感受性を増強する．

❻ αグルコシダーゼ阻害薬：ボグリボース，アカルボース，シグリトール

小腸粘膜上皮細胞の刷子縁に存在するαグルコシダーゼを可逆的に阻害して，ショ糖，麦芽糖などの加水分解を抑制することにより，分解産物であるグルコースの吸収を遅らせて，食後高血糖を改善する．これらの薬物はグルコースの吸収時間を遅らせるもので，吸収総量が抑制されるわけではない．そのため，食後高血糖治療には有効であるが，一次治療薬ではなく，SU 剤などの併用がよく行われる．αグルコシダーゼの阻害作用は競合阻害のため，小腸で糖質と同時に存在することが重要であり，食事開始と同時に服用する．単独で低血糖を起こすことはほとんどないが，SU 剤などと併用したときには低血糖に注意が必要である．低血糖が起こったときには，グルコースまたはグルコース含有飲料を服用する．

❼ DPP-4 阻害薬：シタグリプチンリン酸塩水和物，ビルダグリプチン，アログリプチン安息香酸塩，リナグリプチン，テネリグリプチン臭化水素酸塩水和物，アナグリプチン

GLP-1 は，小腸の L 細胞から分泌されるインクレチンホルモンで，その作用は，インスリン分泌促進，グルカゴン分泌抑制，胃内容物の小腸への排出遅延，満腹感による食事摂取量減少などがある．GLP-1 によるインスリン分泌促進は血糖値に依存するため，外因性に GLP-1 を投与しても低血糖を起こさずに血糖値を下げることが可能である．したがって，GLP-1 投与により血糖値の降下作用が期待できるが，GLP-1 は分泌されても血中ですぐにジペプチジルペプチダーゼ -4（DPP-4：dipeptidylpeptidase-4）により分解され，活性を失ってしまう（半減期約 3 分）．そこで，DPP-4 阻害作用をもつ薬物が登場した．

❽ GLP-1 アナログ：リラグルチド，エキセナチド

GLP-1 によってインスリンの分泌は促進されるものの，上述したように分解されやすいので，GLP-1 をアシル化してアルブミン結合能を増して DPP-4 による分解を受けにくくしたリラグルチドが 2010 年に上市された．エキセナチドは，米国に生息するアメリカ毒トカゲの一種であるヒーラ・モンスターの唾液に含まれるエキセンディン-4（exendin-4）を合成したものである．GLP-1 とアミノ酸配列の相同性は高いが，分解酵素の作用を受けにくい．いずれも経口剤ではなく，皮下注射で用いられる．

❾ アルドース還元酵素阻害薬：エパルレスタット

糖尿病の重大な合併症の 1 つに末梢神経障害による感覚異常がある．これは，高血糖状態でグルコース代謝の側経路である五炭糖経路が促進されて細胞内にソルビトールが蓄積し，その高浸透圧効果により細胞が膨潤，変性するために起こると考えられている．このグルコースからソルビトールを生成するアルドース還元酵素を

阻害するのがこの薬の作用である．したがって，糖尿病性末梢神経障害*8 の予防に用いられる．

❿ 高インスリン血性低血糖症治療薬：ジアゾキシド

　高インスリン血性低血糖症は膵臓のインスリン分泌が適切に制御されず，過剰にインスリンが分泌されることで低血糖症状が出現する疾患で，主に新生児や乳幼児に発症する．発症頻度は低いものの，早期に適切治療が行われないと死に至るほか，発育遅延，知能障害，運動障害が残ることもある重篤な疾患である．ジアゾキシドは，膵 β 細胞の ATP 感受性 K^+ チャネルを開口させることでインスリン分泌を抑制し，血糖上昇作用を示す．長期使用が可能な唯一の高インスリン血性低血糖症治療の薬物である．

2. グルカゴン

His-Ser-Gln-Gly-Thr-Phe-Thr-Ser-Asp-Tyr-Ser-Lys-Tyr-Leu-Asp-Ser-Arg-Arg-Ala-Gln-Asp-Phe-Val-Gln-Trp-Leu-Met-Asn-Thr-NH_2

a. プロフィール

　グルカゴン（glucagon）は 1 本鎖のポリペプチドで，構成アミノ酸は 29 個，分子量は 3,485 であり，哺乳類中では種差は少ない．膵 α 細胞で特異的に産生され，グルカゴンの抗体は膵 α 細胞の同定に用いられるほどである．生合成は高分子量の前駆物質プレプログルカゴンの生成に始まり，アミノ酸約 70 個のグリセチン様ペプチドを経て，ペプチダーゼの切断により生成されると考えられている．

　グルカゴンの血中への放出は血糖値の低下で促進され，上昇で抑制される．経口投与したグルコースは抑制効果が強く，消化管ホルモンを介する作用も含まれると考えられている．また，消化管内へのアミノ酸の注入により放出が誘発される．インスリンと同様に 2 相性の放出を示す．アミノ酸によりインスリンも放出されるので，インスリンにより吸収された糖質，脂質の細胞内への貯蔵を促進する際に起こる低血糖をグルカゴンが抑え，協調して働くと考えられる．

b. 生理作用

　グルカゴンはグリコーゲン分解，糖新生，脂肪分解を促進して，グルコースを肝臓から放出する．また，ケトン体生成作用もある．これらのグルカゴンの作用は，結果として血糖値を上げて，その点ではインスリンの作用と拮抗する．肝臓においては，グルカゴンは細胞膜の受容体に結合して G タンパク質，特に Gs を活性化し

---

*8 **糖尿病性末梢神経障害**
　神経障害治療薬としてメキシレチン塩酸塩が用いられる．抗不整脈であるが適応拡大された．また，プレガバリンやデュロキセチン塩酸塩も用いられる．

てアデニル酸シクラーゼの活性を高め，細胞内サイクリック AMP（cAMP：cyclic adenosine monophosphate）濃度を上昇し，グリコーゲン分解を促進させる。平行して，ホスホリパーゼ C の活性化も促進し，細胞内 Ca^{2+} を増加してグリコーゲン分解をさらに促進する。

　このように，グルカゴンは貯蔵されているエネルギーを代謝過程に動員するという点で，エネルギー貯蔵を促進するインスリンとは拮抗するホルモンであるといえる。

c. 関連疾患

> 血中グルカゴンの基準値
> 50 ～ 150 pg/mL

　1 型糖尿病のように絶対的なインスリン欠乏状態では，著明な血糖上昇が起こり，通常インスリンで活性化されているはずの LPL の活性が低下している。その結果，高トリグリセリド血症となる。このとき，カテコールアミンやグルカゴンの分泌が亢進し，脂肪細胞で脂肪分解が促進され，血中遊離脂肪酸が増大する。また肝臓においてはケトン体産生が異常に高まり，ケトアシドーシスが発生する。つまり，グルカゴンは糖尿病の病態を悪化する方向に働く。しかし，このグルカゴンの分泌異常は二次的なものであるため，血糖値が改善されれば，正常に戻る。

　グルカゴノーマでは，膵 α 細胞から発生した腫瘍によりグルカゴンが過剰に分泌される。本症では，急性糖尿病症候群を呈してケトアシドーシスや遊走性融解性紅斑などの皮膚症状がみられる。

d. 臨床応用

　グルカゴンは遺伝子組換えによる製剤が提供されており，低血糖時の救急処置にグルコースと併用する。ほかに，消化管の X 線検査・内視鏡検査の前処置，成長ホルモン分泌機能検査，肝型グリコーゲン解糖能検査などにも用いる。

3. インクレチン

a. プロフィール

　インクレチン（incretin）は，食物摂取により腸管から分泌される消化管ホルモンで，消化管機能を調節するとともにグルコース濃度に応じたインスリン分泌を促進する。この作用はインクレチン作用と呼ばれる。結果分泌されるインスリンは脳内に働き，摂食を抑制すると考えられている。インクレチン作用を有するホルモンとしてグルコース依存性インスリン分泌促進ポリペプチド（GIP：glucose-dependent insulinotropic polypeptide），GLP-1 が知られている（図 8）。

❶ グルコース依存性インスリン分泌促進ポリペプチド（GIP）

　GIP はセクレチン群に属するアミノ酸 43 個からなるポリペプチドで，腸管にグルコースや脂肪が存在すると，十二指腸や空腸粘膜の K 細胞から分泌される。GIP を

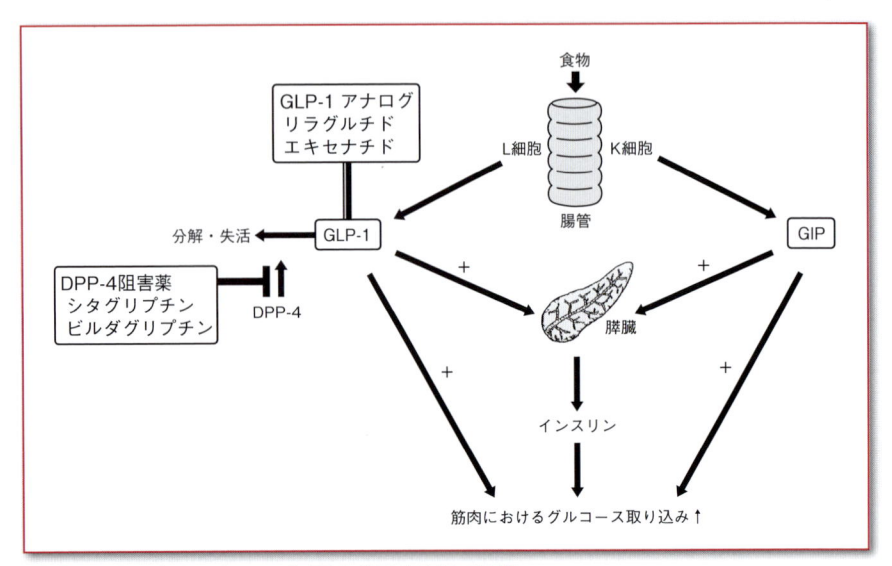

図8 インクレチンの作用と糖尿病治療薬

大量に投与すると胃酸分泌を抑制するので，当初 gastric inhibitory polypeptide と命名されたが，グルコース依存性にインスリンを分泌することが明らかになり，グルコース依存性インスリン分泌促進ポリペプチド（GIP：glucose-dependent insulinotrohic polypeptide）とも呼ばれるようになった。

❷ グルカゴン様ペプチド-1（GLP-1）

GLP-1 は，プレプログルカゴンが小腸の L 細胞でプロセシングされて生成するペプチドで，これがさらにプロセシングを受けて N 末端の 7 アミノ酸が切断され，アミド化された GLP-1（7-36）アミドとなる。一部 GLP-1（7-37）も存在する。グルコース濃度依存性にインスリン分泌を促進するとともに，グルカゴン分泌を抑制する。

GIP，GLP-1 ともに G タンパク質結合型の受容体が膵 β 細胞に存在し，cAMP を介して Ca^{2+} チャネルを開いたりグルコース感受性を増大させたりする。

インスリン分泌促進効果は，GIP よりも GLP-1 のほうが強い。

b. 生理作用

GLP-1 はインスリン分泌を指令するホルモンで，摂食により胃内で消化された食物が小腸に送られて，グルコース吸収による小腸での初期段階の血糖上昇が起こると，小腸下部に存在する L 細胞から GLP-1 が分泌される。血糖上昇によって膵 β 細胞からのインスリン分泌が始まり，GLP-1 によって促進される。この一連の働きは食後の急激な血糖上昇を抑える第 1 段階で，続いて肝門脈で感知される血糖値に応じたインスリン分泌による血糖値の上昇抑制が起こる。この機構が作動しはじめると，インクレチン作用は不要となり，血中の DPP-4 酵素により GLP-1 が分解さ

れる。体内の血糖上昇を抑えるシステムは，この2段階調節による。

2型糖尿病ではインクレチンのインスリン分泌促進作用が減弱しているので，インクレチンを外から補うかまたはインクレチン作用を活性化することにより，インスリン分泌を高めることができる。この考えに基づき臨床応用された薬剤がインクレチン関連薬のDPP-4阻害薬やGLP-1受容体作動薬である。

c. 臨床応用

インクレチンの臨床応用は，糖尿病治療薬のうちDPP-4阻害薬およびGLP-1アナログとして前述した。

参考文献

1) 小澤瀞司, 他編：標準生理学. 内分泌, 第14章, 第7版, 医学書院, 東京, 2009.
2) Alvin C. Powers and David D' Alessio: Hormones and Hormone Antagonists. Endocrine Pancreas and Pharmacotherapy of Diabetes Mellitus and Hypoglycemia, Goodman and Gilman's the Pharmacological Basis of Therapeutics, Twelfth Edition, McGraw-Hill Professional, 5: p.1237, 2010.
3) Melni BJ, Eisner GM: Melloni's illustrated Medical Dictionary, 2nd ed, CRC Press, 1985.
4) Banting FG, et al: Pancreatic extracts in the treatment of diabetes mellitus. Can Med Ass J, 12: 141-146, 1922.

エキセナチドはアメリカ毒トカゲから
―新作用機序の抗糖尿病薬

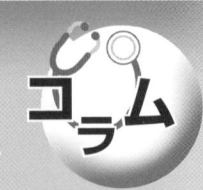

　ブロンクスの退役軍人管理局医療センターの内分泌専門医でソロモン＝バースン・リサーチセンターの研究者でもあったDr. John EngとDr. Raufman J.P.はホルモン研究に取り組み，毒ヘビや毒トカゲの唾液成分の研究に没頭していた。彼らは，米国南西部に生息するアメリカ毒トカゲであるヒーラ・モンスターの唾液成分の1つエキセンディン–4（exendin–4）のアミノ酸配列が，当時発見されたばかりで注目を浴びていたGLP–1と相同性が高いことを突き止め，ヒトのインスリン分泌促進作用があることを発見した。その当時（1992年）GLP–1は2型糖尿病患者のインスリン分泌を高めて血糖値を効果的に下げることが証明されたこともあり，とてもタイミングがよく，特許取得，商品化では紆余曲折はあったものの，結局はバイエッタ®として発売されることになった。なおソロモン＝バースン・リサーチセンターでのDr. John Engのメンター（指導教官）はペプチドホルモンのラジオイムノアッセイ法の開発研究でノーベル生理学・医学賞を受賞（1977年）したRosalyn Sussman Yalowであった。

インクレチン関連薬使用にあたっての注意―新作用機序の抗糖尿病薬

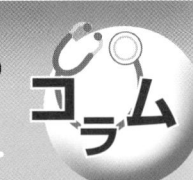

　インクレチン関連薬が2010年6月に上市されて4カ月で，インスリン療法を中止してリラグルチドに切り替えた症例で，糖尿病ケトアシドーシスを発症し，死亡した患者2名，著明な高血糖をきたした患者16名が報告された。GLP–1はグルコース濃度に依存してインスリン分泌を促進し血糖値を低下させるが，1型糖尿病および2型糖尿病でもインスリン依存性でインスリン分泌活性が大きく低下している患者では，インスリン分泌を増加させることはできない。投与の際には，患者がインスリン依存性になっていないか十分に注意・観察する必要がある。また基本的には糖尿病専門医によって処方されるべきである。インクレチン関連薬の適応は，あくまでインスリンを分泌する能力がある程度残っている患者に限られる。

必須問題

問1 血糖値調節に関して正しいのはどれか。1つ選べ。

1 甲状腺ホルモンは，血糖値調節にはまったく影響しない。
2 インスリンは，脳組織の糖取り込みには効果がない。
3 コルチゾールは，糖新生を抑制する。
4 インクレチンは，血糖値を降下させる唯一のホルモンである。
5 ソマトスタチンは，グルカゴンの作用を促進する。

【出題意図】血糖調節にかかわるホルモンの理解
【解　説】甲状腺ホルモンは，消化管での糖の吸収を促進する。インスリンは血糖値を降下させる唯一のホルモンであるが，常時活動にグルコースを必要とする脳での糖取り込みには効果がない。コルチゾール，ソマトスタチンはいずれも血糖値を上昇させる。インクレチンは小腸に達したグルコース刺激により分泌され，膵β細胞からのインスリン分泌を促す。ソマトスタチンは，インスリンやグルカゴンの分泌を抑制する。
【キーワード】血糖低下ホルモン，血糖上昇ホルモン
【正　解】2

問2 インスリンに関して誤っているのはどれか。1つ選べ。

1 グリコーゲンの合成を促進する。
2 タンパク質合成を促進する。
3 脂質生成酵素の合成を促進する。
4 カリウム，リン酸の細胞内への取り込みを抑制する。
5 糖新生に関する酵素の誘導を抑制する。

【出題意図】インスリンの生理作用は病態理解の把握に重要。
【解　説】インスリンはカリウム，リン酸の細胞内への取り込みを促進する。
【キーワード】インスリン
【正　解】4

問3　血糖値調節ホルモンについて正しいのはどれか。1つ選べ。

1　ソマトスタチンは，インスリンの分泌を促進する。
2　糖質コルチコイドは，肝臓の糖新生を抑制する。
3　インスリンは，標的細胞膜のグルコース輸送担体の数を増加させ，グルコースの細胞内への能動輸送を促進する。
4　グルカゴンは，肝臓でのグリコーゲンのグルコースへの分解を抑制する。
5　グルコースの静脈内投与は，経口投与よりも血漿中インスリン濃度上昇を強く引き起こす。

【出題意図】血糖値調節ホルモンの作用を理解することは重要。
【解　説】
1．ソマトスタチンは，インスリン，グルカゴンなどの分泌を抑制する。
2．糖質コルチコイドは，肝臓における糖新生やグリコーゲンのグルコースへの分解を促進して血糖を上昇させる。
4．グルカゴンは，肝臓でのグリコーゲンのグルコースへの分解を促進するとともに糖新生も促進して血糖上昇させる。
5．グルコースの静脈内投与よりも経口投与のほうが消化管ホルモンの分泌を促し，それによる二次分泌も加わるので，インスリン分泌量は静脈投与よりも多くなる。
【キーワード】インスリン，ソマトスタチン，グルカゴン，糖質コルチコイド
【正　解】3

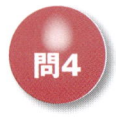

問4　2型糖尿病に関して正しいのはどれか。1つ選べ。

1　発症には過食や運動不足，肥満が関係する。
2　膵β細胞の破壊により，絶対的インスリン欠乏状態である。
3　有病率は約10％である。
4　薬物治療では，まずインスリンを用いる。
5　ケトアシドーシス性昏睡に陥りやすい。

【出題意図】1型糖尿病と2型糖尿病の病因や病態の相違点を理解する。
【解　説】
2．1型糖尿病は膵β細胞の破壊による絶対的インスリン欠乏であるのに対して，2型糖尿病は相対的インスリン欠乏である。
3．1型糖尿病の有病率は約10％である。
4．2型糖尿病の薬物治療では，まず経口抗糖尿病薬が用いられることが多い。
5．1型糖尿病ではケトアシドーシス性昏睡に陥りやすいが，2型糖尿病では高浸透圧性昏睡になりやすい。
【キーワード】1型糖尿病，2型糖尿病
【正　解】1

問5 糖尿病の病態について正しいものはどれか。1つ選べ。

1 1型糖尿病は，膵β細胞に対する自己免疫疾患と考えられている。
2 ヘモグロビンA1cの測定では，過去1，2週間の平均血糖レベルを知ることができる。
3 慢性合併症として網膜症や腎症はあるが，神経障害は起こらない。
4 顆粒球の貪食能が高まり，感染に対する抵抗力が増加している。
5 典型的症状として口渇，多飲，多尿があるが，体重は減少しない。

【出題意図，キーワード】糖尿病の病態
【解　説】
2．ヘモグロビンA1c濃度により，過去1，2カ月の平均血糖レベルがわかる。
3．糖尿病の慢性合併症の細血管障害として，網膜症，腎症，神経障害がある。
4．血液および組織中における糖質濃度の上昇は，顆粒球の貪食能を低下させるため，易感染性となる。
5．糖尿病の典型的症状として，口渇，多飲，多尿，体重減少がある。

【正　解】1

問6 糖尿病治療薬の作用について正しいのはどれか。1つ選べ。

1 アカルボースは，肝臓における糖新生を抑制することにより血糖値を下げる。
2 グリベンクラミドは，ATP感受性K⁺チャネルを活性化させる。
3 メトホルミンは，糖利用抑制作用や糖新生促進作用を示す。
4 リラグルチドはDPP-4阻害薬で，小腸から分泌されるインクレチンホルモンを介して血糖値を下げる。
5 ピオグリタゾンは，脂肪細胞のPPARγを活性化してインスリン抵抗性を改善する。

【出題意図】2型糖尿病治療薬の作用機序の理解は，適切な薬物治療を行ううえで重要。
【解　説】アカルボース（αグルコシダーゼ阻害薬）は，アミラーゼと二糖類分解酵素を阻害し，糖の吸収を遅延させることにより，食後高血糖を抑制する。グリベンクラミドは，スルホニル尿素剤（第2世代）であり，膵β細胞のATP感受性K⁺チャネルを遮断して，インスリン分泌を促す。メトホルミンは，ビグアナイド系薬であり，末梢での糖利用促進，肝臓での糖新生抑制により，高血糖を是正する。リラグルチドはGLP-1アナログである。
【キーワード】糖尿病治療薬

【正　解】5

問7 糖尿病治療薬について正しいものはどれか。1つ選べ。

1 ピオグリタゾン塩酸塩は、膵β細胞に直接作用してインスリン分泌を促す。
2 ボグリボースは、耐糖能が異常な者の糖尿病への進展抑制に効果がある。
3 心不全を合併している糖尿病患者に、ピオグリタゾン塩酸塩は使用できる。
4 エパルレスタットは、アラビノース還元酵素阻害により、末梢神経障害を改善する。
5 ナテグリニドは、α-グルコシダーゼを阻害することにより、食後高血糖を改善する。

【出題意図, キーワード】糖尿病治療薬
【解　　説】
1．ピオグリタゾン塩酸塩は、インスリン抵抗性を改善。
3．ピオグリタゾンは、心不全患者には禁忌である。
4．エパルレスタットは、ソルビトール生成にかかわるアルドース還元酵素を阻害する末梢神経障害治療薬。
5．ナテグリニドは速効型インスリン分泌促進薬で、毎食直前に服用して食後高血糖を改善する。
【正　解】2

問8 インスリン療法について誤っているのはどれか。1つ選べ。

1 1型糖尿病で行われる。
2 2型糖尿病で高度の肝・腎機能障害がある患者で行われる。
3 2型糖尿病で非ケトン性高浸透圧昏睡に陥った患者で行われる。
4 インスリンは、冷凍庫に入れて凍結保存する。

【出題意図, キーワード】インスリン療法の適用, インスリンの取扱
【解　　説】インスリンの保存は原則として冷暗所（4℃冷蔵庫）で保存する。冷凍庫で凍結してはならない。
【正　解】4

理論問題

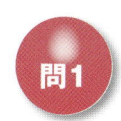

問1 糖尿病の検査について正しいのはどれか。3つ選べ。

1. 血中Cペプチドは，内因性インスリンレベルを反映する。
2. 糖尿病治療における血糖管理目標は，ヘモグロビンA1c（HbA1c）値が20％以上になるようにする。
3. 糖化アルブミンは，過去1〜2カ月の平均血糖値を反映している。
4. 空腹時血糖値，75g経口グルコース負荷試験やヘモグロビンA1c（HbA1c）値は診断に用いられる。
5. インスリン分泌能は，グルカゴン負荷試験で測定できる。

> 【出題意図，キーワード】糖尿病と関連する検査
> 【解説】糖尿病治療における血糖管理目標は，ヘモグロビンA1c（HbA1c）値が6.5％未満に保つことが望ましいとされている。糖化アルブミンは過去1〜2週間の平均血糖値を反映する。
> 【正解】1, 4, 5

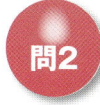

問2 糖尿病の合併症について，正しいのはどれか。2つ選べ。

1. 腎症は細小血管障害が原因で起こり，血清クレアチニン値が上昇し，続いてタンパク尿が生じる。
2. 下肢末端病変として潰瘍や壊疽が生じる。
3. 重症感染症を合併した場合，糖尿病の治療にはインスリンが用いられる。
4. 網膜症は起こるが，緑内障や白内障はみられない。
5. 糖尿病性腎症の発症や進展の防止に，アンギオテンシン変換酵素阻害薬の使用は効果がない。

> 【出題意図，キーワード】糖尿病の合併症
> 【解説】
> 1. 糖尿病性腎症では，初期に微量アルブミン尿が出現する。
> 4. 糖尿病合併症として糖尿病性緑内障，糖尿病性白内障がある。
> 5. 腎症の発症・進展防止には，輸出細動脈の血管拡張により糸球体内圧を低下させて腎保護作用を示すアンギオテンシン変換酵素阻害薬が推奨される。
> 【正解】2, 3

問3 低血糖症について正しいのはどれか。2つ選べ。

1. 血糖値が 50 mg/dL 以下になると，脱力感や眠気を生じる。
2. インスリノーマ（インスリン産生腫瘍）による発症の頻度が最も多い。
3. 経口摂取できるときは，グルコースやグルコースを含む飲み物を与える。
4. GLP-1 アナログや DPP-4 阻害薬の服用により，低血糖症は起こらない。
5. αグルコシダーゼ阻害薬の服用により，低血糖は起こらない。

> 【出題意図，キーワード】糖尿病治療薬の副作用，低血糖
> 【解　説】低血糖の原因としてインスリノーマもあるが，多くは糖尿病治療薬によるものである。GLP-1 によるインスリン分泌促進は血糖依存性であるが，GLP-1 アナログや DPP-4 阻害薬の重大な副作用として低血糖症がみられる。
> 【正　解】1, 3

問4 糖尿病の治療について正しいのはどれか。2つ選べ。

1. 1型糖尿病の薬物治療に，経口糖尿病治療薬を用いる。
2. 2型糖尿病患者の体格指数が 22 の場合には，体重の減量が必要である。
3. 2型糖尿病の薬物治療を開始する指標として，ヘモグロビン A1c（HbA1c）値，空腹時血糖値および食後 2 時間血糖値がある。
4. 2型糖尿病の薬物療法では，まずインスリン療法が行われる。
5. 妊娠糖尿病の治療には，インスリン療法が行われる。

> 【出題意図，キーワード】糖尿病の治療
> 【解　説】
> 1．1型糖尿病の治療は，インスリン療法である。
> 2．2型糖尿病患者が肥満（体格指数 25 以上）の場合は，体重を減量する必要がある。
> 4．2型糖尿病の薬物療法では，経口糖尿病治療薬が適用されることが多い。
> 【正　解】3, 5

7章 消化管ホルモン

Key word

- セクレチン－ガストリン－基底顆粒細胞－コレシストキニン－血管作動性小腸ペプチド－ソマトスタチン－脳－消化管ペプチド
- S細胞－Zollinger-Ellison症候群
- リトルガストリン－CCK2受容体
- I細胞
- モチリン－Mo細胞－モチライド
- 胃液分泌抑制ポリペプチド－K細胞－インクレチン－glucose dependent insulin releasing polypeptide（GIP）
- 膵臓ポリペプチド
- H細胞
- D細胞－SSTR2－オクトレオチド酢酸塩
- ボンベシン－gastrin-releasing peptide
- グレリン－摂食促進ペプチド－A-like細胞

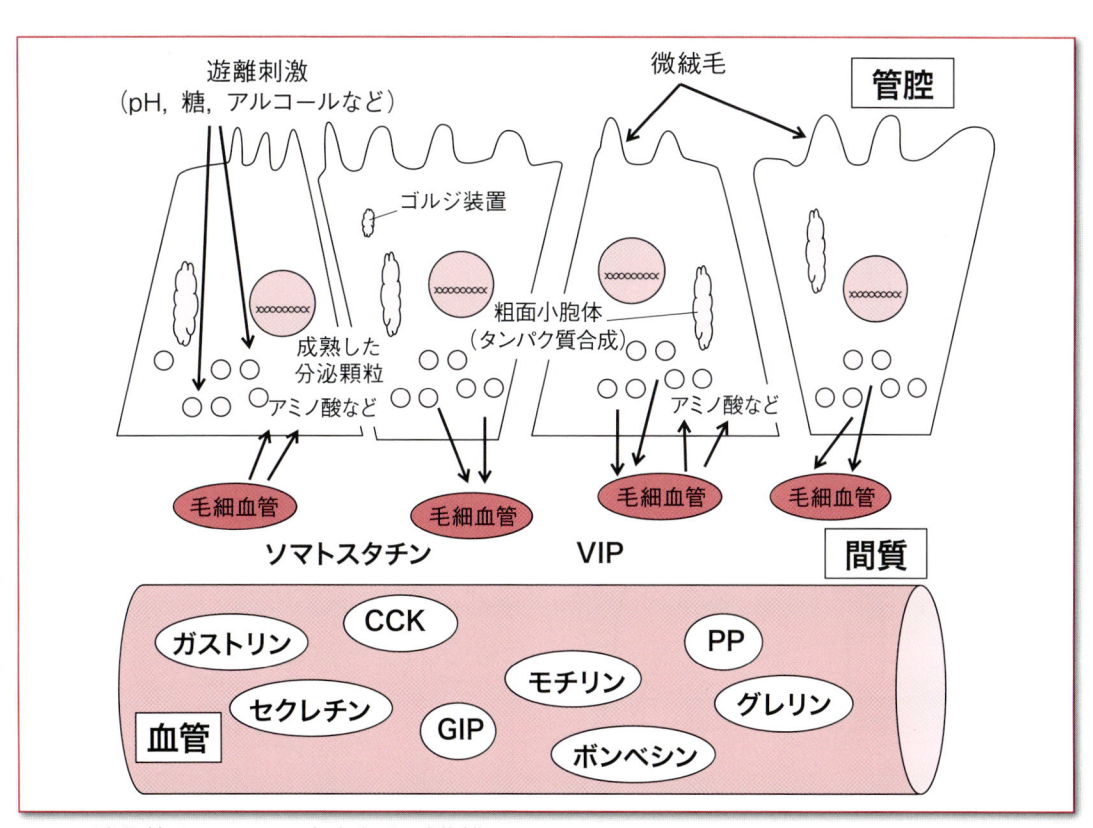

図1 消化管ホルモンの産生および遊離

消化管は体内で最も大きい内分泌器官である。"ホルモン"という名称は，1905年 Hardy によって，消化管粘膜から発見されたセクレチン（secretin）とガストリン（gastrin）に対して発案されたものであり，同時に"血液を介して運ばれる化学的媒介物質（bloodborne chemical messengers）"という概念が提唱された。消化管ホルモンを分泌する細胞は基底部に大小さまざまな顆粒を有する基底顆粒細胞であり，ほかの内分泌腺と異なり，集落をつくらず，消化管粘膜の上皮組織内に外分泌細胞に挟まれて散在する。これらの細胞の多くは消化管内腔面に微絨毛をもち，内腔からのさまざまな刺激を直接受容することができる（図2）。それゆえ，消化管ホルモンは神経系の興奮に加えて，摂取した食物による拡張刺激や化学的刺激などによって分泌細胞から門脈内に遊離され，肝臓を経由して心臓に達し，そこから血中を介してさまざまな消化器官に運ばれ，消化液の分泌や運動を調節する。

歴史的には，Bayliss および Starling（1902）は小腸粘膜の抽出物が除神経した膵臓を刺激し，膵液分泌を促進させることを認め，**セクレチン**と命名した。このセクレチンが今日ホルモンとして知られている多数の物質の最初の例である。続いて Edkins（1905）は胃幽門洞粘膜の抽出物中に胃液分泌を促進させる物質を認め，**ガ**

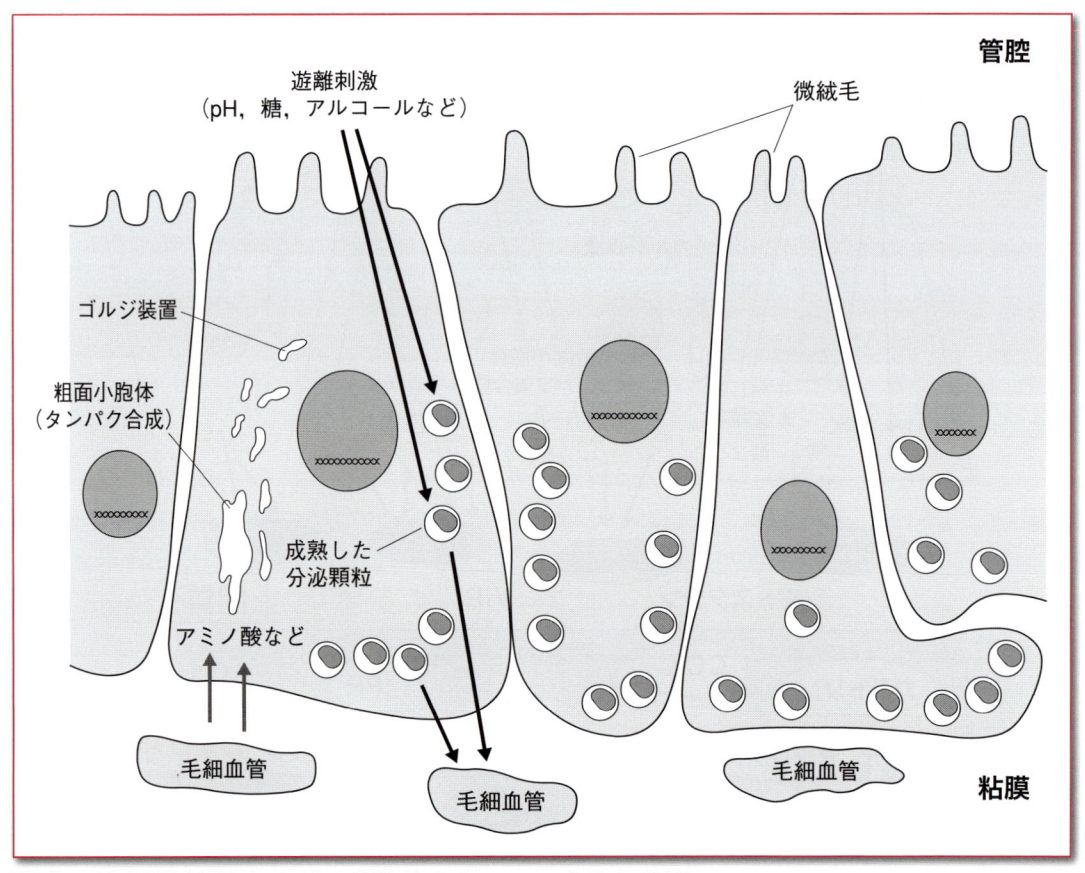

図2 基底顆粒細胞における消化管ホルモンの産生と分泌

ストリンと命名した。さらに，Ivy および Oldberg（1928）は，小腸粘膜内に胆嚢を収縮させる物質，コレシストキニン（CCK：cholecystokinin）を発見した。一方，Harper と Raper（1943）は小腸粘膜中に膵液分泌を促進する物質を認め，パンクレオザイミン（PZ：pancreozymin）と命名した。その後，CCK と PZ は同一物質であることが判明し，現在では CCK，あるいは CCK・PZ と呼ばれている。

　ところで消化管の機能は，神経系，内分泌系およびパラクリン系（局所ホルモン）の3系統により調節されている。この場合，神経系はコリン作動性神経，アドレナリン作動性神経，およびペプチド作動性神経などであり，内分泌系はガストリン，セクレチン，CCK などのように血行を介するホルモンを意味する。一方，パラクリン系は血管作動性小腸ペプチド（VIP：vasoactive intestinal polypeptide），ソマトスタチン（somatostatin），成長ホルモン抑制ホルモン（GIH：growth hormone release-inhibiting hormone）などのように血中に出ることなく組織内に拡散することにより，隣接組織に作用を及ぼすペプチドを意味している。VIP やソマトスタチンなどのペプチドは消化管以外に，脳でも産生されることから，"脳－消化管ペプチド（brain-gut peptide）"と呼ばれている。さらに最近，グレリンのように胃で産生遊離され，消化管機能調節以外に，摂食やエネルギー代謝調節において重要なペプチドも発見されている。

　本章では，消化管ホルモンおよび脳－消化管ペプチドのなかで，特に消化管の機能調節において重要な役割を担っているホルモンについて記載する。

1. セクレチン

His-Ser-Asp-Gly-Thr-Phe-Thr-Ser-Glu-Leu-Ser-Arg-Leu-Arg-Glu-Gly-Ala-Arg-Leu-Gln-Arg-Leu-Leu-Gln-Gly-Leu-Val-NH$_2$

a. プロフィール

　セクレチンは，十二指腸および空腸上部に分布する S 細胞から分泌される。ほかの消化管ホルモンと比較すると生体に含有される量は一番少ない。セクレチンの構造はグルカゴンのアミノ酸配列と類似しており，27個のアミノ酸からなり，活性端子はない。

b. 生理作用

　セクレチンは，十二指腸粘膜の酸性化（pH4.0以下）によって放出され，膵臓の導管細胞に作用して水分と重炭酸分泌を刺激する。また，十二指腸のブレンネル（Brunner）氏腺にも作用して重炭酸分泌を亢進させる。食物の摂取によるセクレチンの放出はごくわずかであるが，CCK との相乗作用により食後に認められる膵液分

泌を引き起こすと考えられる。また，セクレチンは G 細胞からのガストリンの放出を抑制し，ガストリンの壁細胞に対する作用も抑制するが，ヒスタミン刺激による胃酸分泌に対しては影響を与えない。セクレチンの受容体は 7 回膜貫通型の G タンパク質共役型であり，アデニル酸シクラーゼの活性化とサイクリック AMP（cAMP：cyclic adenosine monophosphate）産生の増大を介して膵液分泌を刺激するものと考えられている。ガストリン遊離の阻害や酸分泌抑制の機序についての詳細は不明である。

c. 関連する疾患

膵臓にセクレチン産生腫瘍を有するゾリンジャー・エリソン (Zollinger-Ellison) 症候を示す患者や過剰な胃酸分泌を示す患者では，血中セクレチン値は異常に高い。また，腹腔病（celiac sprue）の患者では膵液分泌の減少が知られているが，この原因としてセクレチンの分泌低下が考えられている。そのほか，セクレチンは Zollinger-Ellison 症候を示す患者におけるガストリン産生腫瘍の診断にも利用されている。

d. 臨床応用

セクレチンは十二指腸ブレーキ（duodenal break）機構の重要な因子であり，胃酸分泌の抑制や膵重炭酸分泌の促進作用を有することから，十二指腸潰瘍の治療薬として利用されている。

2. ガストリン

$$\text{SO}_3\text{H}$$
Gln-Gly-Pro-Trp-Leu-Glu-Glu-Glu-Glu-Ala-Tyr-Gly-Trp-Met-Asp-Phe-NH₂

リトルガストリン

Leu-Glu-Glu-Glu-Glu-Glu-Ala-Tyr-Gly-Trp-Met-Asp-Phe-NH₂

ミニガストリン

Gln-Leu-Gly-Pro-Gln-Gly-His-Pro-Ser-Leu-Val-Ala-Asp-Pro-Ser-Lys-Lys-Gln-Gly-Pro-Trp-Leu-Glu-Glu-Glu-Glu-Ala-Tyr-Gly-Trp-Met-Asp-Phe-NH₂

ビッグガストリン

N-t-butyloxycarbonyl-β-Ala-Trp-Met-Asp-Phe-NH₂

ペンタガストリン

a. プロフィール

　除神経した胃嚢からも食餌刺激により胃液が分泌されることにより，血液を介して作用する物質が考えられ，**ガストリン**（gastrin）と命名された。胃の幽門前庭部および十二指腸粘膜に主として分布するG細胞から分泌されるペプチドであり，17個または34個のアミノ酸からなる。前者は**リトルガストリン**またはG-17，後者はビッグガストリン[*1]またはG-34と呼ばれている。動物の種によりアミノ酸構成は若干異なり，また硫酸塩（スルホ基）が付いているペプチド（ガストリンI）と付いていないペプチド（ガストリンII）に分かれる。そのほか，アミノ酸13個のミニガストリンや多数のアミノ酸からなるビッグビッグガストリンの存在が知られている。G-17は主として幽門前庭部に，G-34は主として十二指腸に存在しており，G-17が不足した場合にはG-34が代償的に働くものと考えられている。ガストリン分子のうち，C末端の4個のアミノ酸，すなわち Trp-Met-Asp-Phe-NH$_2$（テトラガストリン）が生物活性を示すのに必要な活性端子である。一般に保護基を結合させたペンタガストリンが臨床および研究用に使用されている。ガストリンの放出[*2]はアミノ酸，ペプトン，グルコース，制酸剤（胃内pHの上昇），アルコール，Ca^{2+}含有薬物などにより刺激される。タンパク質に富む食物は，脂肪や炭水化物を多く含む食物よりもガストリン放出を促進する。また迷走神経刺激でもガストリン放出は促進される。ガストリンはCCK受容体の1つである**CCK2**（choelecystokinin-2）**受容体**に結合し，Gqタイプの3量体Gタンパク質を活性化[*3]し，Ca^{2+}イオン依存性の反応を引き起こす。

b. 生理作用

　ガストリンの生理作用は胃酸分泌促進，胃腸運動促進，血流増大，細胞増殖作用などがある。ガストリンは胃酸分泌の調節物質として重要であり，その作用は壁細胞における直接刺激とECL(enterochromaffin-like)細胞[*4]からのヒスタミン遊離を介して生じるが，後者の経路が主である（図3）。また，ガストリンは消化管粘膜の増殖および成長維持作用があり，経静脈栄養補給などの患者では血清ガストリン値が低下し，消化管粘膜は萎縮することが知られている。

[*1] **ビッグガストリン**
ビッグガストリンはリトルガストリンの前駆体と考えられている。

[*2] **ガストリンの放出**
ガストリン放出は胃内が酸性（pH 2.5以下）に傾くと抑制される。

[*3] **Gタンパク質の活性化**
活性化されたGqは，近傍の膜上にあるリン脂質分解酵素であるPLCを活性化し，PIP$_2$を加水分解することにより，セカンドメッセンジャーであるIP$_3$を介して細胞内でCa^{2+}イオンの遊離を促す。

[*4] **ECL細胞**
胃壁細胞の近傍に存在する腸クローム親和性様細胞であり，胃酸分泌において重要な役割を演じているヒスタミンを産生・遊離している。

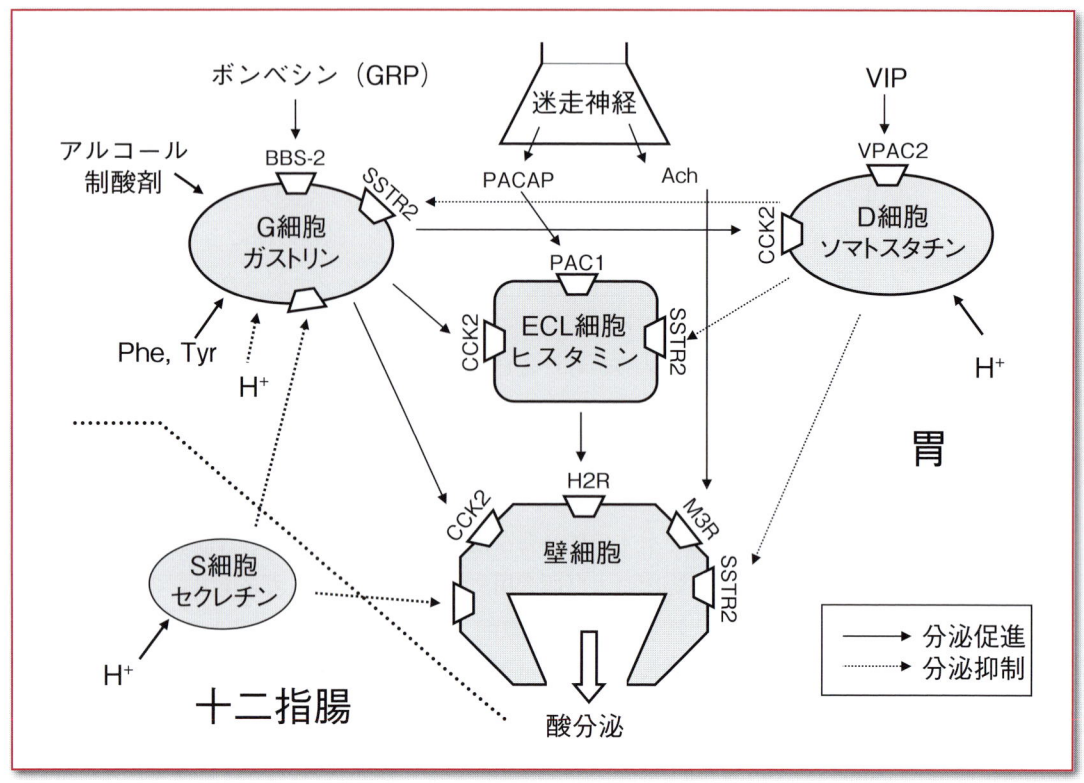

図3 消化管ホルモンによる胃酸分泌調節機構

c. 関連する疾患など

酸分泌抑制剤や制酸剤を投与されている患者では血中ガストリン値が高くなる。またZollinger-Ellison症候を示す患者でも，膵臓にガストリン産生腫瘍を有するために，血中ガストリン値は異常に高く，診断に利用される。

d. 臨床応用

ガストリンは高用量で膵酵素分泌の促進や胆嚢収縮作用を発揮するので，臨床では胆嚢の収縮薬として使用されている。

数種の選択的なCCK2受容体拮抗薬が開発されており（**表1**参照），動物レベルではガストリンおよび食事刺激による胃酸分泌を強力に抑制することが証明されているが，低い体内吸収性などにより，臨床的には使用されていない。

表1 ガストリン/コレシストキニン受容体の特性

受容体サブタイプ	CCK1	CCK2
別名	CCK-A	ガストリン/CCK-B
選択性	CCK >>> ガストリン	CCK = ガストリン
分布	膵臓, 幽門部, 迷走神経, 腸壁神経, 中枢神経	壁細胞, ECL細胞, 中枢神経
選択的拮抗薬	L-364, 718, loxiglumide	L-365,260, L-740,093, YM022, YF476, spiroglumide
受容体カップリング	$G\alpha_{q/11}$, Ca^{2+}, PKC	$G\alpha_{q/11}$, Ca^{2+}, PKC
消化器における主要な作用	膵酵素分泌, 胆嚢収縮, 胃排出阻害, 飽満	酸分泌, 壁細胞の成熟, ECL細胞の増殖

3. コレシストキニン

Lys-Ala-Pro-Ser-Gly-Arg-Met-Ser-Ile-Val-Lys-Asn-Leu-Gln-Asm-Leu-Gly-Pro-Ser-His-Arg-Ile-Ser-Asp-Arg-Asp-Tyr-Met-Gly-Trp-Met-Asp-Phe-NH₂   SO₃H

a. プロフィール

コレシストキニン（CCK）はセクレチンの精製途上に発見されたもので, 小腸, 特に空腸に高濃度で存在し, I細胞で産生される。33個のアミノ酸からなり, 生物活性を有するのはC末端の8個のアミノ酸であり, そのうちC末端の5個のアミノ酸はガストリンと同一である。したがってCCKはガストリンファミリーの一員として取り扱われている。食物中の脂肪, アミノ酸（Phe, Met, Val）, 卵黄などにより放出される。

b. 生理作用

主な生理作用は胆嚢の収縮（膵液, 特に膵酵素の分泌促進）[*5] である。またOddi筋周辺の十二指腸平滑筋を弛緩させ, 胆汁の腸内への排泄を容易にしている。胃および腸の運動を亢進させるが, 幽門括約筋を収縮させるために胃排出を遅延させる。薬理量では胃酸分泌の亢進も認められているが, その作用は複雑であり, 壁細胞での直接的な刺激作用とD細胞からのソマトスタチン遊離を介する間接的な抑制作用の結果として生じる。CCKの受容体はCCK1とCCK2の2種類あり, 前者は末梢型, 後者は中枢型であり, 両者ともにGqタンパク質と共役している。胆嚢収縮や膵酵素分泌の刺激などはCCK1受容体を介して生じ（**表1**）, 胃酸分泌刺激は末

[*5] 胆嚢の収縮（膵液, 特に膵酵素の分泌促進）
　セクレチンとの併用でコレシストキニンの膵液分泌は著しく増強する。

梢作用であるが例外的に CCK2 受容体を介して発現する。

4. モチリン

> Phe-Val-Pro-Ile-Phe-Thr-Tyr-Gly-Glu-Leu-Gln-Arg-Met-Gln-Glu-Lys-Glu-Arg-Asn-Lys-Gly-Gln-NH₂

a. プロフィール

　十二指腸にアルカリ液を注入すると，除神経した胃の運動が亢進することが判明し，消化管運動を調節するホルモンの存在が認められ，**モチリン**（motilin）と命名された。このホルモンは主に十二指腸，空腸およびごく少量は回腸上部に分布し，産生細胞は Mo 細胞である。構造式はほかの消化管ホルモンとはまったく異なり，22 個のアミノ酸からなる。当初は十二指腸のアルカリ化により放出されるとされたが，酸性の条件下でもモチリンの放出が確認された。

b. 生理作用

　モチリンは空腹期の胃腸管運動を強力に亢進させる〔飢餓収縮（hunger contraction）〕ことから，飢餓状態下での腹鳴の原因と考えられている。モチリンの受容体も Gq タンパク質共役受容体である。この受容体のアミノ酸組成は成長ホルモン（GH：growth hormone）の遊離を刺激するホルモンであるグレリン（後述）の組成と 54％ の相同性を示す。モチリンは腸管神経上に存在するモチリン受容体を刺激し，最終的には胃幽門洞におけるコリン作動性神経の活性化を介して，胃腸運動を促進する。またモチリンには，胃内容物の排出遅延，食道下部括約筋の圧力上昇，および胃液中のペプシン活性の増大作用などが認められている。なお，インスリンはモチリン遊離を抑制し，胃排出能を促進することが知られている。

c. 臨床応用

　モチリンの胃腸運動促進作用はマクロライド系抗生物質のエリスロマイシンやモチライド（motilides）として知られている数種のモチリン作動薬によって再現される。**モチライド**は，胃排出遅延患者や大腸運動不全患者における胃腸運動改善薬として，臨床での使用が期待されている。

5. グルコース依存性インスリン分泌促進ポリペプチド（胃液分泌抑制ポリペプチド）

> Tyr-Ala-Glu-Gly-Thr-Phe-Ile-Ser-Asp-Tyr-Ser-Ile-Ala-Met-Asp-Lys-Ile-His-Gln-Gln-Asp-Phe-Val-Asn-Trp-Leu-Leu-Ala-Gln-Lys-Gly-Lys-Lys-Asn-Asp-Trp-Lys-His-Asn-Ile-Thr-Gln-NH₂

a. プロフィール

不純物を含む CCK を用いた際に，胃液分泌が強力に抑制され，またインスリン放出が促進された。不純物に含まれる物質を解析した結果，新たなホルモンとして胃液分泌抑制ポリペプチド（GIP：gastric inhibitory polypeptide）が単離された。GIP は主として空腸に存在し，十二指腸，回腸にも分布することが判明している。産生細胞は K 細胞で，42 個のアミノ酸からなる（6 章参照）。N 末端の最初の 26 個のアミノ酸のうち 15 個のアミノ酸はグルカゴンと同一であり，セクレチンファミリーに属する。GIP 遊離の至適刺激はグルコースと脂肪である。GIP は Gs タンパク質共役型の受容体に結合し，cAMP の増大を介して作用を発現する。空腹時の血中 GIP 濃度は変化せず低い値を示しているが，食後上昇し，45 分後と 120 分後にピークに達する。GIP の放出はほかの消化管ホルモンであるソマトスタチンおよびグルカゴンにより抑制される。

b. 生理作用

GIP は胃酸分泌を抑制し，またガストリン放出に対しても抑制作用を示す。一方，GIP はインクレチンの一種であり，グルコース依存性インスリン分泌促進ポリペプチド（glucose dependent insulin releasing polypeptide）とも呼ばれており，血糖値依存的に膵 β 細胞からのインスリン分泌を促進する。また，GIP は膵 α 細胞からのグルカゴン分泌を抑制し，血糖値低下に働くが，本作用が膵 α 細胞への直接的な作用なのかどうかは不明である。そのほか，GIP は脂肪細胞において糖の取り込みを促進することで肥満を助長させる。生理学的には，血糖値の調節における GIP の作用が消化機能に対する作用よりも重要である。

6. 膵臓ポリペプチド

> Ala-Pro-Leu-Glu-Pro-Val-Tyr-Pro-Gly-Asp-Asn-Ala-Thr-Pro-Glu-Gln-Met-Ala-Gln-Tyr-Ala-Ala-Asp-Leu-Arg-Arg-Tyr-Ile-Asn-Met-Leu-Thr-Arg-Pro-Arg-Tyr-NH₂

a. プロフィール

膵臓ポリペプチド（PPY：pancreatic polypeptide）はインスリン製剤中の不純物として発見されたホルモンで, 36個のアミノ酸からなる。活性端子はC末端の6個のアミノ酸である。主として膵臓中に存在し, 産生細胞はPP細胞である。血中に高濃度に存在し, ほかのホルモンに比べて安定である。食後血中レベルは上昇するが, アミノ酸, 脂肪またはグルコースの静脈内投与では放出されない。したがって, 食後に認められるこのホルモンの放出は腸から膵臓へ情報が伝達されることにより起こると考えられる。また, このホルモンの放出はアセチルコリン, VIP, GIP, およびCCKによって促進される。

これまでに, PPYファミリーに属する多くのペプチドのGタンパク質共役型7回膜貫通受容体が明らかにされており, PRYR1〜6と命名されている。これら受容体に結合すると, アデニルシクラーゼの阻害とcAMPの産生低下が起こる。

b. 生理作用

胆管の弛緩および膵酵素分泌の抑制であり, これらの作用はCCKにより拮抗される。大量では膵臓からの重炭酸イオン分泌を増大する。

c. 関連する疾患

重症な膵炎患者ではこのホルモンの放出は少なく, 逆に膵内分泌細胞の腫瘍患者では高く, 診断に利用できる。

7. 血管作動性小腸ペプチド

His-Ser-Asp-Ala-Val-Phe-Thr-Asp-Asn-Tyr-Thr-Arg-Leu-Arg-Lys-Gln-Met-Ala-Val-Lys-Lys-Tyr-Leu-Asn-Ser-Ile-Leu-Asn-NH$_2$

a. プロフィール

生理学的な存在事実に基づいて抽出分離されたガストリン, セクレチン, CCKと異なり, 血管作動性小腸ペプチド（VIP）は十二指腸粘膜からのセクレチン単離精製中に発見されたペプチドホルモンである。食道から直腸に至る消化管に高濃度に存在し, 産生細胞はH細胞である。また, 粘膜下神経線維や神経叢にも認められている。中枢では視床下部や脳血管周辺の微細神経線維中にも認められている。VIPは28個のアミノ酸よりなり, セクレチンファミリーに属するが活性端子はない。血中のVIP濃度は微量であり, 食後の検出は不可能である。VIP遊離が如何なる刺激により生じるかについては不明であるが, VIPの体内における分解は速く, 血行を介するホルモンとは考えられず, 局所ホルモンあるいは神経伝達物質の1つと考えられ

ている。

b. 生理作用

　VIP 受容体としては，2 種類の G タンパク質関連受容体，VPAC1（vasoactive intestinal peptide receptor 1）と VPAC2（vasoactive intestinal peptide receptor 2）が同定されている。VPAC1 は小腸や結腸に豊富に発現しており，肝臓や脳でも高い発現が認められている。一方，VPAC2 は胃，膵臓，腸，肺および脳に認められている。両受容体は VIP，下垂体アデニル酸シクラーゼ活性化ポリペプチド（PACAP：pituitary adenylate cyclase activating polypeptide），およびペプチドヒスチジン・イソロイシン（peptide histidine isoleucine）に対してほぼ同等の親和性を有しており，細胞レベルでは胃腸上皮細胞，血管平滑筋，膵・胆管の上皮細胞などに発現している。VIP は，cAMP 依存性プロテインキナーゼ A（PKA：protein kinase A）やプロテインキナーゼ C（PKC：protein kinase C）の活性化を含む，さまざまな経路を介して生理作用を発揮する。腸上皮細胞では，VIP は MAPK（mitogen-activated protein kinase）依存性経路を介して IL-8 産生を促すことも知られている。

　VIP は消化管の動脈や細動脈を拡張し血流を増加させ，胃や十二指腸粘膜において粘液・重炭酸イオン分泌を促進する。一方，胃酸分泌に対しては抑制作用を示すが，この作用はソマトスタチンを介するものと考えられている。そのほか，インスリン遊離，肝グリコーゲンの分解促進，および膵液や腸液（Cl^- イオン）分泌の促進なども知られている。消化管運動に対しては一般に抑制的に作用し，また胆囊においても CCK の作用に拮抗し収縮を抑制する。大量では血圧が下降し，長時間投与した場合には水性下痢を起こす。

c. 関連する疾患

　WDHA（water diarrhea-hypokalemia-achlorhydria）症候群を有する患者[*6] では VIP を多量に産出する腫瘍を有する。

8. ソマトスタチン

H₂N-Ala-Gly-Cys-Lys-Asn-Phe-Phe-Trp-Lys-Thr-Phe-Thr-Ser-Cys-COOH

a. プロフィール

　本来は視床下部に存在し，強力な GH 分泌抑制作用を有するためにソマトスタチ

[*6] **WDHA 症候群を有する患者**
　主な症状として，水性下痢，低カリウム血症，無酸症がある。

ン（SST：somatostatin）と命名されたホルモンである。末梢組織においても，胃幽門前庭部および膵島細胞で存在が認められており，D細胞や神経線維中に認められる。14個のアミノ酸からなり，システイン残基のジスルフィが結合により環を形成している。D細胞は，グルカゴン産生A細胞，ガストリン産生G細胞に近接して存在する。ソマトスタチンは血中には少なく，また半減期が数分であることから，血行を介するホルモンとしてではなく，局所ホルモンとして作用するものと考えられている。迷走神経刺激はソマトスタチンを胃腔内に放出するが，この過程はpH依存性であり，pHが下降すると放出される。

b. 生理作用

ソマトスタチンは，GHに加えて，インスリン，グルカゴンおよびガストリンの放出も抑制する。薬理量では壁細胞の機能抑制，およびガストリン放出の抑制から胃酸分泌を減少する。胃排出能，膵酵素および重炭酸塩の分泌，胆嚢収縮の抑制も行う。

ソマトスタチン受容体（SSTR：somatostatin receptor）としては，現在，5種類のサブタイプが同定されている（SSTR1～SSTR5）。消化管では，特に**SSTR2**とSSTR5が重要である。SSTR2は壁細胞，幽門部や小腸粘膜のG細胞，およびECL細胞に発現している。SSTRは百日咳毒素感受性Gタンパク質と共役しており，一般に消化管の機能に対して抑制的に作用する。ソマトスタチンは壁細胞に対する直接的な抑制作用，およびECL細胞に対するヒスタミン遊離抑制作用を介して，酸分泌を低下させるものと考えられている（**図2参照**）。また，SSTR2は一酸化窒素合成酵素（NOS：NO synthase）を発現している腸壁神経に発現していることから，ソマトスタチンはSSTR2を介して消化管運動の調節にも関与するものと考えられている。

c. 臨床応用

現在までに多くのソマトスタチン類似薬が開発されている。SSTR2作動薬である**オクトレオチド**（octreotide）酢酸塩は臨床的に内分泌細胞の腫瘍の治療に使用されている。その作用は腫瘍細胞の増殖や転移の抑制，および内分泌ホルモンの分泌抑制などを介して発現するものと考えられている。ほかにも，難治性の下痢や出血性の食道炎などの治療にも使用される。また，アイソトープでラベルしたソマトスタチン類似薬である[^{111}In-DTPA-D-Phe^{1}]-octreotideは，神経内分泌および下垂体の腫瘍の画像診断に利用されている。

9. ボンベシン

Gln-Gln-Arg-Leu-Gly-Asn-Gln-Trp-Ala-Val-Gly-His-Leu-Met-NH$_2$

a. プロフィール

ボンベシン (bombesin) は最初ヨーロッパ産のカエル *Bombina bombina* の皮膚から抽出されたポリペプチドであったが，その後の研究によりさまざまな種においてボンベシン様物質が確認され，いくつかの分子集団を形成していることがわかってきた。現在のところ，分子的な構造と活性の違いから，1) ボンベシンやガストリン遊離ペプチド（GRP：gastrin-releasing peptide）から構成されるボンベシンファミリー，2) ラナテンシン (ranatensin) やニューロメディン B（NMB：neuromedin B）から構成されるラナテンシンファミリー，3) フィロリトリン（phyllolitorin）ファミリーに分類されているが，ここではボンベシンファミリーを中心に紹介する。

ボンベシンは P 細胞で産生される 14 個のアミノ酸からなるペプチドであり，C 末端 9 個のアミノ酸が活性端子である。消化管では胃と十二指腸粘膜に高濃度で認められるが，中枢においても視床や視床下部で発現が認められる。

b. 生理作用

中枢においては体温調節，血糖上昇作用，視床下部ならびに下垂体ホルモン分泌調節作用，消化・吸収修飾作用，摂食行動の修飾などを示し，末梢においてはガストリン，インスリン，CCK をはじめとした多くの消化管ホルモン分泌刺激作用，胃酸分泌調節作用，膵外分泌刺激作用，消化管運動調節作用，血圧上昇作用，抗利尿作用，平滑筋収縮刺激作用，細胞増殖刺激作用等，多岐にわたる生物活性を有することが明らかとなっている。特にガストリン遊離作用は重要であり，幽門前庭部の G 細胞に直接作用して胃内の pH とは無関係にガストリン放出を行い，胃酸分泌を刺激する。したがって，ボンベシンは幽門を切除した患者の胃酸分泌を亢進しない[*7]。ボンベシンのガストリン分泌刺激作用はソマトスタチンにより抑制される。ボンベシンは，CCK と同様に，膵酵素の分泌を刺激し，胆嚢収縮および胆管の弛緩を引き起こす。これらの反応が直接作用か CCK の放出を介した間接作用であるかは不明である。しかし，ボンベシンが摘出した膵臓に直接作用してアミラーゼ分泌を促進することは判明している。そのほか，ボンベシンは十二指腸や空腸における運動の抑制，子宮や膀胱平滑筋の収縮，および腎血流量の減少などを引き起こす。

ボンベシン様ペプチド受容体[*8]としては，NMB およびその類縁体に選択性を示

[*7] この反応を利用して，臨床では幽門切除手術を行った後，ボンベシンを注入し，胃酸分泌ならびに血中ガストリン値の上昇がないことを確認し，手術の完全性を証明している。

[*8] **ボンベシン様ペプチド受容体**
ボンベシン受容体は Gq タンパク質共役型であり，ホスホリパーゼ C の活性化を介して，Ca^{2+} イオン依存性の反応を引き起こす。

す NMB 受容体（サブタイプ 1），GRP に選択性を示す GRP 受容体（サブタイプ 2），およびこれら 2 種の受容体とアミノ酸配列上で相同性を有する受容体（サブタイプ 3）が存在する。

10. グレリン

```
O= C-(CH₂)₆-CH₃
   |
   O
   |
NH₂-Gly-Ser-Ser-Phe-Leu-Ser-Pro-Glu-His-Gln-Arg-Val-Gln-Gln-
Arg-Lys-Glu-Ser-Lys-Lys-Pro-Pro-Ala-Lys-Leu-Glu-Pro-Arg-COOH
```

a. プロフィール

グレリン (ghrelin) は，GH 分泌促進物質として，ヒトとラットの胃から発見されたペプチドであり，脂肪酸修飾というペプチドホルモンとしては特徴的な構造を有している。グレリンは，摂食亢進や体重増加，消化管機能調節などエネルギー代謝調節に重要な作用をもち，今まで知られている中で唯一の，末梢で産生される摂食促進ペプチドである。1970 年代からある種の化合物が，成長ホルモン放出ホルモン（GHRH：growth hormone releasing hormone）とは異なる受容体を介して，GH 分泌を促進させることが知られていた。1996 年にヒト，ラット，ブタの視床下部と下垂体におけるこの受容体の一次構造が明らかとなり，1999 年に Kojima らによりラットとヒトの胃からこの受容体を活性化する内因性ペプチドとしてグレリンが発見された。グレリンは 28 個のアミノ酸からなり，3 番目のセリン残基の側鎖は炭素原子数 8 個の脂肪酸，オクタン酸によってエステル化されている。

グレリンは胃に最も多く，そのほかにも腸，脾臓，視床下部，胎盤，腎臓などでも産生される。胃では酸分泌腺のある胃体部に多く，管腔とは接していない閉鎖型内分泌細胞である。グレリン産生細胞は分泌顆粒を多く含み，膵臓でグルカゴンを産生する膵 α 細胞に類似していることから A-like 細胞と呼ばれている。胃体部の内分泌細胞の 20 ～ 25% を占め，ヒスタミンを産生する ECL 細胞に次いで 2 番目に多い内分泌細胞である。一方，グレリン産生ニューロンは視床下部の弓状核外側部に存在し，その神経線維は正中隆起や視床下部に及んでいる。

b. 生理作用

グレリンはラットやマウスの中枢および末梢に投与すると，摂食亢進と体重増加作用を示す。オレキシンなどほかの物質でも摂食亢進はみられるが，グレリンは唯一末梢性の空腹信号として摂食促進に作用している。迷走神経は消化管からの種々の情報を間脳や新皮質に伝達する脳神経であり，この求心性神経末端にもグレリン

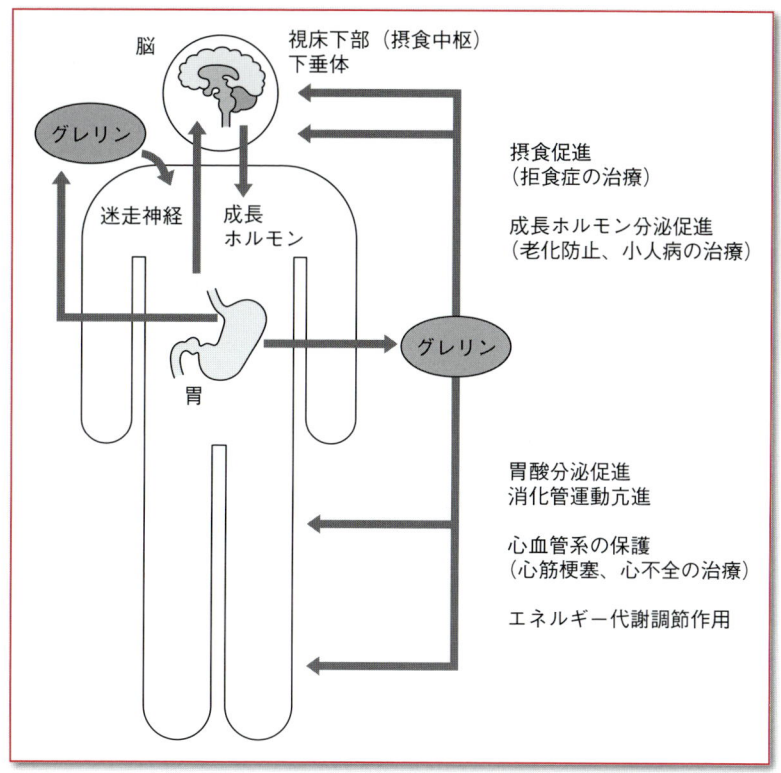

図3 グレリンの主たる生理作用と臨床応用への可能性

受容体が発現している。胃から分泌されるグレリンの情報は，迷走神経求心性線維を介して脳に伝達され，摂食やGH分泌調節の中枢である視床下部に働き，これらの促進作用が発現する（図3）。また，健常者にグレリンを投与すると，心拍数に変化を与えることなく，平均動脈圧を低下させ，心拍出量を増加させる。心筋梗塞後心不全モデルラットにグレリンを連続投与することにより，血清GHの上昇とともに左心室駆出率の増加，左心室リモデリング進展の抑制などが認められている。そのほか，グレリンは酸分泌および消化管運動に対して促進作用を示し，また高血糖下で膵β細胞内のCa^{2+}濃度を上昇させ，インスリン分泌を促進する。

グレリン受容体は，消化管運動亢進作用を有するペプチドであるモチリンの受容体と約40％のアミノ酸相同性を有する。受容体はGqタンパク質と共役しており，ホスホリパーゼCの活性化とイノシトール三リン酸の産生を介して，細胞内Ca^{2+}を増大させる。

c. 関連する疾患

食欲欠乏患者では血漿グレリン濃度の増大が観察され，逆に肥満患者では血漿濃度の低下が認められる。しかし，異常な食欲を伴う肥満症(Prader-Willi syndrome)

の患者においては血漿グレリン濃度の増大が観察されており，グレリンは患者の過食症に寄与するものと考えられている。

d. 臨床応用

グレリンの拒食症や小人症の治療薬としての開発や，肥満症へのグレリン拮抗薬の応用，さらには心機能の改善および低栄養状態の是正による心不全治療薬としての有用性が示唆されている。

参考文献

1) Johnson. LR. Gastrointestinal hormones. In "Gastrointestinal Physiology", edited by Leonard R. Johnson, The C.V. Mosby Company, 1977, 1-11.
2) Dockray. GJ. Gastrointestinal hormones: Gastrin, cholecystokinin, somatostatin, and ghrelin. In "Physiology of the Gastrointestinal Tract", edited by Leonard R. Johnson (editor-in-chief), et al., Forth Edition, Elsevier Academic Press, 2006, 91-120.
3) 岡部　進, 竹内孝治, 加藤伸一. 消化器系に作用する薬物：消化管ホルモン, 最新薬理学（第二版）, 高木啓次郎監修, 廣川書店, 2009, pp286-290.
4) 中里雅光. 胃から発見された摂食亢進ペプチド：グレリン. 肥満の科学：[II] 肥満のメカニズム, 第124回日本医学会シンポジウム記録集, 2003, pp45-50.

必須問題

問1 胃酸分泌を促進するホルモンはどれか。1つ選べ。

1 セクレチン
2 ガストリン
3 ソマトスタチン
4 VIP
5 モチリン

【解説箇所】セクレチン

【正解】2

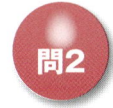

問2 コレシストキニンの生理作用はどれか。1つ選べ。

1 血糖降下
2 胃排出促進
3 膵液分泌抑制
4 胆嚢収縮
5 摂食亢進

【解説箇所】コレシストキニン

【正解】4

理論問題

問1 消化管ホルモンについて正しいのはどれか。2つ選べ。

1. Zollinger-Ellison 症候を示す患者の血中セクレチン濃度は，異常に高い。
2. Zollinger-Ellison 症候を示す患者の血中ガストリン濃度は，異常に低い。
3. 膵液分泌はコレシストキニンにより促進するが，セクレチンとの併用で抑制される。
4. VIP は，胃・十二指腸粘膜において粘液・重炭酸イオン分泌を抑制する。
5. ソマトスタチン受容体（SSTR2）作動薬のオクトレオチドは，内分泌細胞腫瘍の治療に用いられる。

【解説箇所】セクレチン，ガストリン，コレシストキニン
【正解】1, 5

8章 アディポサイトカイン

Key word

- 脂肪細胞ーアディポサイトカインー白色脂肪細胞, 褐色脂肪細胞
- メタボリックシンドロームー肥満
- アディポネクチンー抗動脈硬化作用, インスリン抵抗性改善作用ー Adipo R1, R2
- レプチンー STAT3 －食欲抑制ホルモン
- レジスチンーインスリン抵抗性
- PAI-1 －血栓症

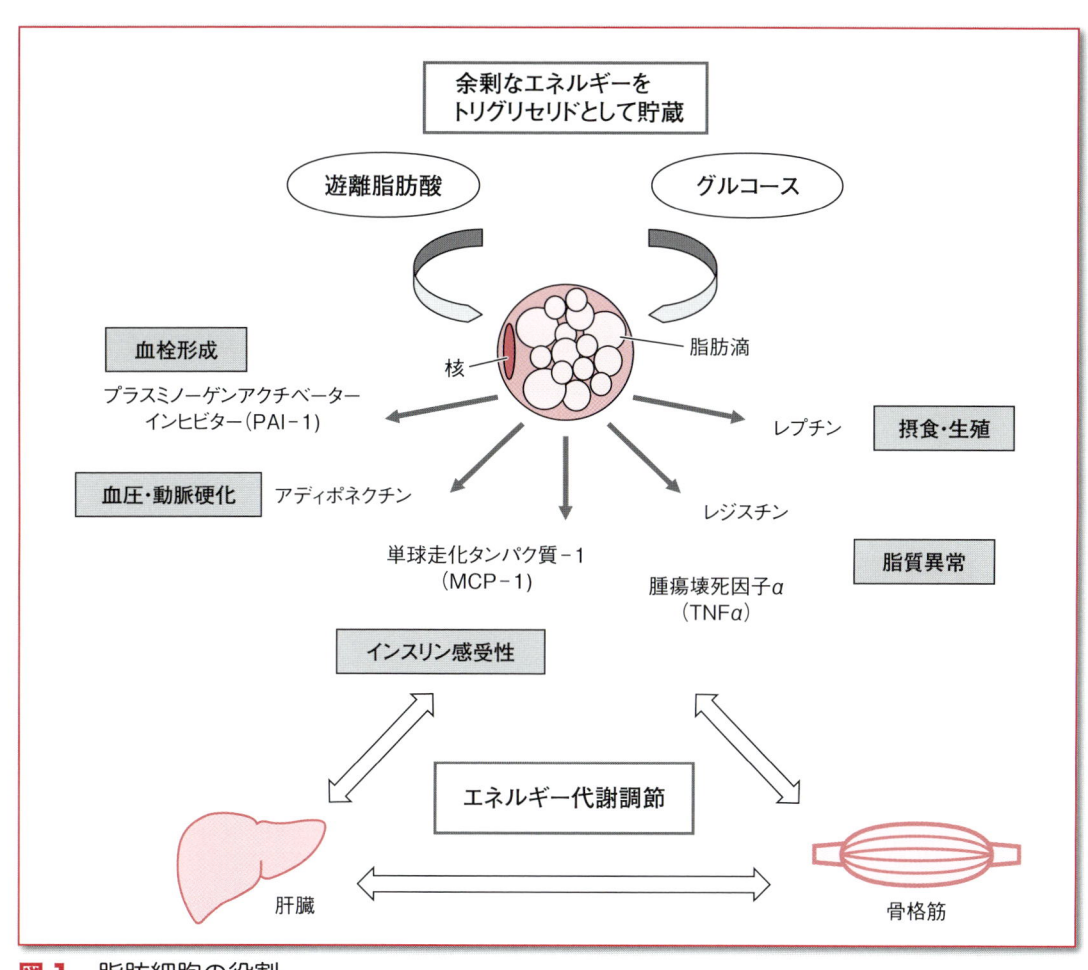

図1 脂肪細胞の役割

脂肪細胞は，その名が表すように細胞内に脂肪滴がみられる細胞である．見た目の色の違いから白色脂肪細胞と褐色脂肪細胞*1に大別されるが，機能も異なることが明らかにされつつある．各々の機能を簡単に表すのであれば，白色脂肪細胞はエネルギーを蓄積する細胞であり，褐色脂肪細胞はエネルギーを消費する細胞である．このように，エネルギー代謝に関しては相反する作用を有しており，いずれの細胞もメタボリックシンドローム*2をはじめとしたさまざまな代謝性疾患の発症への関与が示唆されている．しかし，疾患との関連性が数多く報告されているのは，白色脂肪細胞である．

　白色脂肪細胞は，インスリンの作用で血中から取り込んだ糖をトリグリセリドへと変換し，脂肪滴として細胞内にためこむことで飢餓などに備える細胞として考えられていた．つまり，エネルギーの摂取と消費のバランスの上で，余剰なエネルギーをトリグリセリドという形で蓄積する細胞として位置づけられていた．しかし，脂肪細胞から生理活性を示すさまざまな物質（**アディポサイトカイン**）が分泌されることが明らかになり，ここ20年の間に「脂肪細胞は内分泌細胞である」との新たな概念が出来上がった．

　脂肪細胞から分泌されるアディポサイトカインは，脂肪細胞が肥大化すると，すなわち肥満*3になると，その産生や分泌が異常になることが報告されている．また，血中濃度と疾患との関連性も明らかにされている．このように脂肪細胞は，単にエネルギーの蓄積や供給をつかさどることで体の恒常性の維持にかかわるだけではなく，アディポサイトカインの分泌を通して，積極的に恒常性の維持にかかわっているといえる．

I. アディポサイトカイン

1. 総論

　Spiegelmanらは，1987年に脂肪細胞から分泌され，栄養状態や代謝の乱れによってその発現量が変化するタンパク分解酵素としてadipsinを見つけた．1989年

---

*1 **褐色脂肪細胞**
小動物などに存在し，寒冷刺激に応答した熱産生が主な役割である．ヒトでは胎児や新生児にのみ存在し，成長に伴って減り，成人には存在しないと考えられていた．しかし最近になって，成人の鎖骨上部などでその存在が明らかにされ，さらに寒冷刺激や食事の摂取により起こる熱産生にかかわることが示唆された．このように褐色脂肪細胞は，エネルギーを消費して熱を産生させる機能により，全身のエネルギー代謝の調節にかかわることが予想されている，今後注目すべき細胞である．

*2 **メタボリックシンドローム**
特に内臓脂肪の蓄積が原因となり，肥満になった場合，脂質の代謝異常，耐糖能の異常，高血圧などが発症しやすくなる．さらにこれらの発症が重なり合うと，冠動脈疾患の発症率が急激に上昇する．このように，複数の危険因子を併せもつ場合，動脈硬化性の疾患が起こりやすくなる病態をメタボリックシンドロームと呼ぶ．

*3 **肥満**
肥満は，脂肪細胞が脂肪滴を過剰に蓄積した状態であり，糖尿病や脂質異常症をはじめとしたさまざまな疾患の危険因子である．身長と体重から求めるBMI（体重/身長^2）がよい指標となるが，体内の脂肪量を正しく表してはいない．ただ，BMIが25以上になると肥満と判定される．

には，adipsin が補体の D 因子と同一タンパク質であることを明らかにし，脂肪細胞から生理活性作用を示す物質が分泌されることが，はじめて報告された。1993年に Hotamisligil らは，脂肪細胞から腫瘍壊死因子 α（TNFα：tumor necrosis factor α）が分泌されること，さらには肥満マウスではその発現量，血中濃度とも増加することを報告し，脂肪細胞から分泌される物質と疾患との関連性が示唆された。1994 年には Friedman らによって，中枢に作用する物質としてレプチンが報告された。これらのことから脂肪細胞から生理活性物質が分泌されるとの概念ができ，これらの物質をアディポサイトカインと呼ぶようになった。現在では，アディポネクチンをはじめとして数多くのアディポサイトカイン[*4]が報告されている。

2. アディポネクチン

a. プロフィール

アディポネクチンの基礎
5〜10 μg/mL

分子量が約 30kDa であり，244 個のアミノ酸からなるペプチドホルモンである。大阪大学医学部の松澤や松原らは，1996 年にヒトの脂肪細胞に発現している遺伝子を網羅的に解析し，脂肪細胞が発現するタンパク質の 2 割程度を占める apM1（adipose most abundant gene transcript 1）を見つけた。1999 年には Scherer らによって，マウスで Acrp30 という apM1 とよく似たタンパク質が発見された。さらに同年，昭和大学の富田らによって，ゼラチンに結合する血中タンパク質（GBP28：gelatin-binding protein）が発見され，これも apM1 や Acrp30 と構造が似ていた。やがてこれらは，アディポネクチンと呼ばれるようになり，ヒトの血中にも比較的高濃度に存在することが明らかになった。その後の疫学的な解析によって，BMI や内臓脂肪量などと逆の相関性を示すことが明らかとなった。また，アディポネクチン欠損マウスを用いた解析から，アディポネクチンが動脈硬化や耐糖能異常を改善する作用（抗動脈硬化作用とインスリン抵抗性改善作用，図2）を示すことも明らかとなり，「善玉のアディポサイトカイン」と位置づけられた。

アディポネクチンは，N 末端側にコラーゲン様ドメイン，C 末端側に補体の C1q ドメインと相同性がある球状ドメインをもち，3 量体で存在する。血中では，N 末端側にあるシステイン残基がジスルフィド結合を形成することにより 6 量体やそれ以上の多量体（高分子量型）となったものも検出される。

受容体は，AdipoR1 と AdipoR2 の 2 種類がある。AdipoR1 は骨格筋，AdipoR2 は肝臓や血管内皮細胞に多く発現している。高分子量型のアディポネクチンの方が

[*4] 数多くのアディポサイトカイン
プラスミノーゲンアクチベータインヒビター（PAI-1：plasminogen activator inhibitor 1），レジスチン，ビスファチン，単球走化性タンパク質（MCP-1：monocyte chemotactic protein-1），インターロイキン-6（IL-6：interleukin-6），レチノール結合タンパク質 4（RBP4：retinol-binding protein 4），アドレノメデュリン，バスピン，ANGPTL-2（angiopoietin-like protein 2），分泌型 frizzled-related タンパク質 5（Sfrp5：secreted frizzled-related protein 5）など

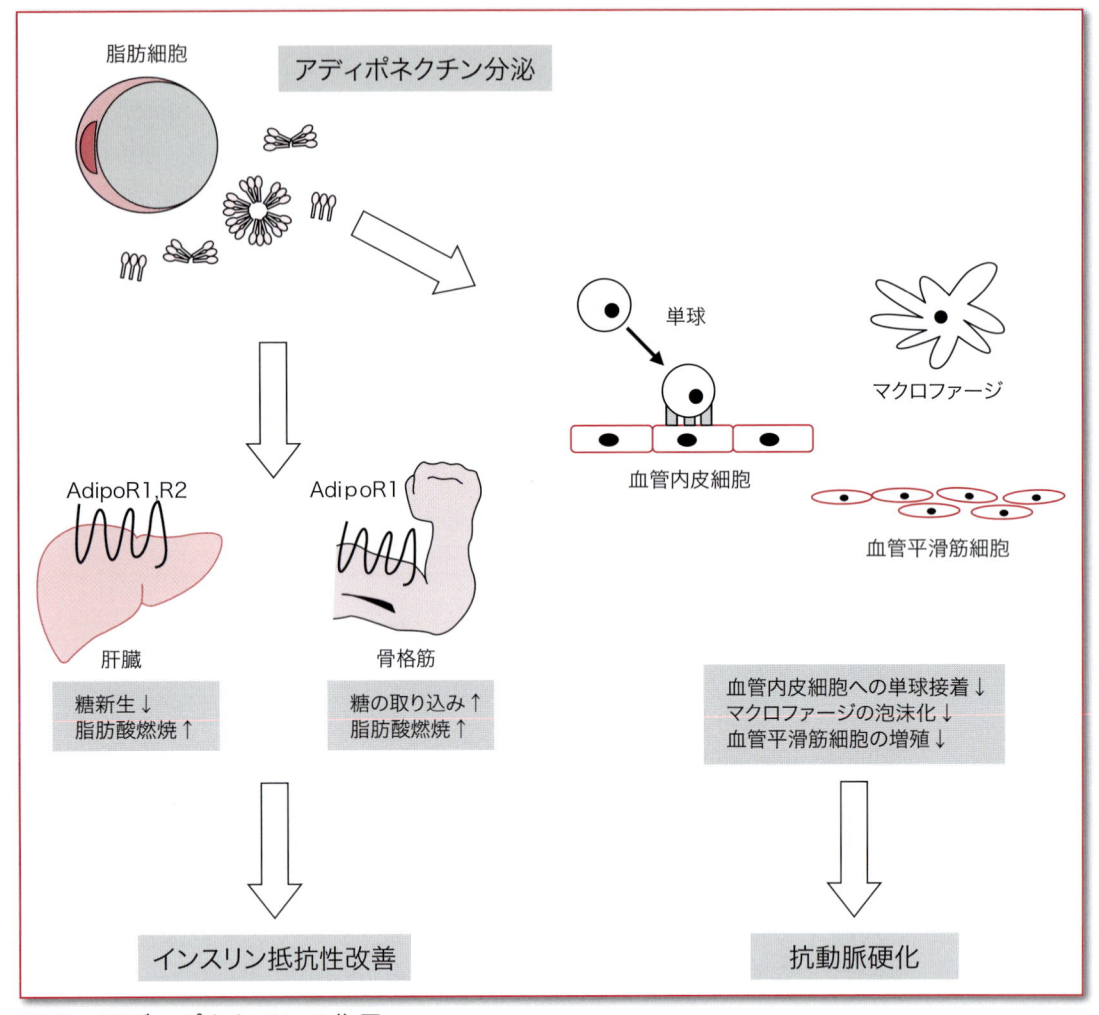

図2 アディポネクチンの作用

3量体や6量体より活性が高いことが示唆されており，受容体への親和性も異なると考えられる．また，さまざまな病態と高分子量型の存在比とに負の相関があることが示されており，アディポネクチンの存在形式と作用臓器および生理作用との関係が注目される．

b. 生理作用

受容体を欠損させたマウスの解析から，臓器によって生理作用が異なることが明らかになった．筋肉や肝臓でのAdipoR1に結合すると，AMPキナーゼの活性化や細胞内カルシウム濃度の上昇が引き起こされ，糖新生や脂肪合成の抑制，糖の取り込みや脂肪酸燃焼の促進，ミトコンドリアの合成増加などが起こり，結果としてインスリン感受性になる．一方，肝臓でAdipoR2に結合すると，ペルオキシソーム

増殖因子活性化受容体α（PPARα：peroxisome proliferator activated receptor α）*5の活性化を介して，脂肪酸燃焼の促進などエネルギー消費を増加させる(図2)。

中枢に作用し，エネルギー代謝を抑制する作用も報告されているが，さらなる検討が必要である。

c. 関連疾患

アディポネクチンの血中濃度は，男性より女性の方が高い。体重やBMIとの逆相関することが報告されている。

d. 臨床応用

チアゾリジン系薬として知られるピオグリタゾン塩酸塩は，PPARγの活性化を介して，脂肪細胞でのアディポネクチン産生を増加させる。ピオグリタゾン塩酸塩が示すインスリン抵抗性改善作用の一部は，このアディポネクチン産生増加が寄与すると考えられる。

3. レプチン

a. プロフィール

肥満形態を示す*ob/ob*マウスの原因遺伝子の解明から，**レプチン***6がFriedmanらによって1994年に発見された。レプチンは，167個のアミノ酸からなるペプチドホルモンである。*obese (ob)* 遺伝子の産物で，脂肪細胞に主に発現している。ほかにも，中枢神経系や肝臓でも発現が認められている。

受容体は，少なくとも5種類存在し，1回膜貫通型の構造をしており，チロシンキナーゼ共役型である。受容体の下流には，STAT3（signal transducer and activator of transcription）*7が存在し，遺伝子の転写活性を調節することで生理作用が発揮される。アイソフォームがいくつか存在し，中枢神経系だけではなく，筋肉や肝臓，生殖器（卵巣，精巣，胎盤）でも発現している。

b. 生理作用

食欲の抑制などエネルギー代謝を調節する作用が代表的であり，食欲抑制ホルモンとして視床下部に作用する。視床下部の弓状核には，満腹中枢と空腹中枢の存在

---

*5 PPARα（peroxisome proliferator activated receptor α）
核内受容体。リガンドは，遊離脂肪酸や脂肪酸代謝物などと考えられている。フィブラート系の脂質異常症治療薬の作用点でもある。

*6 レプチン
ギリシア語のLeptos（やせる）にちなんで命名された。

*7 STAT3（signal transducer and activator of transcription）
受容体にリガンドが結合することでチロシン残基がリン酸化される。すると，STATもリン酸化され，活性化される。活性化されたSTATは2量体化することで細胞質から核へと移行し，DNAに結合することで遺伝子を発現させる。

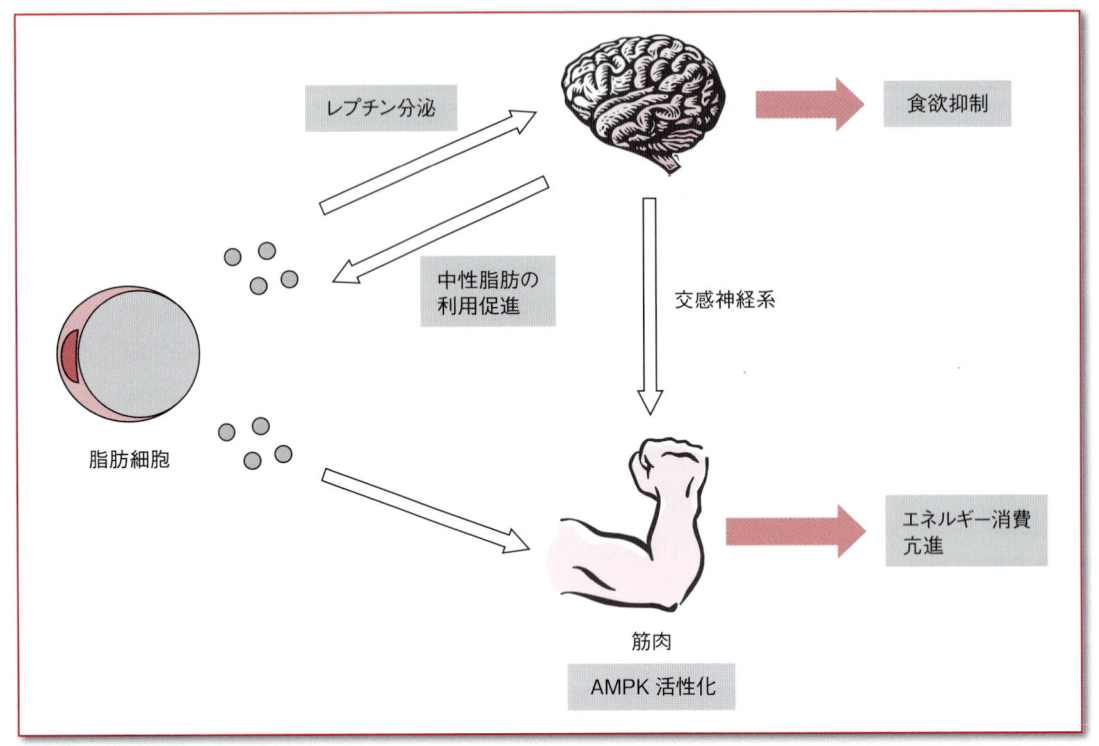

図3 レプチンの作用

が想定されており，レプチンはそれぞれに作用する．満腹中枢にある α-メラノサイト刺激ホルモン（α-MSH：α-melanophore-stimulating hormone）やコカイン・アンフェタミン転写調節因子（CART：cocaine-related transcript）を含有するニューロンはレプチンによって活性化されるが，空腹中枢に存在するニューロペプチドY含有ニューロンの活性は抑えられる．このようにして食欲が抑制されると考えられる（**図3**）．

また，交感神経系を活性化し，血圧の上昇や骨格筋での糖利用の促進などを引き起こす作用ももつ．さらに，筋肉や肝臓など末梢の組織にも作用し，エネルギー消費（脂肪酸酸化など）の増加をもたらす（**図3**）．ほかに，炎症や免疫作用の調節，性腺機能の亢進作用も報告されている．

c. 関連疾患

肥満者は，脂肪組織量の増加に伴って，血中レプチン濃度も高くなっている．ただ，このような肥満者では，いわゆるレプチン抵抗性[*8]になっていると予想され，レプ

[*8] **レプチン抵抗性**
レプチン抵抗性が形成される機序として，2つのことが知られている．1つ目は，受容体の下流に位置するシグナル伝達を抑制するタンパク質であるSOCS-3（suppressor of cytokine signaling-3）の発現誘導である．2つ目は，血液脳関門におけるレプチン透過性の低下である．

チン濃度は高くともレプチンの作用が十分には発揮されずに，肥満は解消されない。

d. 臨床応用

脂肪萎縮症[*9]の患者に対し，京都大学でレプチンの補充療法が臨床試験として行われた[*10]。治療開始後に，速やかな血糖値およびトリグリセリド濃度の低下が認められた。脂肪萎縮症そのものは治療できないが，症状の著しい改善はみられた。医師主導の治験が2012年まで行われ，承認された。

3. レジスチン

分子量12 kDaで，108個のアミノ酸からなるペプチドホルモンである。インスリン抵抗性（レジスタント）を引き起こす分子の候補として見つけられたため，レジスチンと名づけられた。マウスなどのげっ歯類では脂肪細胞に発現しているが，ヒトでは主にマクロファージでの発現が報告されている。ヒトでも脂肪細胞で存在し，肥満者の血中濃度が高いことから，肥満によって引き起こされるインスリン抵抗性への関与は想定されるが，証明されていない。ただしマウスでは，レジスチンに対する抗体投与によりインスリン抵抗性が改善することや，レジスチンの投与によってインスリンの作用が抑えられることから，インスリン抵抗性への関与が強く示唆されている。

4. プラスミノーゲンアクチベータインヒビター –1

脂肪細胞だけではなく，血管内皮細胞などからも分泌されるタンパク質であり，脂肪細胞の肥大化とともにその分泌量が増加する。線維素溶解系[*11]において，プラスミンを産生する酵素であるプラスミノーゲンアクチベーター（PA：plasminogen activator）を阻害し，血栓の溶解が起こりにくくさせる。その結果，血栓が血管内に残存しやすい状態，すなわち血栓が維持される状態になりやすくなり，血栓症が起こりやすくなる（図4）。肥満者に血栓症が起こりやすい原因の1つとして，考えられている。

[*9] **脂肪萎縮症**
脂肪組織が欠如する疾患である。全身性と下肢などの部分性に起こる場合の2つに大きく分類される。遺伝子異常が原因となるものも多い。高頻度に，インスリン抵抗性の糖尿病や，脂質異常症，脂肪肝が発症する。

[*10] **レプチン補充療法**
2002年から2011年にわたり，12例（10例は先天性）の患者に，最長で9年間治療が行われた。全例で効果が認められ，重篤な有害事象は認められなかった。

[*11] **線維素溶解系**
線溶系とも呼ばれる。不要となった血栓，すなわちフィブリンの塊を溶解するシステムである。実際には，プラスミノーゲンにタンパク質分解酵素であるPAが作用し，産生されたプラスミンがフィブリンを分解する。

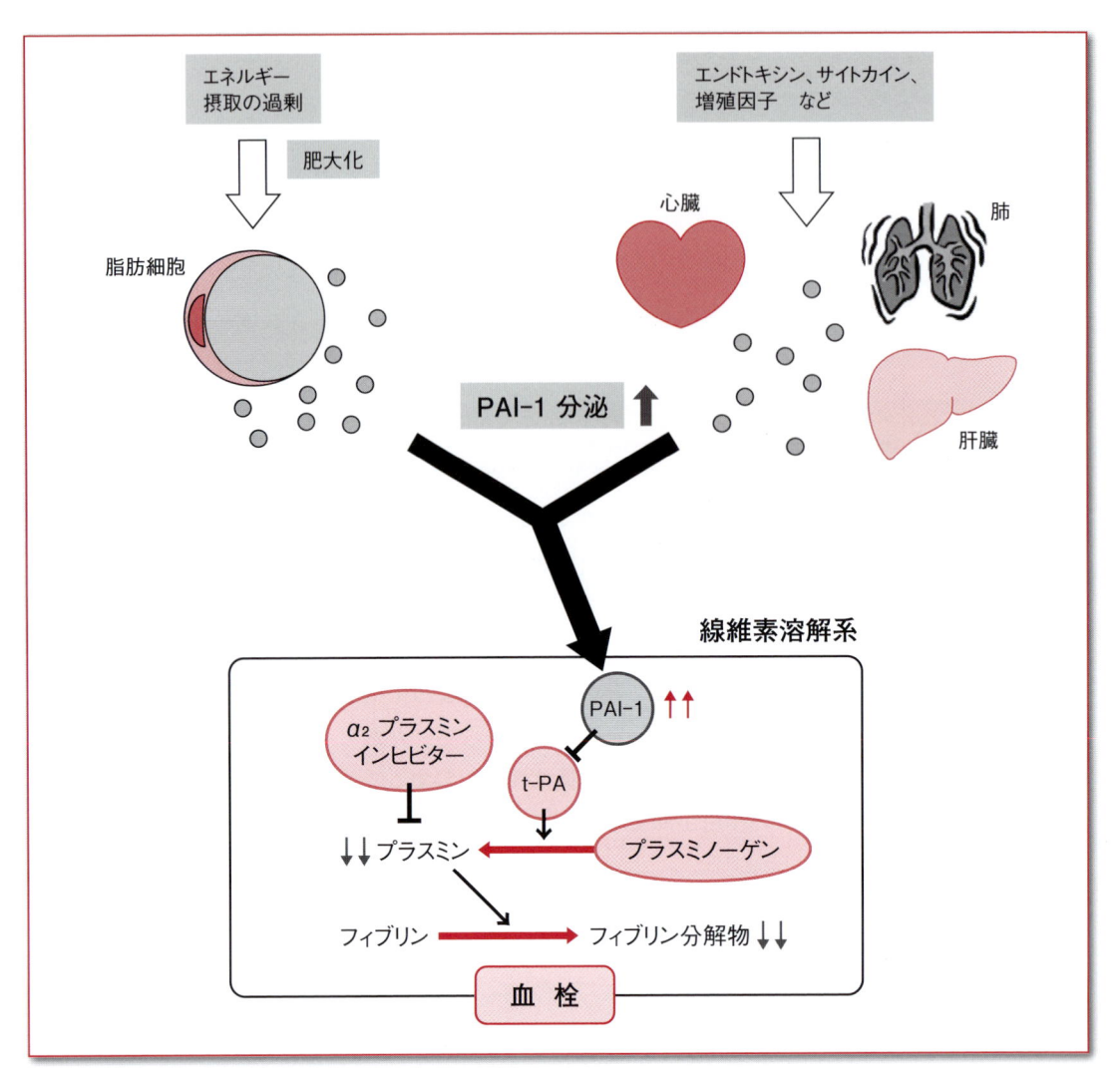

図4 PAI-1 分泌とその作用

必須問題

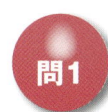

問1 アディポサイトカインはどれか。1つ選べ。

1 アドレナリン
2 アンドロゲン
3 レプチン
4 グルカゴン
5 アルドステロン

> 【解説】レプチンは，食欲抑制作用を示すアディポサイトカインである。
>
> 【正解】3

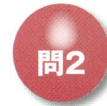

問2 脂肪細胞内の受容体に結合し，アディポネクチン産生を増加させる薬物はどれか。1つ選べ。

1 ピオグリタゾン塩酸塩
2 グリメピリド
3 アカルボース
4 シタグリプチンリン酸塩水和物
5 リラグルチド

> 【解説】ピオグリタゾンは，細胞内のPPARγに結合し，遺伝子発現を調節することにより，インスリン抵抗性を改善させる。具体的には，脂肪細胞を小型化し，アディポネクチン産生増加やTNFα産生抑制を引き起こす。
>
> 【正解】1

理論問題

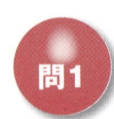

問1 脂肪細胞に関する記述について，正しいのはどれか。2つ選べ。

1 余剰なエネルギーをトリグリセリドとして貯蔵する。
2 メタボリックシンドロームの発症と脂肪細胞の機能との間には，関連性はない。
3 褐色脂肪細胞は，肥満者で肥大化している。
4 白色脂肪細胞からは，生理活性をもつさまざまな物質が分泌される。
5 アディポサイトカインの量は，常に一定である。

【解説】
1 正：脂肪滴内に蓄える。
2 誤：白色と褐色のいずれの脂肪細胞も，メタボリックシンドロームとは深くかかわっている。
3 誤：過剰なエネルギー摂取により肥大化するのは，白色脂肪細胞。
4 正：アディポサイトカインと呼ばれる。
5 誤：体内のさまざまな状況に応じて，量は増減する。

【正　解】1, 4

問2 アディポサイトカインに関する記述について，誤っているのはどれか。2つ選べ。

1 腫瘍壊死因子α（TNFα）は，アディポサイトカインである。
2 アディポネクチンは，抗動脈硬化作用を示す。
3 アディポネクチンは，細胞内の受容体に結合し，作用を発揮する。
4 レプチンは食欲促進作用を示す。
5 レプチン投与は，脂肪萎縮症に対して効果を発揮する。

【解説】
1 正：脂肪細胞から分泌されるTNFαは，インスリン抵抗性に関与する。
2 正：アディポネクチンは，血管に作用し抗動脈硬化作用を発揮する。
3 誤：アディポネクチンの受容体は2種類存在し，いずれも細胞膜上に存在する。
4 誤：レプチンが視床下部に作用すると，食欲抑制作用を示す。
5 正：臨床試験で効果が確認された。

【正　解】3, 4

9章 カルシウム代謝調節ホルモン

Key word

- 副甲状腺ホルモン－骨吸収促進, $1\alpha,25(OH)_2D_3$ 合成促進, 血漿 Ca^{2+} 上昇
- カルシトニン－骨吸収抑制, 血漿 Ca^{2+} 濃度低下
- 活性型ビタミンD－腸管 Ca^{2+} 吸収の促進, 骨吸収促進, 血漿 Ca^{2+} 上昇－くる病, 骨軟化症
- 骨吸収抑制薬－カルシトニン－エストロゲン－SERM－ビスホスホネート製剤
- 骨形成促進薬－ビタミン K_2, タンパク質同化ステロイド製剤, 副甲状腺ホルモン製剤

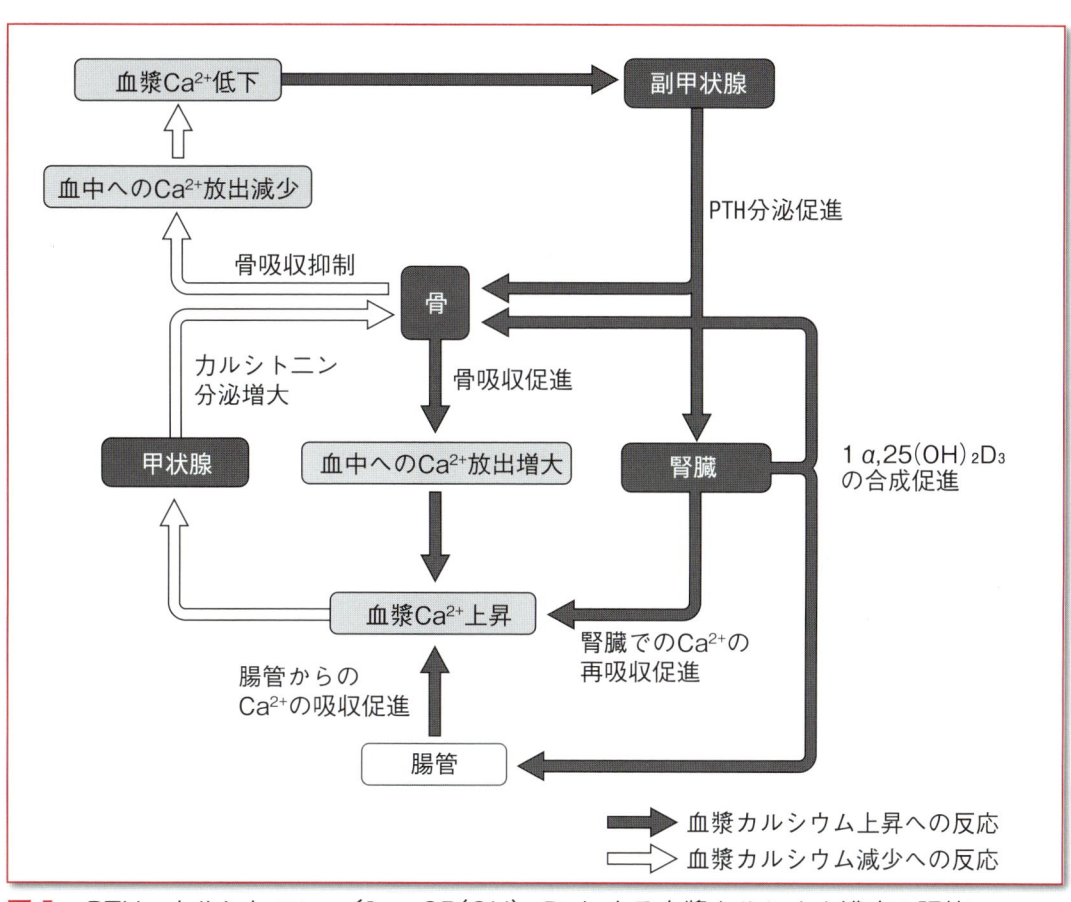

図1 PTH, カルシトニン, $[1\alpha,25(OH)_2D_3]$ による血漿カルシウム濃度の調節

カルシウム代謝調節ホルモンとは，活性型ビタミンD〔$1\alpha,25(OH)_2D_3$〕，カルシトニン（CT：calcitonin）ならびに副甲状腺ホルモン（PTH：parathyroid hormone）の総称で，これら3種のホルモンの相互作用により生体のカルシウム恒常性が維持されている。また，高齢者人口の増加で社会問題化している骨粗しょう症も生体のカルシウムバランスが負に陥ることが原因で発症することから，本章ではカルシウムの貯蔵庫である骨組織の改造と形成に関与するホルモン，および生理活性因子の作用機序について概説する。

生体の機能は多くの（生理活性）物質によって調節されているが，そのなかで特に重要な役割を演じているのがカルシウムである。カルシウムは，筋肉の収縮と弛緩，ホルモンの分泌と作用，神経の興奮，血液凝固，マクロファージや白血球の遊走等のさまざまな機能の維持に関与している。これらの機能は細胞内の極めて微量な遊離カルシウム濃度の変化により調節されている。そして，細胞内カルシウム濃度のホメオスタシスを維持するためには細胞外カルシウム濃度をある程度一定に維持する必要があり，生体内においてはカルシウム代謝を調節するホルモンである副甲状腺ホルモン，カルシトニン，活性型ビタミンDが血漿カルシウムのホメオスタシス維持に中心的な役割を演じている（図1）。

1. 副甲状腺ホルモン

a. プロフィール

PTHの基準値
インタクト（完全分子）
　10〜65 pg/mL
高感度
　160〜520 pg/mL

副甲状腺ホルモン〔PTH：parathyroid hormone, parathormone（パラトルモン）とも呼ばれる〕は，甲状腺背部に密着している米粒大の小さな組織である副甲状腺[*1]から産生され，アミノ酸84個からなる単鎖ペプチドである。副甲状腺は，上皮細胞で囲まれた濾胞の集合体で，甲状腺の中にある小さな組織という意味で上皮小体とも呼ばれる。したがって，PTHは上皮小体ホルモンともいわれる。

PTHは，まずアミノ酸115個のプレプロPTHとして産生され，次いで25個のアミノ酸が切断によって除かれ，プロPTHとなる。最後に6個のアミノ酸が除去されて成熟したPTH（1-84）となる（図2）。このホルモンはN末端から34番目までのアミノ酸があれば天然のホルモンとまったく同様の作用を示し，27番目までのアミノ酸が活性の発現に必要と考えられている。

b. 生理作用

PTHの作用は，直接あるいは間接的に骨，腎臓，小腸に作用して血液中のカルシウムの濃度を調節することである。PTHの分泌は，副甲状腺のカルシウム感知受容

[*1] 副甲状腺
　　ヒトの場合4個ある

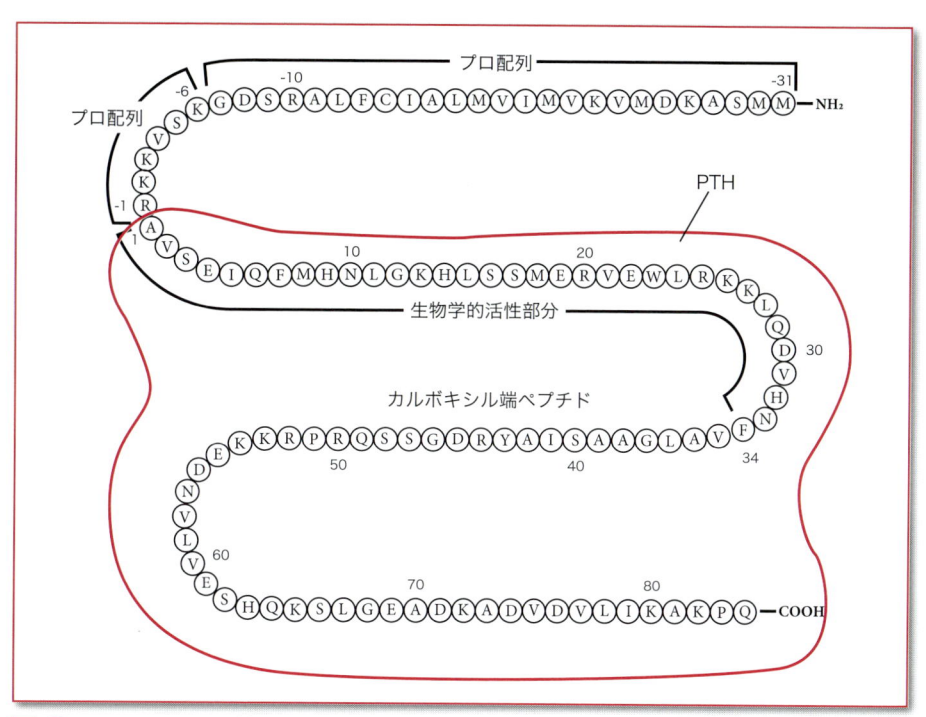

図2 PTHとその前駆体のアミノ酸配列

体（CaSR：calcium-sensing receptor）が血液中のカルシウムイオン濃度を感知することにより調節されている。CaSRがわずかに低下したカルシウムイオン濃度を感知すると，PTHが分泌される。PTHの作用は受容体との結合を介して発揮されるが，受容体は3種類存在[*2]する。

1）PTHは骨組織に対して，まったく異なる2つの働きをしている。

1つは，破骨細胞の形成促進と活性化による骨吸収[*3]の促進であり，PTHの持続的高値によって起こる。これは，一次性副甲状腺機能亢進症でよく見られる症状である。もう1つは，PTHの間歇投与を繰り返すことにより起こる，骨形成促進作用である（本章「5．骨代謝に関連する薬物」参照）。

2）PTHの腎臓に対する作用には，近位尿細管と遠位尿細管に対する作用がある。遠位尿細管に対する作用は，糸球体から一度尿中へとろ過されたカルシウムの再吸収促進である。一方，近位尿細管に対しては2つの作用を示す。1つ目は，細胞膜のNa$^+$，リン酸共輸送体Ⅱa，Ⅱcの発現を低下させることにより，リン酸イオン

[*2] **3種類の受容体**
PTH1Rは骨と腎臓に，PTH2Rは中枢神経系，膵臓，精巣，胎盤に，PTH3Rはゼブラフィッシュにのみ検出される。

[*3] **骨吸収**
破骨細胞による骨の分解（骨吸収）と骨芽細胞による骨の形成（骨形成）がバランスを保って激しく代謝回転し，骨を新鮮に保つとともに骨の恒常性を維持している。骨吸収の意味は，物を取り込むことではなく，骨が分解されてなくなる（吸収される）という意味でつけられている。また，骨吸収は骨の恒常性維持のためだけでなく，骨を分解することにより，骨塩を血液中に動員して血漿カルシウムレベルを上昇させる大きな目的をもつ。

の再吸収を抑制するリン利尿作用である．したがって，PTHは血中リン酸イオン濃度を低下させるため，血中［Ca］×［P］のイオン積が減少する．生体はイオン積を一定にするため骨吸収を促進するので，さらに血漿カルシウム濃度が上昇して高カルシウム血症になる．もう1つの近位尿細管細胞に対する作用は，1α-水酸化酵素遺伝子の発現促進作用である．1α-水酸化酵素は，25-ヒドロキシビタミンD_3〔25(OH)D_3〕を活性型ビタミンD〔1α,25(OH)$_2$$D_3$〕に代謝する酵素である．合成された活性型ビタミンDは腸管に働き食物中からのカルシウム取り込みを促進するため，PTHはビタミンD_3の活性化を通して間接的にも血漿カルシウム濃度の上昇に関与している（図1）．

これらPTH作用の発現は受容体と結合した後，Gタンパク質共役型受容体のGタンパク質（Gs：stimulatory G protein）を介したサイクリックAMP（cAMP：cyclic adenosine monophosphate）の産生亢進，あるいはGqを介した細胞内カルシウム濃度の上昇ならびにプロテインキナーゼC（PKC：protein kinase C）活性の増大などを通して行われる．

c. 関連疾患

❶ 副甲状腺機能亢進症

副甲状腺機能亢進症は，PTHの過剰分泌を特徴とする疾患群である．本症には，原発性副甲状腺機能亢進症と続発性（二次性）副甲状腺機能亢進症の2つの異なる疾患が含まれる．

(1) 原発性副甲状腺機能亢進症

副甲状腺腺腫，過形成あるいはがんが原因でPTHの過分泌が起こり，主に高カルシウム血症[*4]による症状が問題となる疾患である．

副甲状腺からPTHが過剰分泌される機序として，血液中のカルシウムイオン濃度を感知する副甲状腺のCaSRの発現低下が報告されている．高カルシウム血症状態でPTH濃度の低下が認められず，血中のリン濃度が正常か低い場合は，原発性副甲状腺機能亢進症の可能性が高い．本症の根本的治療は，手術による病的副甲状腺の摘除[*5]である．

(2) 続発性（二次性）副甲状腺機能亢進症

慢性腎不全の進行に伴って発症する低カルシウム血症により，二次的にPTHが過剰に産生・分泌される病態である．透析患者の主要な合併症の1つである．過剰に分泌されたPTHは骨吸収の促進のほか，骨以外の軟組織や心血管系などが石灰化してしまう異所性石灰化のリスクを高める．PTHが過剰に分泌される要因として，高リン血症や活性型ビタミンDの低下が考えられることから，リン吸収剤による高リ

[*4] **高カルシウム血症**
低リン血症も呈する．

[*5] **手術による病的副甲状腺の摘除**
手術では，3腺半の摘除，あるいは4腺全腺を摘除してその一部を自家移植する方法が行われる．

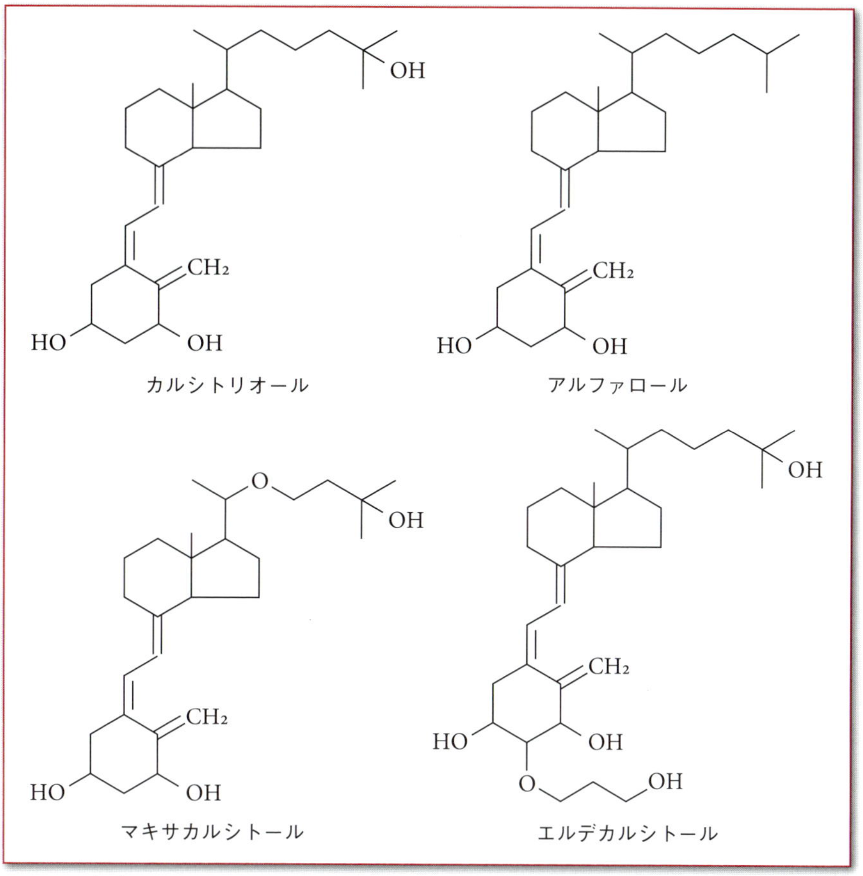

図3 臨床に用いられている活性型ビタミンD製剤

ン血症の是正と，活性型ビタミンD製剤による治療が行なわれる（**図3**）。活性型ビタミンDによる治療で問題となるのは高カルシウム血症である。近年，カルシウム上昇作用の弱いマキサカルシトールが臨床応用されている。これらの治療によってもPTHの過剰分泌がコントロールできない場合[*6]には，手術や経皮的エタノール注入療法が行われる場合がある。

　最近，副甲状腺のCaSRに直接作用するCaSR作動薬（シナカルセト塩酸塩）が治療に用いられるようになった。本剤は，血清カルシウム値を上昇させずにPTHの分泌を抑制するほか，副甲状腺細胞の増殖抑制作用や，副甲状腺の過形成をも抑制する効果を有することが報告されている。

❷ 副甲状腺機能低下症

　PTH作用の低下に基づき低カルシウム血症，高リン血症を呈する疾患で，副甲状腺からの1）PTH分泌が低下しているものと，2）標的細胞のPTHに対する反応性

[*6] **PTHの目標値**
　PTHの目標値は，ガイドラインによると150〜300 pg/mLである。

が低下しているものとの2つに大別される。前者のうち，原因*7が明らかなものを続発性副甲状腺機能低下症，原因不明のものを特発性副甲状腺機能低下症（IHP：idiopathic hypoparathyroidism）と呼び，両者を区別する。一方，PTH反応性の低下したものは偽性副甲状腺機能低下症（PHP：pseudohypoparathyroidism）に分類される。さらにPHPの患者は，ヒトPTH（1-34）を静注した後の反応性をみるEllsworth-Howard試験において，尿中へのリン酸排泄増加反応が認められない。また，尿中Checkが陰性ならⅠ型，陽性ならⅡ型と診断される。いずれの病型においても低カルシウム血症により引き起こされる神経・筋の易興奮性に基づくテタニー*8が主症状である。

本症の治療は，活性型ビタミンD製剤による低カルシウム血症の改善が主体となる。維持治療においては活性型ビタミンD投与期間中の尿中Ca/Cr比（Uca/Ucr）を0.3以下に抑えるように調整し，尿路結石の防止や腎機能を保持することに注意が必要である。カルシウム製剤を併用する場合は，腎結石・腎障害のリスクがさらに増加するので，活性型ビタミンD製剤は単独投与を原則とする。

d. 臨床応用

米国では，2002年よりPTHが"骨折リスクの高い閉経後女性および男性における重症骨粗しょう症"の治療薬として認可されている。また，2008年には"骨折リスクの高い男女における全身的継続糖質コルチコイド（ステロイド）療法に関連する骨粗しょう症"の治療薬としても追加適応された。本製剤は，テリパラチドと呼ばれる遺伝子組換えタンパク質であり，わが国でも2010年10月より使用が開始された。

テリパラチドは，PTH 1-34の部分を遺伝子組換えにより創生されたフォルテオ®と，化学合成で創生させたテリボン®が医薬品として用いられている。PTHの持続的高値は，破骨細胞の形成と活性化により骨吸収を促進する。しかし，フォルテオ®（皮下投与製剤）を連日・間歇的に投与すると骨形成マーカーであるⅠ型プロコラーゲン-N-プロペプチド（P1NP）が特異的に上昇し，骨リモデリングの促進とともに骨組織量が増加する。テリパラチドは，ビスホスホネート薬やSERMによる治療を行っていても骨折を生じた患者*9，高齢で複数の椎体骨折や大腿骨近位部骨折を生じた患者，骨密度低下が著しい患者などに勧められる。テリパラチドの

---

*7 **PTH分泌低下の原因**
22番染色体の欠失により胸腺と副甲状腺の形成不全が起こるDiGeorge症候群，GATA3遺伝子異常，CaSRの活性型変異による常染色体優性低カルシウム血症などがある。

*8 **テタニー**
カルシウムイオン減少のため，神経，筋接合部が興奮しやすくなり，わずかの刺激でも筋肉の収縮や痙攣が起こるようになる。激しくなると全身の筋肉が収縮し，呼吸困難も引き起こし，死に至る。

*9 **骨形成を促進する薬剤**
テリパラチドは選択的エストロゲン受容体モジュレーター（SERM：selective estrogen receptor modulator）のラロキシフェン塩酸塩と併用で，閉経後の骨粗しょう症患者の股関節の骨塩量を有意に増加することが報告されたことから，明らかな骨形成を促進する薬剤として期待されている。

骨形成促進の詳細な機序は明らかでないが，前駆細胞からの骨芽細胞への分化促進作用と形成された骨芽細胞のアポトーシス抑制が関与し，骨梁ならびに皮質骨の内膜および外膜面において，骨芽細胞の機能が活性化されることが骨形成の促進に結びついていると考えられている。

2. カルシトニン（エルカトニン，サケカルシトニン）

Cys-Gly-Asn-Leu-Ser-Thr-Cys-Met-Leu-Gly-Thr-Tyr-Thr-Gln-Asp-Phe-Ans-Lys-Phe-His-Thr-Phe-Pro-Gln-Thr-Ala-Ile-Gly-Val-Gly-Ala-Pro-NH$_2$

a. プロフィール

カルシトニン（CT：calcitonin）は，高カルシウム血症に反応して分泌されるカルシウム低下因子から名づけられたペプチドホルモンである。哺乳類では甲状腺傍濾胞細胞から，鳥類，は虫類，両生類，魚類では鰓後腺が産生するアミノ酸32個からなる直鎖状ペプチドである。ヒトのカルシトニンは，N末端から1番目と7番目のシステインの間につくられた，ジスルフィド結合による環構造となり，C末端はプロリンアミドとなっている。この両方の構造が活性発現に必要である。10番目から27番目までのアミノ酸配列の違いにより活性の強弱が出てくる。カルシトニンの遺伝子は第11番染色体の短腕にコードされ，前駆体として合成される。カルシトニン遺伝子は組織特異的なオルタナティブスプライシングにより異なる伝令RNA（mRNA：messenger ribonucleic acid）を生じ，一方は，37アミノ酸からなるカルシトニン遺伝子関連ペプチド（CGRP：calcitonin gene-related peptide）となる。

b. 生理作用

カルシトニンの作用は血漿カルシウムイオン濃度の低下であり，発見当初より骨吸収の阻害によって起こると推定されていた。実際，カルシトニンは破骨細胞に発現しているカルシトニン受容体との結合を介して，破骨細胞の波状縁（ruffled border）を消失させて骨吸収を抑制することが明らかになっている。以下には，カルシトニンの腎臓と骨組織での作用を示す。

1) 骨吸収を抑制し，血漿カルシウム濃度を低下させるとともに，疼痛の緩和などの鎮痛効果を発揮する。
2) 腎臓においてはカルシウム，リンの尿中排泄の促進,近位尿細管細胞での1α-水酸化酵素の発現促進による活性型ビタミンD合成の促進作用がある。
3) カルシトニンは,正常の骨吸収活性には影響を与えず,PTH，1α,25(OH)$_2$D$_3$，プロスタグランジンなどの種々の骨吸収促進因子によって活性化された骨吸

収を抑制する。

したがって，PTHとカルシトニンとの間には，血漿カルシウム濃度の変動を通して負のフィードバックの関係がある（**図1**）。

c. 関連疾患

ヒトにおいては分泌低下症と分泌過剰症がはっきりせず，カルシトニンの生理的な役割は明らかではない。

d. 臨床応用

カルシトニンは，破骨細胞に直接作用することから，破骨細胞の機能が亢進して骨量が減少する骨粗しょう症の治療，悪性腫瘍に伴う高カルシウム血症[*10]などの治療にウナギカルシトニン（エルカトニン），またはサケカルシトニンが用いられている。ヒトカルシトニンに比べサケ，ウナギのカルシトニンのほうが活性は高く，半減期も長い。わが国では，1番目と7番目のジスルフィド結合をエチレン結合（$-CH_2-CH_2-$）に変えて安定化をはかった31個のアミノ酸からなるポリペプチドがエルカトニンとして臨床利用されている（**図4**）。なお，カルシトニン製剤は破骨細胞に直接作用するため大変効果的であるが，連続投与していると効果が見られなくなる"escape"現象が起こる。これは標的細胞である破骨細胞の膜に発現しているカルシトニン受容体数の減少"ダウンレギュレーション"によるものと考えられている。そこで，これを避けるために間欠投与することにより効果を引き延ばすことが行われる。

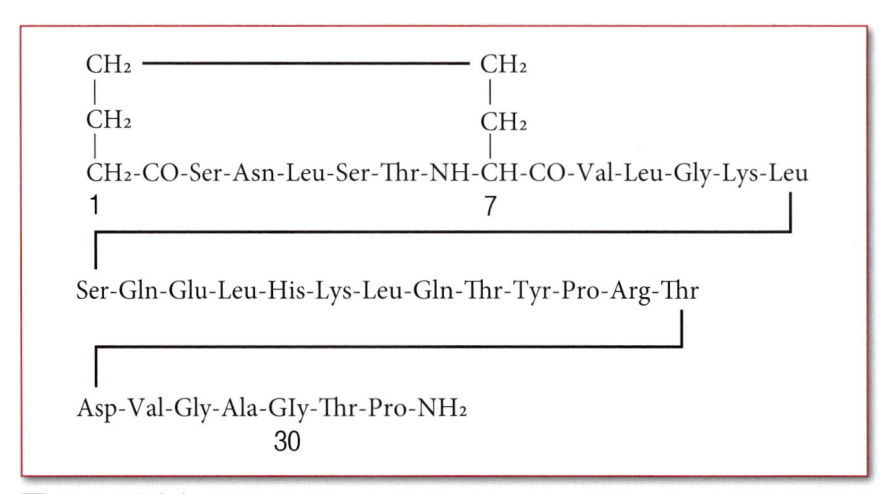

```
CH₂ ──────────────── CH₂
 |                    |
CH₂                  CH₂
 |                    |
CH₂-CO-Ser-Asn-Leu-Ser-Thr-NH-CH-CO-Val-Leu-Gly-Lys-Leu
 1                      7

Ser-Gln-Glu-Leu-His-Lys-Leu-Gln-Thr-Tyr-Pro-Arg-Thr

Asp-Val-Gly-Ala-Gly-Thr-Pro-NH₂
                30
```

図4 エルカトニン
医薬品として用いられているウナギカルシトニンの誘導体の構造。

[*10] **悪性腫瘍に伴う高カルシウム血症**
悪性腫瘍が産生する副甲状腺ホルモン関連ペプチド（PTHrP，詳細はコラムを参照）などにより亢進する骨吸収が原因で発症する。

カルシトニン製剤は骨量減少の抑制作用のほか，中枢に働いて痛みを減弱させる効果も併せもっているので，骨粗しょう症による骨痛にも非常に有効である。

3. 活性型ビタミンD

a. プロフィール

ビタミンD_3（コレカルシフェロール）は，プロビタミンD_3（7-デヒドロコレステロール）が皮膚で紫外線（UV-B：ultraviolet B）の照射を受けることにより産生される。皮膚で生合成されたビタミンD_3と食物から摂取したビタミン$D_{3(2)}$[*11]は，その後，肝臓において側鎖の25位が水酸化され，25-ヒドロキシビタミンD_3〔25(OH)D_3〕となり，ビタミンD結合タンパク質（DBP：vitamin D-binding protein）と結合して血液を循環する。次いで25(OH)D_3は腎臓のミトコンドリアにある1α-水酸化酵素によってA環の1位がさらに水酸化され，活性型ビタミンDと呼ばれる1α,25-ジヒドロキシビタミンD_3〔1α,25(OH)$_2D_3$（カルシトリオール）〕に代謝される（図5）。

近年，1α-水酸化酵素は腎臓以外にもさまざまな組織・細胞に局在していることが報告されているが，血中の1α,25(OH)$_2D_3$濃度は腎臓の活性に依存する[*12]。1α-水酸化反応はPTHにより促進される。PTHは，近位尿細管細胞膜の受容体（PTH/PTHrP-R）と結合して，cAMPの合成を介した機序で1α-水酸化酵素の遺伝子発現を促進する。したがって，PTHの分泌不全症，腎不全患者などの場合，活性型ビタミンDが欠乏することになる。また，1α-水酸化酵素の活性は，低カルシウム血症を介したPTHによる調節以外に，低リン血症によっても活性が促進される。しかし，リン濃度の低下による活性化の機序は明らかではなかった。最近，新たなリン利尿作用を有する分子（FGF-23[*13]）が発見され，血中リン濃度の調節に腎臓が中心的な役割を果たすことと，FGF-23が強力な1α-水酸化酵素の阻害分子であることが明らかになった。

活性型ビタミンDは，ビタミンという名前がついているが，①皮膚でその原料であるビタミンD_3が合成される。さらにその作用は②標的細胞である小腸，骨組織などの細胞内にある特異的結合タンパク質（受容体）の結合を介して，DNAの特異

[*11] ビタミンD
キノコなどに含まれるビタミンDはビタミンD_2であるが，生体内ではビタミンD_3と同じ代謝を受けるため，ここではビタミンD_3についてのみ記載する。

[*12] 血中の1α,25(OH)$_2D_3$
その理由は，前駆体である25(OH)D_3はDBPと結合した状態で血中を循環するが，これらは一度糸球体から原尿中にろ過され，近位曲尿細管の管腔側膜に存在するエンドサイトーシス受容体，メガリンとの結合を介して基質が取り込まれるため，その細胞内の25(OH)D_3濃度が非常に高くなることが生成量に反映していると考えられる。

[*13] FGF-23
FGF-23の受容体は老化関連タンパク質であるKlothoとFGF1型受容体がコレセプターとなることでFGF-23の受容体になっていることも報告され，加齢やリンによる1α,25(OH)$_2D_3$の合成調節を考える上で大変興味深い。

第9章 カルシウム代謝調節ホルモン

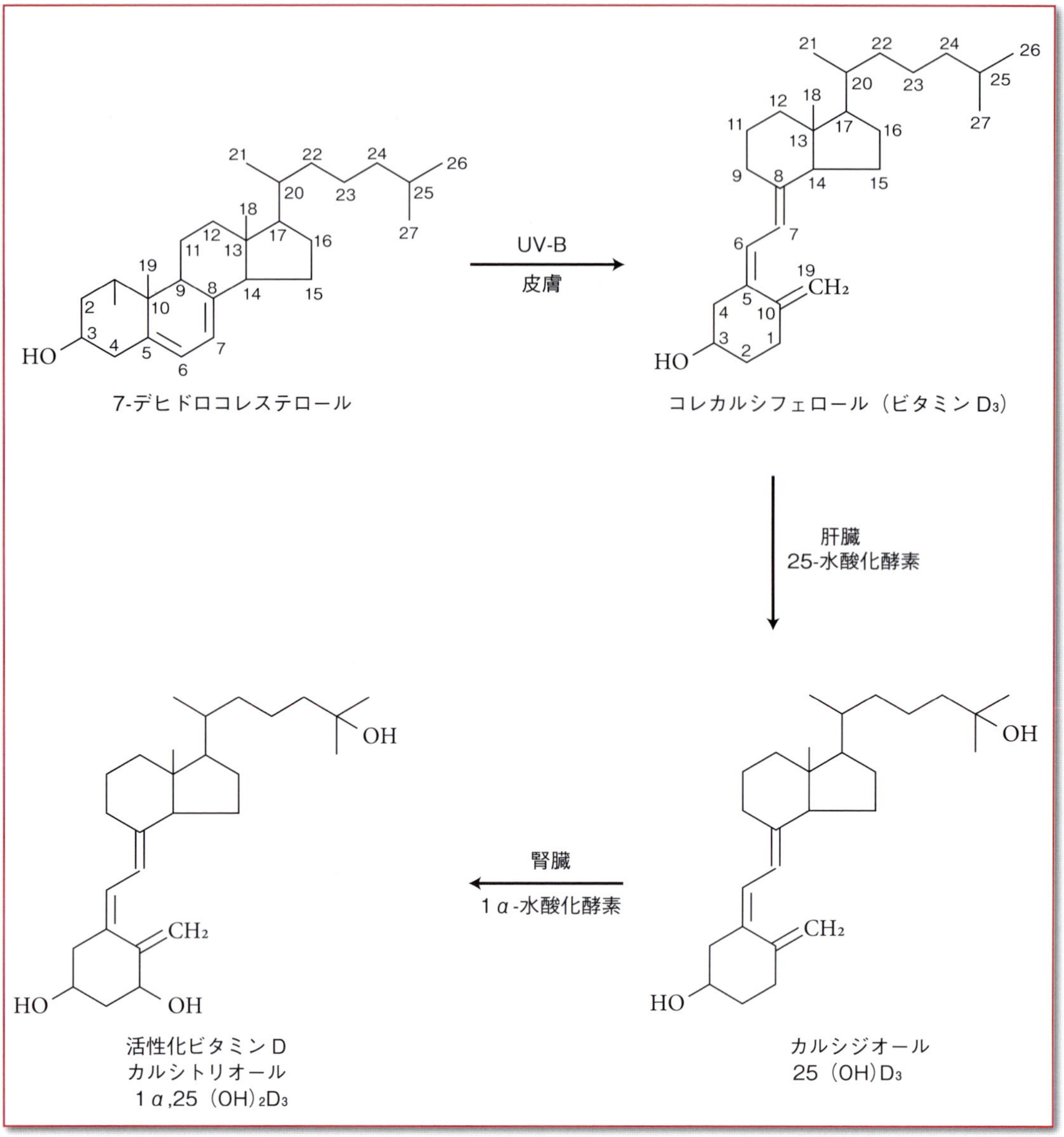

図5 活性型ビタミン D（$1\alpha, 25(OH)_2D_3$）の合成経路

的部位に結合して転写を調節することで現れるなどの理由から，今ではステロイドホルモンの一種として扱われている。

b. 生理作用

活性型ビタミンDの作用は，その受容体がほとんどすべての臓器・細胞に検出されることから多岐にわたると考えられる。ここでは，古典的なビタミンDの作用である血漿カルシウムおよびリン濃度の調節作用について述べる（**図1**）。

❶ 小腸でのカルシウム吸収促進

ビタミンDは小腸に働き食物からのカルシウムおよびリンの吸収を促進する。この作用により骨の石灰化が促進されることから，抗くる病因子[*14]と呼ばれた。小腸でのカルシウム吸収は，上皮細胞内を腸管腔から漿膜側へ輸送する能動輸送機構[*15]と，上皮細胞の隙間を通って能動輸送される溶媒牽引性輸送[*16]の2つの機序で行われることが明らかになっている。

❷ 骨組織での石灰化促進

ビタミンDの受容体は骨組織にも存在し，ビタミンD依存的に骨基質タンパク質のオステオカルシンやオステオポンチンの合成を促進する。合成促進作用は，遺伝子の転写開始点上流に存在するビタミンD応答配列（VDRE：vitamin D response element）を介して調節されている。一方，骨塩溶出促進による血漿へのカルシウムおよびリンの放出促進は，骨芽細胞のビタミンD受容体を介した破骨細胞分化因子（RANKL：receptor activator of nuclear factor-κB ligand）の発現により，単球・マクロファージ系の細胞が破骨細胞に分化し，骨吸収作用を発揮することで起こる。

❸ 腎臓でのカルシウムとリンの吸収促進

腎臓ではPTHと協調的に作用して遠位尿細管におけるカルシウムの再吸収を高める。一方，リン吸収に対しては，リンの再吸収抑制作用を有するPTHならびにFGF-23の産生抑制を介した間接作用と考えられる。

c. 関連疾患

❶ ビタミンD欠乏症

ビタミンDが欠乏すると，小腸からのカルシウムの取り込み活性が低下して血漿カルシウム濃度が低下する。カルシウム濃度の低下を副甲状腺のCaSRが感知し，PTHの持続的分泌が起こる。その結果，骨吸収が亢進して血液中へカルシウムとリンが放出されるが，腎臓でのリンの再吸収がPTHにより阻害されるためリンレベルは低下したままとなり，血液中のカルシウムとリンのバランスが崩れて，骨組織の石灰化が阻害される。石灰化不全が幼児期に起こるとくる病，成人に起こると骨軟化症と呼ばれる。したがって，くる病と骨軟化症は基本的には同じ疾患で，骨基質にリン酸カルシウムが沈着できないために骨が軟らかくなるのが特徴である。一方，高齢者の増加で社会問題となっている骨粗しょう症は，骨吸収と骨形成のバランスが崩れた結果発症するもので，高まった骨吸収により，リン酸カルシウムを含

[*14] **くる病**
　幼児期に骨組織の石灰化が阻害された疾患（後述）。

[*15] **能動輸送機構**
　カルシウムチャネルの一種TRPV6が微絨毛膜で，カルビンディン（calbindin-2）が細胞質内で，カルシウムポンプの一種であるPMCA1bが漿膜での排泄に関与し，これらすべてが活性型ビタミンDによって促進される。

[*16] **溶媒牽引性輸送**
　機序の完全解明には至ってないが，細胞と細胞の密着部位でcalbindin-2と呼ばれるタンパク質がチャネルとして働き，この活性を活性型ビタミンDが促進すると報告されている。

めた骨量全体が少なくなるのが特徴である。

最近の研究によると，冬季に日照不足が原因でビタミンDが欠乏することが転倒・骨折に関係しており，特に，血漿25(OH)D$_3$濃度が低くなるほど大腿部頸部骨折が起こりやすくなるとの症例が多数報告されている。

❷ ビタミンD過剰症

ビタミンDは脂溶性物質であるため①過剰摂取，②過剰生産などにより過剰症になる。ビタミンD過剰症の主症状は，高カルシウム血症，急性腎不全，石灰沈着，悪心，嘔吐，食欲不振，体重減少であるが，わが国の生活環境では欠乏症の心配はあるが，過剰症は活性型ビタミンD製剤の過剰投与による副作用がほとんどである。

d. 臨床応用

ビタミンD製剤の臨床応用については，①腎機能が正常か，②機能が低下しているか，または③活性化酵素に遺伝的障害があるかによって選択する製剤は異なる。ビタミンDの摂取不足が原因の場合はビタミンD$_3$製剤を，腎機能が低下して活性型ビタミンDの合成が障害されている場合には活性型ビタミンD製剤が選択される。ほかにも腎臓の1α-水酸化酵素が遺伝的に障害された1型くる病や腎機能の低下により発症した骨軟化症の治療，ならびに副甲状腺機能低下症の治療に活性型ビタミンD製剤が用いられる。また，わが国では活性型ビタミンD製剤のほか，その前駆体である1α-ヒドロキシビタミンD$_3$〔1α(OH)D$_3$（アルファカルシドール）〕が用いられる（図3）。1α(OH)D$_3$は天然には存在しないが，肝臓において25位が水酸化されて活性型ビタミンDになるので，慢性腎不全などで1α-水酸化酵素活性が阻害されている患者にも有効であるため，繁用されている。

4. RANKL

破骨細胞の分化と機能を調節する因子（RANKL：receptor activator of nuclear factor-κB ligand）がクローニングされ，骨吸収の調節機構が分子レベルで明らかになった。骨吸収を促進する活性型ビタミンD，PTH，インターロイキン11（IL-11）などは骨芽細胞/骨髄由来ストローマ細胞に作用してRANKLの発現を促進する。RANKLは，骨芽細胞/ストローマ細胞の細胞膜に発現しているタンパク質で，膜貫通ドメインをもち，単球・マクロファージ系の細胞に発現しているRANKLの受容体RANKと結合して，これらの細胞を破骨細胞前駆細胞ならびに破骨細胞へと分化させる。また，骨芽細胞/ストローマ細胞が産生するM-CSF（macrophage colony-stimulating factor）も破骨細胞の分化に必須な因子であり，RANKLにより破骨細胞前駆細胞が破骨細胞に分化する過程を促進する。さらに，RANKLは破骨細胞の骨吸収活性を誘導する。RANKからの細胞内のシグナルはTRAF（tumor necrosis factor-associated factor）ファミリーメンバーによって担われ[*17]，その下流には転写因子 NF-κB（nuclear factor-κB）や MAPK（mitogen-activated protein kinase）メンバーである JNK（c-Jun N-terminal kinase）の活性化などが存在する。

　近年，抗 RANKL 抗体「デノスマブ」（ランマーク®）が多発性骨髄腫による骨病変と固形がん骨転移による骨病変の治療薬として使用されている。また，乳がん術後補助療法，関節リウマチ，骨巨細胞腫の治療薬として承認を受けるため試験が継続されている。しかし，デノスマブは，通常の生理的な骨吸収のメカニズムや骨代謝調節において非常に重要な役割を果たしている RANK-RANKL 系の RANKL に特異的に結合する完全ヒト型モノクローナル抗体であるため，強力な骨吸収抑制が起こり，低カルシウム血症が出現する。

5. 骨代謝に関連する薬物

❶ 骨粗しょう症治療薬

　わが国においては，高齢者人口の増加に伴い骨粗しょう症の患者が年々増加している。骨粗しょう症は，骨密度の低下や骨質の劣化により骨の脆弱性が増し骨折しやすくなるのを特徴とする疾患である。骨粗しょう症では椎体，前腕骨，大腿骨頸部などに骨折が生じやすく，骨折すると生活の質（QOL：quality of life）が著しく低下する。骨組織は骨吸収（古い骨を壊すこと）と骨形成（新しく骨をつくること）の作業を繰り返すリモデリングによって骨の維持とその新鮮さが保たれている。したがって，骨粗しょう症とは，何らかの原因によりこのバランスが崩れ，骨吸収が骨形成を上回り，その結果骨密度が減少する疾患と考えられる。

　骨粗しょう症は原発性骨粗しょう症と続発性骨粗しょう症に分類される（表1）。原発性は日本骨代謝学会による診断基準を用いて，低骨量[*18]が原因で軽微な外力によって発症した脆弱性骨折がある場合，脆弱性骨折がない場合でも骨密度が YAM の 70％ 未満の場合に診断される。続発性ではステロイド性骨粗しょう症の頻度が最も

表1　骨粗しょう症の臨床病型

原発性骨粗しょう症（退行期骨粗しょう症）
閉経後骨粗しょう症
男性における骨粗しょう症
特発性骨粗しょう症（妊娠後骨粗しょう症など）
続発性骨粗しょう症
副腎皮質ステロイド製剤投与による薬物性
クッシング症候群などの内分泌性
ビタミン，タンパク欠乏などの栄養性など

[*17] TRAF（tumor necrosis factor-associated factor）ファミリーメンバー
　　　RANK からの細胞内のシグナルでは，とりわけ TRAF2 や TRAF6 の重要性が注目されている。
[*18] 低骨量
　　　骨密度が若年成人基準値（YAM：young adult mean）の 80％ 未満

高く，その治療はステロイド性骨粗しょう症の治療とガイドラインに従う（表1）。

原発性骨粗しょう症（退行期骨粗しょう症）は従来，閉経後（Ⅰ型）と老人性（Ⅱ型）骨粗しょう症に分類されていたが，最近は表1に示すようにⅠ型とⅡ型を区別しないで，一括して閉経後骨粗しょう症とし，男性の骨粗しょう症を別に扱うように提唱されている。

閉経後骨粗しょう症では，卵胞ホルモン（エストロゲン）の欠乏などにより，異常に高まった骨吸収によって失われた骨量を，骨形成によって補うことができず，急速な骨密度の減少をまねき，骨の連結性が障害されるため骨強度が低下する。さらに加齢が進むと性ホルモンの産生低下に加え，カルシウムやビタミンD摂取や吸収能の低下が加わることからPTHによる骨吸収の促進も関与してくる。男性の骨粗しょう症においても，エストロゲンや男性ホルモンのアンドロゲンの産生低下が発症に関与している。いずれのタイプの骨粗しょう症も相対的に骨吸収が骨形成を上回っていることが原因なので，骨粗しょう症の治療薬には骨吸収抑制作用を有する薬剤か，骨形成が骨吸収に比べ優位になる薬剤が有効になる。

（1）カルシウム製剤

日本人はカルシウム摂取量が少ないので，骨量の減少を補う目的で，乳酸カルシウム水和物，グルコン酸カルシウム水和物，アスパラギン酸カルシウム・リン酸水素カルシウム水和物などが使われる。しかし，カルシウム製剤の服用は椎体骨折については減少傾向を認めるが，大腿骨を含むほかの骨の骨折についての予防効果は認められていない。

（2）骨代謝促進薬（活性型ビタミンD製剤）

日本人はカルシウム摂取量が少ないことから，小腸からのカルシウム吸収を促す活性型ビタミンD製剤がカルシウムバランスをプラスにする目的で広く用いられている。しかし，ビタミンD製剤の骨組織に対する作用は不明な部分が多く，骨の形成と分解の両方を促進するという一見矛盾する成果が報告されている。おそらくは，一次的には，骨を分解する方向へ作用するが，その後骨吸収促進に伴う代償的な骨形成促進作用による代謝回転の改善と，小腸からのカルシウム吸収の促進により，総合的には骨形成を促進する働きをしていると考えられる。

したがって，活性型ビタミンD製剤投与の根拠は，高齢者で低下している腸管からのカルシウム吸収能の改善と，腎臓におけるビタミンD活性化能の低下による血中活性型ビタミンD濃度の補正と考えられる。実際,活性型ビタミンD製剤の骨密度に対する増加効果は強くはないが，転倒防止など骨折抑制効果が複数の報告で検証されている。2011年，エルデカルシトール（エディロール®）と呼ばれる生体内半減期の比較的長い活性型ビタミンD製剤が骨粗しょう症の治療薬として承認された（図3）。

（3）骨吸収抑制薬

カルシトニン：破骨細胞と前破骨細胞にはカルシトニン受容体が存在する。カル

シトニンはこれらの細胞に直接作用して骨吸収を抑制する．わが国では，サケカルシトニンとウナギカルシトニンの合成誘導体であるエルカトニンが使用されている（p.220，カルシトニンの項参照）．

女性ホルモン製剤：女性の骨代謝において，エストロゲンは極めて重要な役割を果たしている．閉経後骨粗しょう症の原因は，骨吸収抑制作用を有するエストロゲンの分泌が減少するためと考えられている．エストロゲン欠乏による骨量の減少には，骨形成に関与するTGFβやIGF-1の産生低下，破骨細胞形成に関与する炎症性サイトカインの増加が複雑に関与すると考えられている．中でもエストロゲンの骨に対する作用は，骨吸収促進作用をもつサイトカイン（IL-1，IL-6，TNFα）の産生を抑制して骨吸収を抑制すること，カルシトニン分泌を促進して骨吸収を抑制するほか，骨組織におけるPTHの作用を低下させる等の機序が考えられている．つまりエストロゲンの低下は，骨吸収の亢進による高代謝回転型の骨量減少をもたらす．したがって，エストロゲン補充は優れた手段であるが，エストロゲンは骨代謝以外にも多様な作用を有するためその使用は制限されることが多い．

臨床に使用されているエストロゲンには**結合型エストロゲン**（エストロン硫酸エステルナトリウム，エクイリン硫酸エステルナトリウム，17α-ジヒドロエクイリン硫酸エステルナトリウムの混合物），**17β-エストラジオール**および**エストリオール**の3種類がある（図6）．現在，日本では，結合型エストロゲンは骨粗しょう症の効能効果を取得していないので，使用できるのは同等の効果を有する17β-エストラジオールを貼付剤として使用するのみである．

SERM：ラロキシフェン塩酸塩とバゼドキシフェン酢酸塩は，骨粗しょう症治療の適応を有する選択的エストロゲン受容体モジュレーター（SERM）である（図7）．

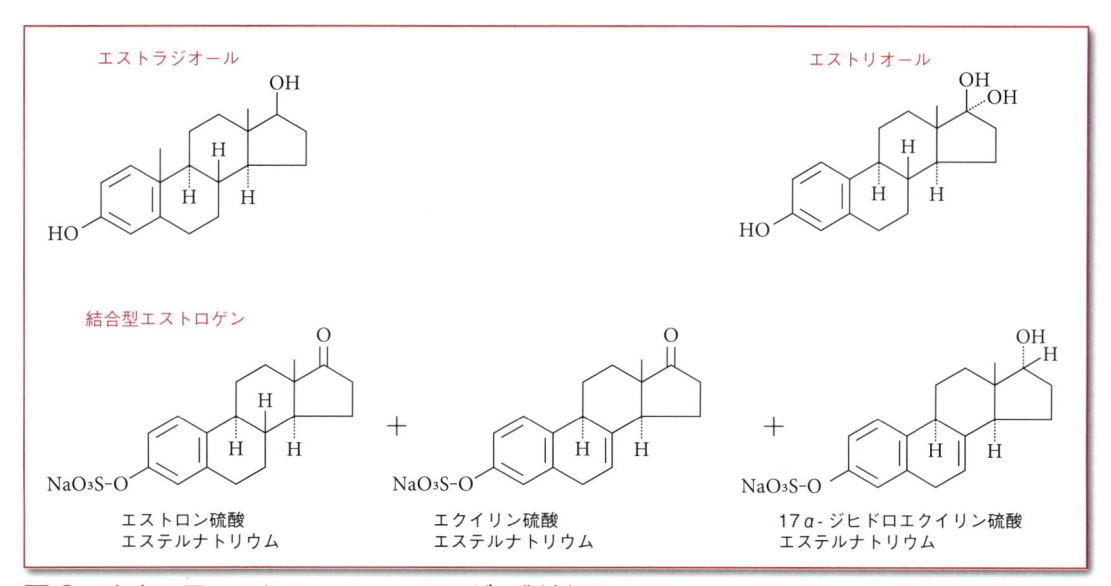

図6 臨床に用いられているエストロゲン製剤

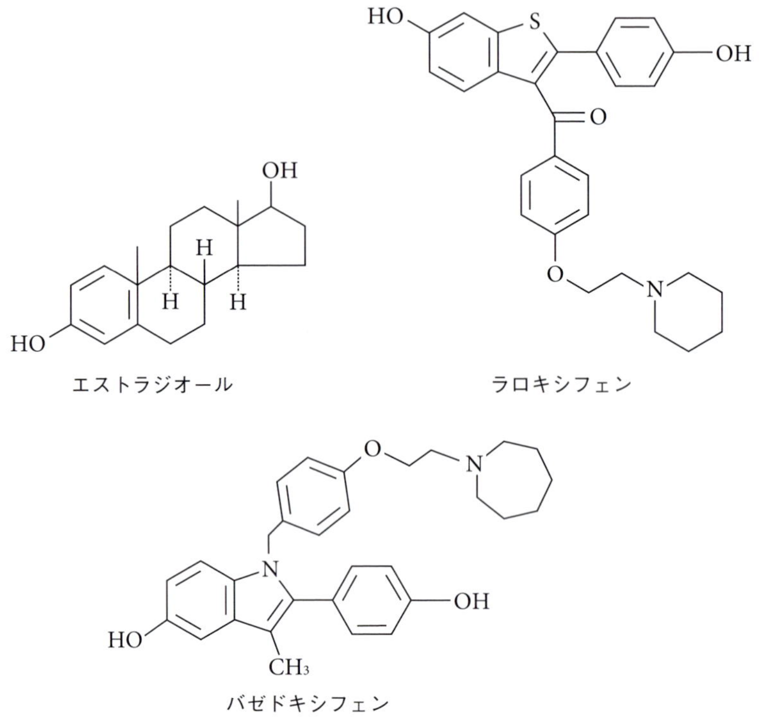

図7 SERM

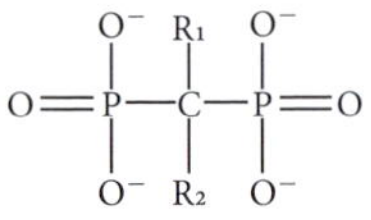

図8 骨粗しょう症の治療に用いられているビスホスホネート製剤

	エチドロネート	アレンドロネート	リセドロネート
R_1	−OH	−OH	−OH
R_2	−CH₃	−(CH₂)₃−NH₂	−CH₂−(ピリジル)
骨吸収抑制能	1.0	100〜1,000	1,000〜10,000

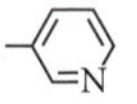

　これらの作用は組織特異的で，骨に対してはエストロゲン作用を発揮し骨密度の増加作用を示すが，乳腺組織や子宮内膜に対してはエストロゲン作用を発揮しない。
　ビスホスホネート製剤：ビスホスホネート[*19]はピロホスホネートの類似物であり，その P-O-P 構造の O 基を C 基に置換した P-C-P 構造を基本とする化合物である（**図8**）。ピロホスホネートとの構造上の類似から，骨基質のハイドロキシアパタイトに強い親和性をもち，骨基質に特異的に沈着する。骨基質に吸着したビスホス

[*19] ビスホスホネート
2個のホスホン酸アニオン基（ホスホネート）が炭素と共有結合していることが「ビスホスホネート」の名称と，薬の作用の由来である。

ホネートは破骨細胞の活性を抑制することにより骨吸収抑制作用[20]を示す。また，代謝されにくいため，作用の持続時間が長い。現在日本で認可されているビスホスホネートには窒素を含まない第 1 世代のほか，窒素を含む第 2 世代，第 3 世代を合わせ 6 成分である。このうち，骨粗しょう症に適応があるのは，第 1 世代の**エチドロン酸**，第 2 世代の**アレンドロン酸**，第 3 世代の**リセドロン酸**のほか，わが国開発の**ミノドロン酸製剤**の 4 種類である。そのほかに**パミドロン酸**，**ゾレドロン酸**，**インカドロン酸製剤**があるが，これらの適応症は悪性腫瘍による高カルシウム血症である。

（4）骨形成促進薬

メナテトレノン（ビタミン K₂）：ビタミン K の骨代謝に対する作用は動物実験により骨折治癒促進作用が認められたことに始まる。ビタミン K₂ はグルタミン酸残基の γ 位をカルボキシル化（Gla 化）し，γ‐カルボキシルグルタミン酸に変換する γ‐カルボキシラーゼの補酵素として働く。その後，骨基質中にビタミン K 依存性タンパク質が見いだされ，ビタミン K と骨代謝の関係が分子のレベルでつながった。

ビタミン K は骨形成を担当する骨芽細胞が合成するオステオカルシンの Gla 化に関与し，γ‐カルボキシル化されたオステオカルシンはカルシウムを結合することから骨の石灰化を促進すると考えられている。ビタミン K₂ 製剤は骨密度増加効果は軽微であるが骨折予防効果を発揮する（図 9）。

タンパク質同化ステロイド製剤：骨粗しょう症患者では男性ホルモンの低下がみられ，骨密度や血中ビタミン D 濃度とも正の相関を示す。タンパク質同化ステロイド製剤は男性ホルモンの誘導体で，性ホルモン作用を減弱し，タンパク質同化作用を強めたものである。骨粗しょう症に用いられるアンドロゲン誘導体は，タンパク質同化作用を利用したもので，その作用として，ビタミン D の活性化を介した小腸からのカルシウム吸収の促進や，筋肉量を増加させ筋力を高めることによって，間接的に骨密度を増加させる作用が考えられている。

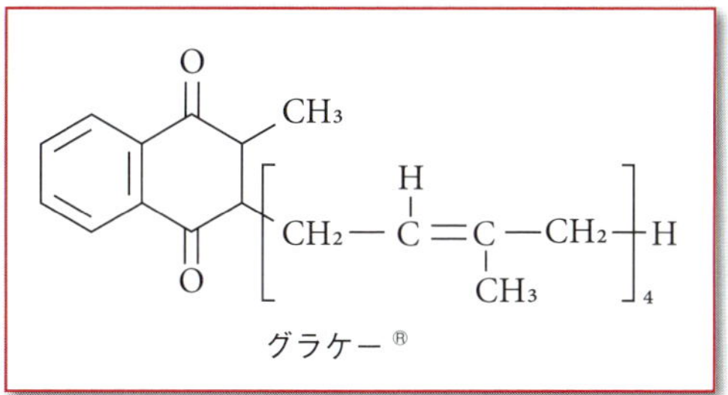

図 9 メナテトレノン（ビタミン K₂）

---

[20] **骨吸収抑制作用**
ビスホスホネート系薬物による破骨細胞機能の抑制は，メバロン酸経路のファルネシルピロホスファターゼの阻害を介して起こると考えられている。ビスホスホネートによるファルネシルピロホスファターゼの阻害は，ゲラニルピロリン酸からゲラニルゲラニルピロリン酸やファルネシルピロリン酸の生成を阻害するため，破骨細胞の形成や機能発現に重要な役割をしている Ras, Rho, Rac, Rab などのタンパク質のプレニル化が阻害される。その結果，破骨細胞の形成と機能が障害されると考えられている。

悪性腫瘍に伴う高カルシウム血症

　悪性腫瘍に伴い高カルシウム血症がみられるが，その原因として副甲状腺ホルモン関連ペプチド（PTHrP：PTH-related peptide）が同定されている。PTHrP は腫瘍組織だけでなく，種々の正常組織でも産生され，PTH 受容体に PTH と同等の親和性をもって結合することから，PTH と同様にカルシウム代謝にも大きな影響を与えている。したがって，PTH 受容体は PTH/PTHrP 受容体ともいわれている。

テリパラチド製剤の使用期間

　わが国で認可されているテリパラチド注射剤は，使用期間の上限がフォルテオ® では 24 カ月と制限されている。24 カ月の治療が終了した患者に対しては，適切な骨吸収抑制薬を使用して骨強度を維持することが推奨されている。一方，テリボン® はテリパラチドとして 56.5 µg を 1 週間に 1 回皮下注射する。なお，本剤の投与は 72 週間までと制限されている。

必須問題

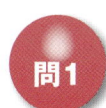

問1 ビタミンDの欠乏症はどれか。1つ選べ。

1 くる病
2 夜盲症
3 脚気
4 黒舌病
5 ペラグラ

【解説箇所】活性型ビタミンD：ビタミンD欠乏症
【正解】1

問2 ビタミンDの過剰症はどれか。1つ選べ。

1 低リン血症
2 高リン血症
3 高カルシウム血症
4 低カルシウム血症
5 脂質異常

【解説箇所】活性型ビタミンD：ビタミンD過剰症
【正解】3

問3 Ellsworth-Howard試験で調べられる機能はどれか。1つ選べ。

1 甲状腺機能
2 副甲状腺機能
3 心機能
4 腎機能
5 肺機能

【解説箇所】副甲状腺ホルモン
【正解】2

問4 欠乏するとテタニーを発症するのはどれか。1つ選べ。

1 副甲状腺ホルモン
2 カルシトニン
3 甲状腺ホルモン
4 アドレナリン
5 コルチゾール

【解説箇所】副甲状腺ホルモン
【正解】1

問5 甲状腺傍濾胞細胞が分泌するホルモンはどれか。1つ選べ。

1 副甲状腺ホルモン
2 カルシトニン
3 甲状腺ホルモン
4 アドレナリン
5 プロラクチン

【解説箇所】カルシトニン
【正解】2

問6 副甲状腺から分泌されるホルモンはどれか。1つ選べ。

1 パラトルモン
2 カルシトニン
3 チロキシン
4 アドレナリン
5 プロラクチン

【解説箇所】副甲状腺ホルモン
【正解】1

問7 活性型ビタミン D の合成器官はどこか。1つ選べ。

1 肝臓
2 副腎
3 腎臓
4 副甲状腺
5 精巣

【解説箇所】活性型ビタミン D

【正解】3

問8 骨吸収を阻害する因子はどれか。1つ選べ。

1 副甲状腺ホルモン
2 インターロイキン -1
3 プロスタグランジン E_2
4 エストロゲン
5 TNFα

【解説箇所】骨代謝に関連する薬物

【正解】4

問9 骨粗しょう症の治療薬として用いられないのはどれか。1つ選べ。

1 アレンドロン酸
2 エルカトニン
3 ラロキシフェン
4 エストロゲン製剤
5 インフリキシマブ

【解説箇所】カルシトニン（エルカトニン，サケカルシトニン），骨代謝に関連する薬物

【正解】5

理論問題

問1 ビタミン D₃ について正しいのはどれか。2つ選べ。

1 ビタミン D₃ は，エルゴカルシフェロールと呼ばれる。
2 紫外線の作用により，7-デヒドロコレステロールから生成する。
3 生体内で2段階のメチル化を受けて活性型となる。
4 活性型ビタミン D₃ は，小腸でのカルシウム結合タンパク質の合成を促進する。
5 ビタミン D₃ を過剰摂取すると，低カルシウム血症になる。

【解説箇所】活性型ビタミン D
【正　解】2, 4

問2 ビタミン D について正しいのはどれか。2つ選べ。

1 活性型ビタミン D の合成は，副甲状腺ホルモンによって促進され，カルシトニンによって抑制される。
2 ビタミン D は，脂溶性ビタミンである。
3 ビタミン D はフラビン酵素の補酵素であり，酸化還元反応に関与する。
4 活性型ビタミン D の受容体は，細胞膜に存在する。
5 くる病と骨軟化症は，ビタミン D 欠乏が要因となる。

【解説箇所】活性型ビタミン D
【正　解】2, 5

問3 ホルモンについて誤っているのはどれか。2つ選べ。

1. エストロゲンは，子宮筋のオキシトシンに対する反応性を低下させる。
2. カルシトニンは，骨吸収を抑制して血漿 Ca^{2+} 濃度を下げる。
3. 副甲状腺ホルモンは，84個のアミノ酸からなるペプチドで，上皮小体ホルモンとも呼ばれる。
4. 副甲状腺ホルモンは，近位尿細管細胞に働いてリン酸の再吸収を促進する。
5. テリパラチドは，骨折リスクの高い骨粗しょう症ならびにステロイド骨粗しょう症の治療に用いられる。

> 【解説箇所】副甲状腺ホルモン，カルシトニン（エルカトニン，サケカルシトニン）
>
> 【正　解】1, 4

問4 骨粗しょう症治療薬について誤っているのはどれか。2つ選べ。

1. カルシトリオールは，ビタミンD受容体に結合し，副甲状腺ホルモンの合成を抑制する。
2. エルカトニンは，破骨細胞による骨吸収を抑制する作用に加えて，骨痛に対する鎮痛作用をもつ。
3. アレンドロン酸は，骨芽細胞におけるオステオカルシンの合成を促進する。
4. メナテトレノンは，破骨細胞でのオステオカルシンの γ-カルボキシル化を抑制する。
5. ラロキシフェンは，乳腺や子宮のエストロゲン受容体に対しては遮断薬として作用するが，骨においてはエストロゲン様の作用を示す。

> 【解説箇所】活性型ビタミンD，カルシトニン（エルカトニン，サケカルシトニン），骨代謝に関連する薬物
>
> 【正　解】3, 4

問5 骨粗しょう症の病態と治療について**誤っているのはどれか。2つ選べ。**

1 ビスホスホネート製剤は，破骨細胞のファルネシルピロホスファターゼ活性を促進する。
2 閉経後の骨粗しょう症患者にエストロゲンの補充療法を行うと，骨量減少が抑制される。
3 ビタミンDが欠乏すると，腸管からのカルシウム吸収が低下し，副甲状腺ホルモン分泌が抑制される。
4 アレンドロン酸は，骨組織中の破骨細胞に取り込まれて，骨吸収を抑制する。
5 高齢の骨粗しょう症患者には，腎臓での活性化を必要としない活性型ビタミンD製剤の投与が好ましい。

【解説箇所】骨代謝に関連する薬物　　　　　　　　　　　　　【正解】1, 3

10章 その他（オータコイド）

Key word

- ヒスタミン，セロトニン
- アンギオテンシンII，ブラジキニン，エンドセリン，利尿ペプチド
- エイコサノイド，血小板活性化因子，2-アラキドノイルグリセロール，リゾリン脂質，セラミド
- サイトカイン
- 一酸化窒素（NO）

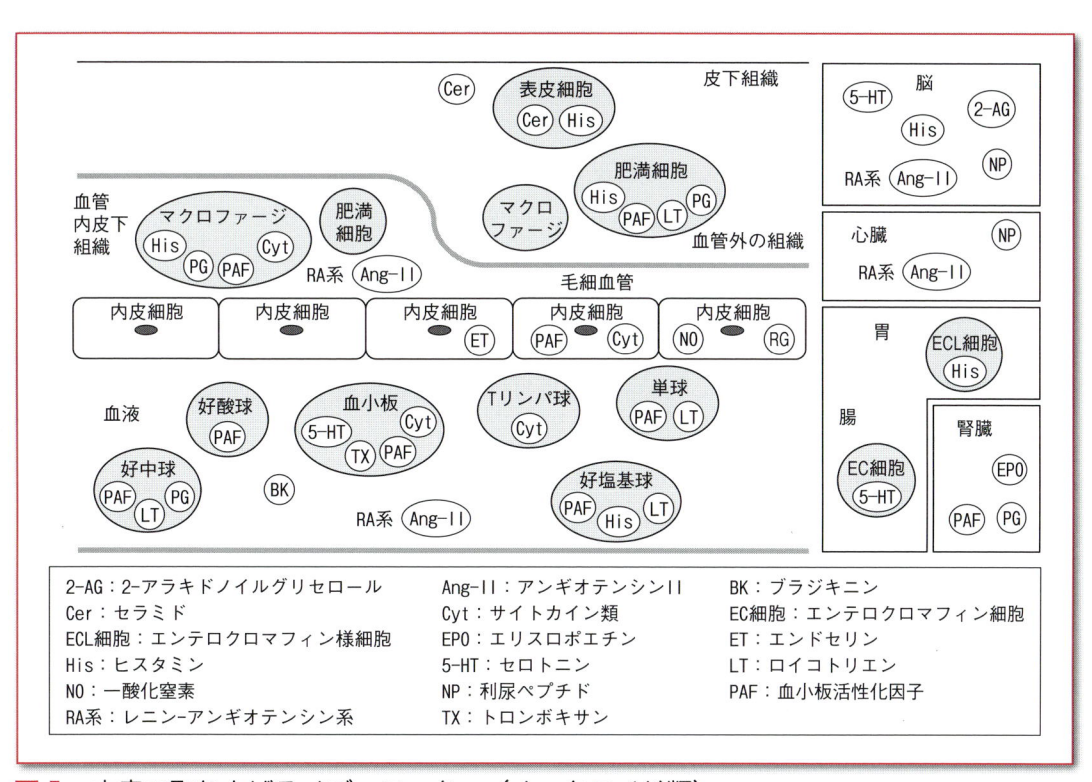

図1 本章で取り上げるメディエーター（オータコイド類）
図には，オータコイド類の主な生成細胞や存在部位（組織・血液中）を示す。

　生体の恒常性維持や病態の発症進展過程には，神経伝達物質や内分泌器官から分泌されるホルモンに加えて，オータコイドとも総称される多種多様なメディエーターが関与している。これらは，組織を構成するさまざまな細胞や血球細胞から刺激に呼応して生成・分泌され，主に近傍の標的細胞やその生成細胞自身に作用する。

また，これらのなかには，神経伝達物質として作用する物質や，生成細胞からは比較的遠隔の標的細胞においてホルモン的に作用する物質もある．本章で取り上げるメディエーターは，アミン類，ペプチド類，脂質類などさまざまであり，その生理作用も多彩である．これらの生成・存在部位（細胞・組織）の概略を図1に示す．

I. アミン類

1. ヒスタミン

a. プロフィール

ヒスタミン（図2）は，気管支，鼻粘膜，皮膚，血管周囲など生体各所の粘膜下組織や，結合組織に存在する肥満細胞に主として貯蔵されている[*1]。ヒスタミンの生合成は，貯蔵細胞内でのL-ヒスチジンデカルボキシラーゼの作用によるL-ヒスチジンの脱炭酸により担われており，いったん顆粒内に貯蔵されたヒスタミンは，刺激を受容した貯蔵細胞の活性化に伴い細胞外へと分泌される[*2]。

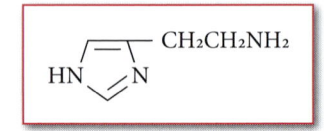

図2 ヒスタミンの構造

b. 生理作用

ヒスタミンは，その標的細胞において7回膜貫通型のH_1, H_2, H_3, H_4受容体と，それに連関したGタンパク質（$G_{q/11}$, G_s, $G_{i/o}$）を介して細胞内にシグナルを伝達[*3]し，さまざまな細胞応答・作用を示す．

H_1受容体は$G_{q/11}$を介してホスホリパーゼC（PLC：phospholipase C）によるホスファチジルイノシトール二リン酸（PIP_2：phosphatidylinositol 4,5-bisphosphate）の加水分解を促進する．その代謝物であるイノシトール三リン酸（IP_3：inositol triphosphate）およびジアシルグリセロール（DG：diacylglycerol）は，それぞれ小胞体からのCa^{2+}動員およびプロテインキナーゼC（PKC：protein kinase C）の活性化を誘起する．

H_2受容体はG_sを介してアデニル酸シクラーゼの活性化によるサイクリックAMP（cAMP：cyclic adenosine monophosphate）の生成を促進し，PKAの活性

[*1] **ヒスタミンの貯蔵**
血液中の好塩基球や胃のECL細胞，表皮の細胞，後部視床下部の結節乳頭核を起始核とするヒスタミン含有（作動性）神経などにも含まれる．

[*2] **ヒスタミンの分泌**
肥満細胞の場合は，アレルギー性の刺激や，ほかのオータコイドなどによる化学的刺激，または，寒気，紫外線，摩擦などの物理的な刺激によりヒスタミンの分泌が誘起される．

[*3] **Gタンパク質**
$G_{q/11}$, G_s, $G_{i/o}$は3量体（α, β, γサブユニット）からなり，多くの場合，αサブユニットを介してシグナルが伝達される（1章参照）．

化を誘起する。

H_3 受容体は $G_{i/o}$ を介してアデニル酸シクラーゼを抑制する。

H_4 受容体は $G_{i/o}$ に刺激を伝達するが，$G_{i/o}$ を構成する $\beta\gamma$ サブユニットを介して PLC を活性化すると考えられている。

このようなシグナル伝達を介したヒスタミンの作用について，以下に作用部位別に記す。また，その概略を図3に示す。

❶ 血管系への作用

ヒスタミンが細動脈や細静脈に作用すると，これらの血管は拡張する。細動脈の拡張は，血管内皮細胞での H_1 受容体を介した一酸化窒素（NO：nitric oxide，後述）の産生・遊離に依存しており，この NO により血管平滑筋細胞が弛緩する。細静脈の拡張は，H_2 受容体を介した血管平滑筋細胞の弛緩による。ヒスタミンが毛細血管の内皮細胞に H_1 受容体を介して作用すると，内皮細胞の収縮により細胞間隙が増大し，血管透過性が亢進する。その結果，水分や血漿成分が血管外の組織へ漏出し，浮腫が生じる。

❷ 気管支，消化管への作用

ヒスタミンは，H_1 受容体を介して気管支平滑筋，胃や腸管の平滑筋を収縮させる。

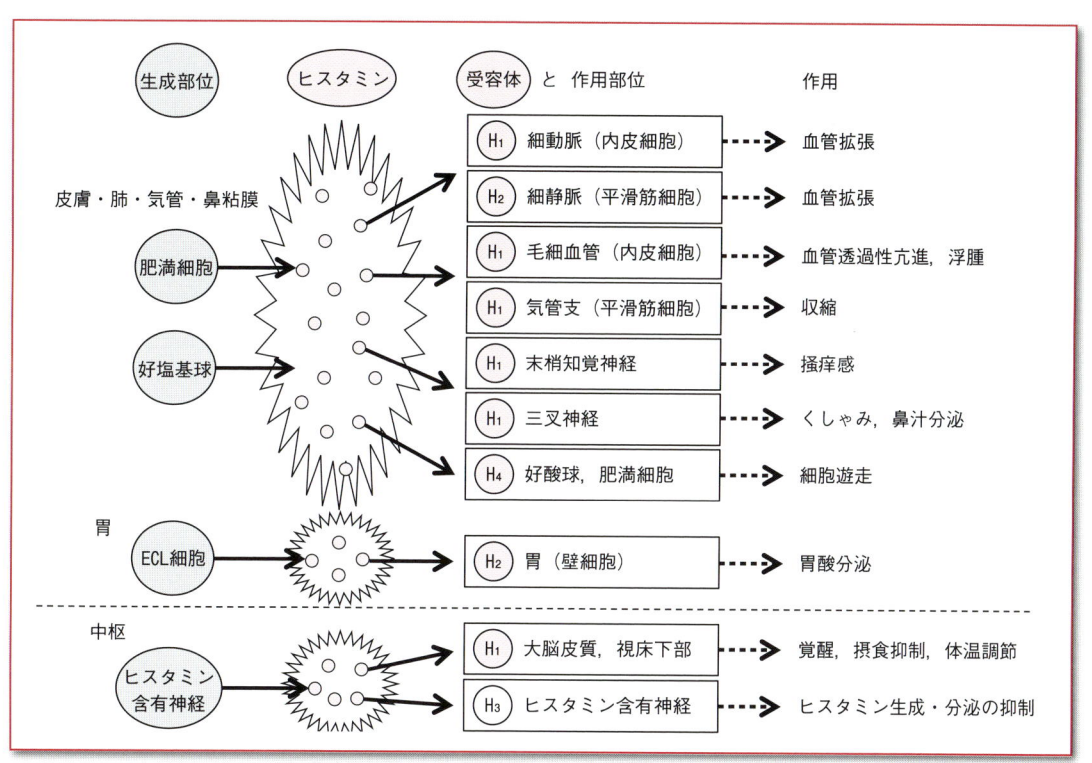

図3 ヒスタミンとその受容体を介した作用
ヒスタミンの主な生成細胞と，その作用部位（細胞・組織）での受容体を介した作用を示す。詳細は本文を参照。

❸ 外分泌腺への作用

胃の内壁において，エンテロクロマフィン様細胞（ECL細胞：enterochromaffin-like cell）内のヒスタミンはガストリンなどの刺激に伴い分泌される。このヒスタミンは，H_2受容体を介して壁細胞のプロトンポンプを活性化し，胃酸の分泌を亢進させる。また，唾液腺や膵臓などにおいても，ヒスタミンは外分泌を促進させる。

❹ 中枢神経系への作用

中枢神経系においては，ヒスタミンは神経伝達物質として，H_1受容体を介して覚醒状態の維持，摂食抑制，飲水促進，情動，体温調節に関与している[*4]。また，ヒスタミンには，下垂体前葉ホルモン（副腎皮質刺激ホルモンや甲状腺刺激ホルモン）の分泌促進作用もある。

❺ 末梢神経への作用

ヒスタミンは，H_1受容体を介して知覚神経終末を刺激し，搔痒感や疼痛などの作用を示す。また，ヒスタミンによる三叉神経終末の刺激はいったん中枢を介し，くしゃみや鼻粘膜腺細胞からの鼻汁の分泌につながる。

なお，ヒスタミンの皮内注射により誘起される三重反応として，注射部位局所の血管拡張による発赤と血管透過性亢進による浮腫（腫脹）に加えて，注射部位周囲の紅斑が知られているが，紅斑は知覚神経（侵害受容線維）の軸索反射に伴い分泌された神経ペプチドによる血管拡張に起因する。

❻ 骨髄由来細胞への作用

好酸球や肥満細胞にはH_4受容体が存在しており，ヒスタミンによりH_4受容体が刺激を受けると，これらの細胞の遊走が促進される。

c. 関連疾患

ヒスタミンは，主にH_1受容体を介した作用により，さまざまなアレルギー性疾患の症状の発現に関与している。アレルギー性の刺激に伴い肥満細胞から分泌されたヒスタミンは，その部位での血管透過性亢進や知覚神経の刺激などを介して蕁麻疹，アトピー性皮膚炎，アレルギー性結膜炎での浮腫（腫脹）や搔痒感などの症状を引き起こし，また，鼻粘膜ではくしゃみや鼻汁の分泌促進を誘起することで，アレルギー性鼻炎を引き起こす。また，ヒスタミンによる気管支平滑筋の収縮は，アレルギー性気管支喘息の喘息発作の一因となる。なお，全身性のアレルギー反応が引き起こされると，血管拡張，血管透過性亢進，気管支平滑筋の収縮が過度に生じ，血圧低下，呼吸困難，意識障害などの症状を伴う**アナフィラキシーショック**を起こす。

[*4] **中枢神経系でのヒスタミンの作用**
ヒスタミン含有神経から分泌されたヒスタミンは，その神経の終末に存在するH_3受容体（自己受容体）を介してヒスタミンの生合成や分泌を抑制し，負のフィードバック作用を示す。

d. 臨床応用

ヒスタミンに関連した薬物としては，その作用を抑制するための受容体遮断薬があり，臨床で使用されているのは，H_1 受容体または H_2 受容体に対する遮断薬である。なお，抗ヒスタミン薬と称するのは H_1 受容体遮断薬である。

❶ H_1 受容体遮断薬（抗ヒスタミン薬）

アレルギー反応は，主として H_1 受容体を介して起こるので，H_1 受容体遮断薬はアレルギー症状の抑制に用いられる。第1世代と第2世代と称する遮断薬がある（**表1**）。

第1世代抗ヒスタミン薬は，血液脳関門を通過して中枢神経抑制作用（鎮静，催眠，制吐など）を示し，また，抗コリン作用（気道分泌の抑制など）も誘発する。これらの作用を踏まえ，第1世代の遮断薬は，気管支喘息の治療薬としては使用されないが，一方で，ジメンヒドリナートなどのいくつかは，制吐薬〔動揺病[*5]（乗り物酔い）予防〕や鎮暈薬〔メニエール（Ménière）病[*6] でのめまいや悪心の治療〕としても用いられる。

第2世代抗ヒスタミン薬には，比較的抗コリン作用が弱く，また，中枢神経抑制作用がほとんどない薬物（例：フェキソフェナジン）が含まれる。また，アレルギーに関与するヒスタミンやロイコトリエン（後述）などのメディエーターの遊離抑制作用を示す薬物も多く，第2世代の遮断薬は抗アレルギー薬とも称される。こ

表1　H_1 受容体遮断薬および H_2 受容体遮断薬

H_1 受容体遮断薬		H_2 受容体遮断薬
第1世代	第2世代 (1)*	ファモチジン
ジフェンヒドラミン	メキタジン	ラニチジン
ジメンヒドリナート	フェキソフェナジン	シメチジン
ジフェニルピラリン	エピナスチン	ロキサチジン酢酸エステル
クレマスチン	エバスチン	ニザチジン
クロルフェニラミン	セチリジン	ラフチジン
トリプロリジン	ベポタスチン	* 抗コリン作用が弱く，中枢神経抑制作用も少ないか，ほとんどない。ただし，メキタジンは第1世代と同様に緑内障に禁忌である。
プロメタジン	エメダスチン	
アリメマジン	オロパタジン	
ヒドロキシジン	ロラタジン	
ホモクロルシクリジン	第2世代 (2)**	
シプロヘプタジン	ケトチフェン	** 抗コリン作用は弱いが，中枢神経抑制作用が多少ある。
	アゼラスチン	
	オキサトミド	

[*5] **動揺病**
平衡感覚をつかさどる内耳の前庭・三半規管に，乗り物などの動揺による加速度刺激が反復的に加わることで起こる。前庭自律神経反射による自律神経症状（顔面蒼白，冷汗，唾液分泌亢進，悪心，嘔吐など）をきたす病的状態を呈する。主な要因に乗り物酔いがある。

[*6] **メニエール（Ménière）病**
原因不明ではあるが，内耳での内リンパ水腫に起因している。症状としては，突然生じる激しい回転性のめまい（これに伴う悪心や嘔吐）が繰り返し起こる。また，難聴や耳鳴りなど，耳に症状がでることがあるのが特徴である。

れらはアトピー性皮膚炎などの皮膚疾患における掻痒やアレルギー性鼻炎の治療に用いられる。なお，エピナスチン，メキタジンは気管支喘息の治療薬としても使用される。

❷ H_2 受容体遮断薬

ヒスタミンは，H_2 受容体を介して胃の壁細胞からの胃酸分泌を担っている。胃酸分泌の抑制が消化性潰瘍の治療につながることから，H_2 受容体遮断薬（表1）がその治療薬として用いられる。

2. セロトニン

a. プロフィール

セロトニン（5-HT；5-hydroxytryptamine，5- ヒドロキシトリプタミン（図4））は，そのほとんど（約90％）が消化管粘膜のエンテロクロマフィン細胞（EC 細胞：enterochromaffin cell）[7]貯蔵されている。

図4 セロトニンの構造

セロトニンの生合成は，細胞内でのトリプトファンの水酸化による 5- ヒドロキシトリプトファンの生成と，その脱炭酸により担われている。血小板はセロトニンの生成能をもたないが，EC 細胞由来のセロトニンを取り込んで顆粒内に貯蔵する。また，セロトニン含有神経も自身が分泌したセロトニンを取り込む[8]。セロトニンの代謝は，肝臓やセロトニン含有神経細胞内でのモノアミンオキシダーゼ A による酸化的脱アミノ化を経た 5- ヒドロキシインドール酢酸（5-HIAA：5-hydroxyindoleacetic acid）への代謝により担われている。またセロトニンは，松果体内では概日リズムに関与するメラトニンの前駆物質である。

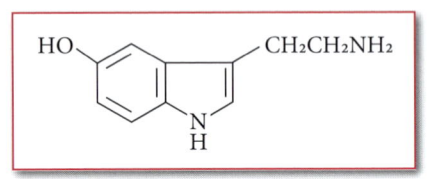

b. 生理作用

セロトニンの受容体は，5-HT_1 〜 5-HT_7 受容体の 7 種に大別され，サブタイプ（例：5-HT_{1A}，5-HT_{2B}）が存在する受容体もある。これらのうち，5-HT_3 受容体はカチオンチャネル内蔵型受容体である。そのほかは G タンパク質と連関した 7 回膜貫通型受容体[9] である。なお，これらの受容体には役割が不明なものもある。セロ

---

[7] エンテロクロマフィン細胞（EC 細胞：enterochromaffin cell）
　血小板や，脳幹（橋）の縫線核を起始核とするセロトニン含有（作動性）神経，松果体にも存在する。
[8] セロトニンの取り込み
　セロトニンの取り込みは，セロトニントランスポーターにより担われている。
[9] 7 回膜貫通型受容体
　5-$HT_{1A/1B/1D/1E/1F}$，5-HT_{5A} 受容体は $G_{i/o}$ に，5-$HT_{2A/2B/2C}$ 受容体は $G_{q/11}$ に，5-HT_4，5-HT_6，5-HT_7 受容体は G_s に，それぞれ連関している。

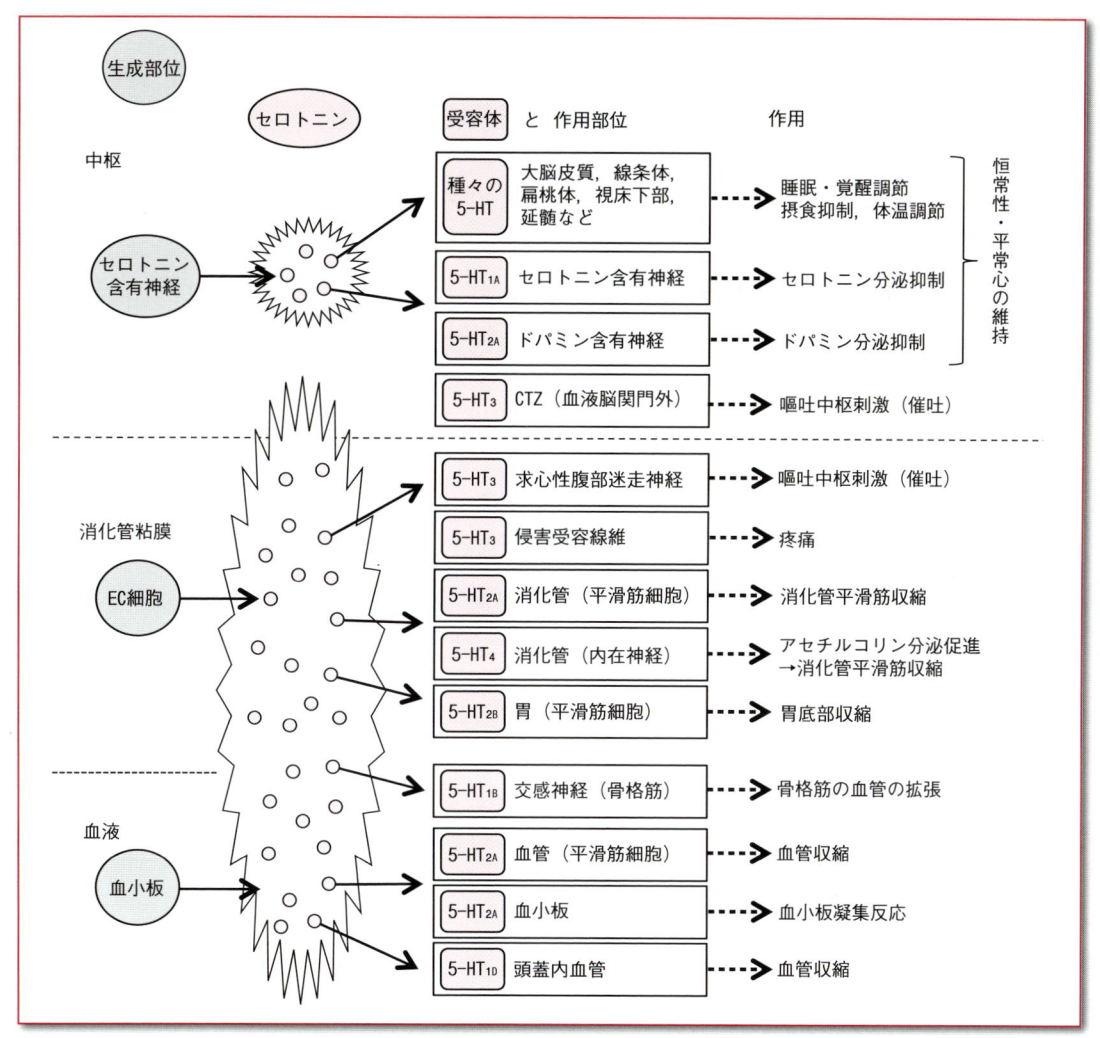

図5 セロトニンとその受容体を介した作用
セロトニンの主な生成・貯蔵細胞と，その作用部位（細胞・組織）での受容体を介した作用を示す。
詳細は本文を参照。

トニンは，これらの受容体を介してオータコイドとして作用する以外に，神経伝達物質としても重要な役割を担っている。その概略を図5に示す。

❶ 消化管への作用

消化管粘膜のEC細胞から分泌されたセロトニンは，消化管平滑筋を5-HT$_{2A}$受容体を介して収縮させ，また，腸管神経系（消化管神経叢・副交感神経節）の内在神経を5-HT$_4$受容体を介して刺激し，消化管平滑筋収縮作用をもつアセチルコリンの分泌を促進させる*10。これらによりセロトニンは腸管運動を促進させる。一方，胃底部平滑筋に対しては，5-HT$_{2B}$受容体を介して収縮させる作用もある。

---

*10 セロトニンの末梢神経への作用
　　セロトニンには，内在神経の5-HT$_{1A}$受容体を介して，その神経からのアセチルコリンの分泌を抑制する作用もある。

❷ 血管系への作用

セロトニンは，血管系においては血管平滑筋細胞の 5-HT$_{2A}$ 受容体（頭蓋内の血管では 5-HT$_{1D}$ 受容体）を介して血管平滑筋を収縮させる。一方，骨格筋や皮膚の血管では，セロトニンは交感神経からのノルアドレナリンの分泌を抑制する（5-HT$_{1B/1D}$ 受容体）ことにより血管拡張作用を示す。

❸ 中枢神経系における作用

セロトニン含有神経は脳幹・橋の縫線核から始まる。神経終末から分泌されるセロトニンは大脳皮質，大脳基底核（線条体），大脳辺縁系（扁桃体，海馬），視床下部，延髄，脊髄などで作用する。セロトニンは，睡眠・覚醒調節（睡眠の発現），摂食抑制，体温調節（熱産生）などに関与しており，また，ドパミンやノルアドレナリンの作用を調節し，精神を安定させる（平常心の維持）など，情動の調節にも関与している。なお，これらの作用の調節の一部には，5-HT$_{1A}$ 受容体を介したセロトニン含有神経からの自身の分泌の抑制や 5-HT$_{2A}$ 受容体を介したドパミン含有神経からのドパミン分泌の抑制が関与する。

また，セロトニンは延髄第 4 脳室底の最後野にある化学受容器引金帯（CTZ：chemoreceptor trigger zone）の 5-HT$_3$ 受容体を介して嘔吐中枢を刺激し，悪心・嘔吐を起こす。

❹ 末梢神経への作用

セロトニンは，腸管神経系の求心性腹部迷走神経に存在する 5-HT$_3$ 受容体を介して延髄の嘔吐中枢へ刺激を伝達する[*11]。また，セロトニンは，侵害受容線維終末の 5-HT$_3$ 受容体を介して疼痛に関与する。

❺ 血小板への作用

血液凝固系（止血機構）が作動する過程で，血小板は血管内皮下のコラーゲンにフォン・ヴィレブランド（von Willebrand）因子を介して粘着することで刺激を受けて活性化する。この血小板の活性化に伴い放出されたセロトニンは，刺激を増幅させるメディエーターとして，さらに周囲の血小板を 5-HT$_{2A}$ 受容体を介して次々と活性化し，多数の活性化血小板からなる凝集塊を形成させる。

なお，活性化血小板から生成・遊離したトロンボキサン A$_2$（後述）もセロトニンと同様に，周囲の血小板の活性化の一端を担う。このような血小板凝集反応により止血のための血栓が形成される。

c. 関連疾患

❶ カルチノイド症候群

EC 細胞などのメディエーター産生細胞に由来した腫瘍が消化管などで発生すると，セロトニンが過剰に生成・分泌される。過剰なセロトニンは肝臓で代謝される

[*11] セロトニンの末梢神経への作用
抗悪性腫瘍薬による悪心・嘔吐に関与

が，腫瘍の肝転移を契機に肝臓での代謝を免れたセロトニンが血中に増大することになる。カルチノイド症候群では，この過剰なセロトニンの作用により水様性下痢，腹痛，皮膚小血管拡張（潮紅），気管支喘息様症状が生じる。セロトニンの代謝物である 5-HIAA は血流を介して尿中へと排泄されるが，臨床検査値上，尿中では 5-HIAA は高値[*12]となり，診断につながる。

❷ 中枢神経に関連した疾患

中枢でのセロトニンの作用が絶対的または相対的に過不足な状態に陥ると，精神状態に異常をきたす。統合失調症での陽性症状（錯乱，幻覚，妄想など）の発症には，本症状にかかわる神経部位でのドパミンの作用亢進が関与しており，一方，陰性症状（感情鈍麻，自発性・意欲の低下，非社交性など）の発症には，関連する神経部位でのドパミンの作用不足が関与している。この作用不足は，ドパミン含有神経終末でのセロトニンによる $5-HT_{2A}$ 受容体を介したドパミン分泌抑制作用の亢進に起因する。また，うつ病の症状にはセロトニンやノルアドレナリンの作用不足が関与している。

d. 臨床応用

セロトニンの作用を発現（促進）または抑制する目的で，受容体作動薬（表2）や受容体遮断薬（表3），または，セロトニンの神経への再取り込みを抑制する薬物

表2　5-HT 受容体作動薬

受容体	薬　物	対象の症状・疾患
$5-HT_{1B/1D}$	ナラトリプタン，ゾルミトリプタン，スマトリプタン，エレトリプタン	片頭痛，群発頭痛
$5-HT_{1A}$	タンドスピロン（部分作動薬）	抑うつ，不安など
$5-HT_{1A}/D_2$	アリピプラゾール*	統合失調症
$5-HT_4$	モサプリド	胸やけ，悪心（慢性胃炎）

* $5-HT_{1A}$ 受容体活性化作用をもつドパミン D_2 受容体作動薬。

表3　5-HT 受容体遮断薬

受容体	薬　物	対象の症状・疾患
$5-HT_{2A}$	サルポグレラート	慢性動脈閉塞症
$5-HT_{2A}/D_2$	リスペリドン，ペロスピロン*，ブロナンセリン，ゾテピン	統合失調症
多元性**	クエチアピン，オランザピン，クロザピン	
$5-HT_3$	トロピセトロン，アザセトロン，ラモセトロン，インジセトロン，グラニセトロン，パロノセトロン，オンダンセトロン	抗悪性腫瘍薬の投与に伴う悪心や嘔吐

* $5-HT_{1A}$ 受容体作動薬の作用も有する。
** $5-HT_{2A}$ 受容体以外に，D_2，H_1，α_1，M_1 の各受容体のいくつかにも作用する。

[*12] 5-HIAA
　　5-HIAA は血液脳関門を通過しないので，尿中での増加は末梢組織での産生亢進を反映する。

が臨床で用いられている。

❶ 5-HT₁B/1D 受容体作動薬

トリプタン系薬剤（ナラトリプタンなど）は，頭蓋内の血管を 5-HT₁D 受容体を介して収縮させることで，血管拡張が要因となる片頭痛や群発頭痛を改善する。

❷ 5-HT₁A 受容体作動薬

タンドスピロン（部分作動薬）は，セロトニン含有神経終末の自己受容体である 5-HT₁A 受容体を刺激し続けることで，ダウンレギュレーションにより本受容体を減少させ，本受容体を介したセロトニンの分泌抑制作用を阻害し，結果的にセロトニンの分泌を促進させる。セロトニンの作用不足が関与する心身症などでの抑うつ，不安，焦燥，睡眠障害の治療に用いられる。

❸ 5-HT₁A 受容体活性化作用をもつドパミン D₂ 受容体作動薬

ドパミン D₂ 受容体部分作動薬のアリピプラゾールは，5-HT₁A 受容体に対する部分作動薬でもあり，統合失調症の治療に用いられる。統合失調症での陰性症状の発症には，ドパミン含有神経終末でのセロトニンによるドパミンの分泌抑制（ドパミンの作用不足）が関与している。アリピプラゾールは，セロトニン含有神経終末の自己受容体である 5-HT₁A 受容体を介した負のフィードバックによりセロトニンの分泌を抑制することで，セロトニンのドパミン分泌抑制作用を阻害する。さらにこの作用に加えて，ドパミン標的細胞（シナプス後神経細胞）の D₂ 受容体を介してドパミン作用を誘起し，結果的にドパミンの作用不足を改善する。

❹ 5-HT₄ 受容体作動薬

モサプリドは，消化管の内在神経を 5-HT₄ 受容体を介して活性化し，その結果分泌されたアセチルコリンの作用により腸管運動促進作用を示す。本薬剤は，慢性胃炎に伴う消化器症状（胸やけ，悪心・嘔吐）の改善や，逆流性食道炎，過敏性腸症候群の治療に用いられる。

❺ 5-HT₂A 受容体遮断薬

サルポグレラートは，血小板から分泌されたセロトニンがその周囲の多数の血小板を 5-HT₂A 受容体を介して刺激・活性化していく過程を阻害することで血小板の凝集反応を抑制する。また，血小板から分泌されたセロトニンによる血管収縮も抑制する。本薬剤は，抗血小板薬として慢性動脈閉塞症などでの動脈硬化に起因した血栓形成の抑制に用いられる。

❻ セロトニン・ドパミン遮断薬

リスペリドンなどは，5-HT₂A 受容体とドパミン D₂ 受容体に対して遮断作用を示す。統合失調症での陰性症状の発症には，5-HT₂A 受容体を介したセロトニンの作用が関与することから，本薬剤は陰性症状に対して改善作用を示す。なお，アミン類の種々受容体に作用する多元受容体作用性抗精神病薬にも 5-HT₂A 受容体遮断作用がある。

❼ 5-HT₃ 受容体遮断薬

抗悪性腫瘍薬（例：シスプラチン）の投与時に，その作用により EC 細胞から分泌されたセロトニンは，求心性腹部迷走神経の 5-HT₃ 受容体を介して悪心・嘔吐を誘起するが，トロピセトロンなどは 5-HT₃ 受容体遮断作用によりこの抗悪性腫瘍薬の副作用を改善する。また，本薬剤は CTZ の 5-HT₃ 受容体の遮断によっても制吐作用を示す。

❽ セロトニン再取り込み阻害薬

セロトニンの神経終末への取り込みを阻害する薬物は，セロトニンの濃度を高めることで，セロトニンの作用不足が要因となるうつ病の治療に用いられる。このような薬物として，選択的セロトニン再取り込み阻害薬（SSRI：selective serotonin reuptake inhibitor，フルボキサミンなど），セロトニン・ノルアドレナリン再取り込み阻害薬（SNRI：selective serotonin-norepinephrine reuptake inhibitor，ミルナシプラン），5-HT₂A 受容体遮断作用をもつセロトニン再取り込み阻害薬のトラゾドンがある。なお，ノルアドレナリン作動性・特異的セロトニン作動性抗うつ薬であるミルタザピンは α₂ 受容体遮断薬であり，セロトニンの分泌促進作用を有する。

II. ペプチド類

1. アンギオテンシン II

Asp-Arg-Val-Tyr-Ile-His-Pro-Phe

a. プロフィール

アンギオテンシン II（Ang-II：angiotensin II）は，血液中や組織（心臓，血管，腎臓，生殖器・性腺，脳など）においてレニン-アンギオテンシン系（RA 系：renin-angiotensin）にて生成される生理活性ペプチドである。この生成過程を図 6 に示す。

❶ 血液中の RA 系

腎臓の傍糸球体細胞から血液中へ分泌されたタンパク質分解酵素であるレニン[*13]が，肝臓や脂肪組織から分泌されたアンギオテンシノーゲンを加水分解し，アミノ酸 10 個の Ang-I が生成される。Ang-I は不活性であるが，主に肺の血管壁に局在するアンギオテンシン変換酵素（ACE：angiotensin-converting enzyme）により，生理活性を有する Ang-II（アミノ酸 8 個）へと代謝される。この系で生成される Ang-II は主に血圧調節（昇圧）を担っている。

[*13] レニン
レニンの不活性型前駆体であるプロレニンは，アンギオテンシノーゲンに作用する活性部位が隠された立体構造をとっているが，主に傍糸球体細胞内で加水分解を受けてレニンとなる。また，プロレニンはレニンと同様に傍糸球体細胞から血液中へ分泌される。

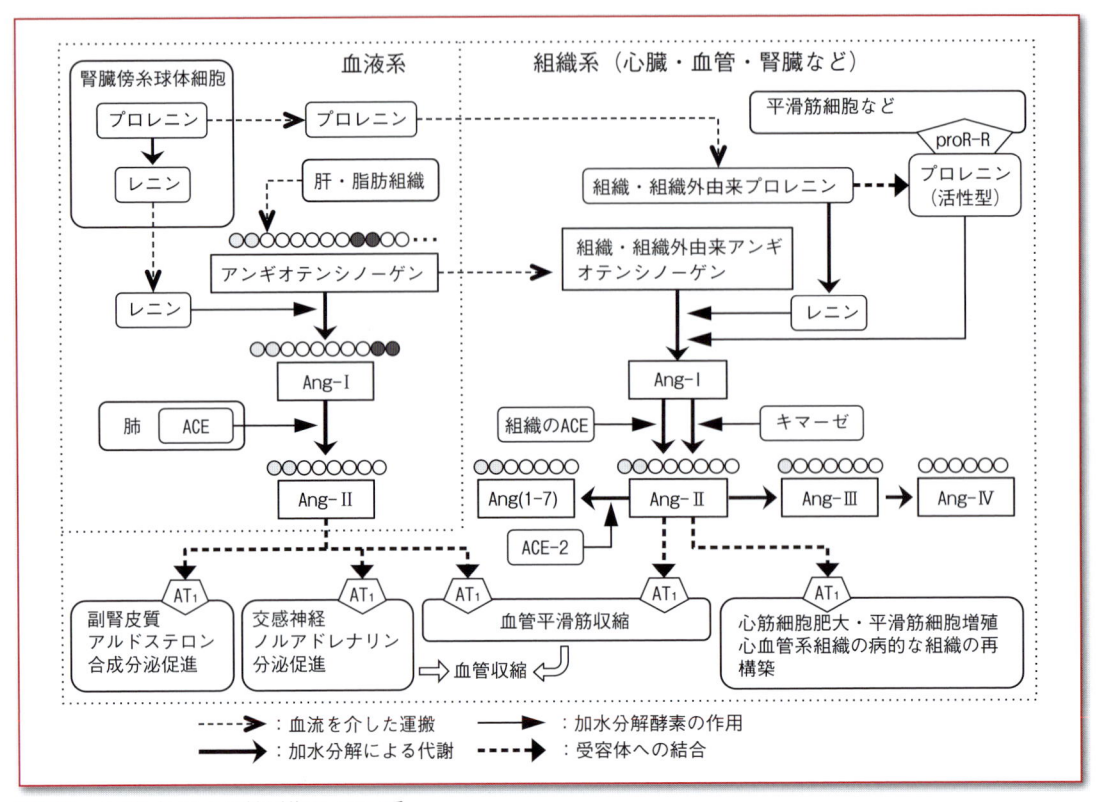

図6 血液中および組織のRA系
図中の○や●の数は，アンギオテンシンを構成するアミノ酸数を示す。
proR-R：プロレニン受容体，ほかの略語は本文を参照。

❷ 組織のRA系

　血管などの末梢組織においても，アンギオテンシノーゲンや，プロレニン，レニンが生成されており，この系で生成されるAng-IIは主に種々の病態における慢性的な血圧上昇や病的な組織の再構築（後述）に関与している。組織でのAng-Iの生成は，レニンに加えて，活性型のプロレニンによっても担われている。この活性型のプロレニンは，血液中または組織のプロレニンが血管平滑筋細胞などの（プロ）レニン受容体に結合することで，その立体構造が変化したものであり，レニンへの加水分解を受けずともアンギオテンシノーゲンに作用できる構造をもつ。組織中のAng-Iは，組織のACEまたは主に肥満細胞に由来したキマーゼの作用によりAng-IIへと代謝される。なお，Ang-IIはアミノペプチダーゼによりAng-III（アミノ酸7個），Ang-IV（アミノ酸6個）へと代謝される場合がある。また，組織にはACE-2が存在しており，その作用によりAng-IIからアミノ酸7個のAng（1-7）が生成される。

b. 生理作用

RA系にて生成される生理活性ペプチドのうち，その作用や役割が明確なものはAng-IIであり，その主な受容体として，AT$_1$ (angiotensin II type 1)，AT$_2$受容体[*14]がある。AT$_1$受容体は全身の血管に分布しており，G$_{q/11}$（G$_{12/13}$）またはG$_{i/o}$を介した作用は，主に昇圧や組織の再構築である。この作用に対して，AT$_2$受容体のG$_{i/o}$を介した刺激は抑制的（降圧的）な作用を示すと考えられている。

❶ 血管系への作用

Ang-IIはAT$_1$受容体を介して，直接血管平滑筋を収縮させ，また，交感神経終末からのノルアドレナリンの分泌を促進し，結果的に血管を収縮させる（末梢抵抗増大）。さらに，Ang-IIはAT$_1$受容体を介して副腎皮質球状層でのアルドステロンの生成・分泌を促進する。なお，この分泌系までをレニン-アンギオテンシン-アルドステロン系という。アルドステロンは遠位尿細管でのNa$^+$と水の再吸収を促進し，結果的に循環血液量の増加により心拍出量が増加する（4章参照）。このような血管への作用やアルドステロンを介した作用により，血圧は上昇する。この昇圧作用は，主として血液中のRA系にて生成されるAng-IIにより担われており，比較的急性的に誘起される。一方，組織のRA系にて生成されたAng-IIも血管収縮作用を示し，慢性的な高血圧に関与している。なお，Ang-IIIの血管収縮作用はAng-IIの作用よりも弱い。

❷ 心臓や血管組織への作用

組織に対するAng-IIの作用は，組織のRA系にて生成されたAng-IIによる長期間の慢性的な作用である。組織のAng-IIはAT$_1$受容体を介して心筋細胞の肥大や血管平滑筋細胞の増殖を誘起し，組織の病的な再構築に関与[*15]する（「c. 関連疾患，❷心血管系の疾患」参照）。

❸ 中枢神経系への作用

脳内にもRA系が存在しており，この系で生成されるAng-IIは交感神経の活動に促進的に作用するとされている。また，Ang-IIは，視床下部の渇中枢を介した飲水行動の促進や，抗利尿ホルモンであるバソプレシン（2章参照）の下垂体後葉からの分泌促進に関与する。

c. 関連疾患

❶ メタボリックシンドロームでの高血圧（図6）

肥満に伴うメタボリックシンドロームの発症進展過程には，肥大した脂肪組織での炎症反応が関与しており，この炎症反応に伴い脂肪組織ではアンギオテンシノー

[*14] **Ang-IIの主な受容体**
AT$_3$受容体や，Ang-IVの結合部位であるAT$_4$受容体も知られているが，両受容体の役割は明確ではない。一方，Ang (1-7) の受容体であるmas受容体（G$_{q/11}$）を介した刺激は，Ang-IIのAT$_1$受容体を介した作用に拮抗的な降圧作用を示すとされている。

[*15] **組織の再構築**
Ang-IIの両細胞への作用の一部には，NADPHオキシダーゼの活性化に伴う活性酸素種の産生が関与している。

ゲンの生成が亢進している。これにより血液中および組織のRA系でのAng-II生成が亢進することになり，血圧が上昇する。なお，メタボリックシンドロームに伴うインスリン抵抗性から糖尿病へと進展した病態では，血圧が高くても血中のレニン活性は低値の場合がある。このような病態で血中のプロレニン値が高値であると，組織のRA系での（プロ）レニン受容体とACEを介してAng-IIが生成されると考えられている。また，血中のレニン活性が低値となる本態性高血圧においても，同様なAng-IIの生成系が本病態に関与すると推察される。

❷ 心血管系の疾患（図6）

メタボリックシンドロームや本態性高血圧などの病態において，主にキマーゼを介した組織のRA系が心血管系組織の局所で亢進すると，生成されたAng-IIは細胞の肥大や増殖を誘起することで心筋や血管組織の異常形成を引き起こし，（組織の）再構築（リモデリング）する。この再構築とは，組織を回復させることではなく，構造・機能変化を伴う病的な状態へと組織を再構築することである。このようなAng-IIの心血管系組織への作用は，心肥大や血管肥厚の要因となり，心不全，動脈硬化，心筋梗塞，腎障害（糖尿病性腎症）などへの進展に関与する。

d. 臨床応用

Ang-IIの作用を抑制する薬物として，ACE阻害薬，Ang-II受容体遮断薬，レニン阻害薬がある（表4）。これらの薬剤は作用機序の違いにより特徴も異なるが，高血圧をはじめ，心不全，糖尿病性腎症の治療・進展予防に用いられる。

ACE阻害薬はAng-IIの生成を抑制するが，キマーゼが担うAng-IIの生成には影響しない。また，ACEはブラジキニン（後述）の不活化を担うキニナーゼIIと同一の酵素であるので，ACE阻害薬はブラジキニンの作用（降圧，疼痛）を促進することになる。なお，この促進作用がACE阻害薬の副作用である空咳の要因とされている。

Ang-II受容体遮断薬がAng-IIのAT₁受容体を介した作用を抑制すると，血中のレニンとAng-IIが増大するが，このAng-IIはAT₂受容体を介した降圧作用を亢進させることになると考えられ，問題はないとされる。

レニン阻害薬は，レニンに結合しその活性を阻害することで，Ang-I生成以降の

表4　RA系の阻害薬

ACE阻害薬	カプトプリル，エナラプリル，アラセプリル，デラプリル，リシノプリル，ベナゼプリル，イミダプリル，テモカプリル，キナプリル，トランドラプリル，ペリンドプリル
Ang-II受容体遮断薬	ロサルタン，カンデサルタンシレキセチル，バルサルタン，テルミサルタン，オルメサルタン，イルベサルタン
レニン阻害薬	アリスキレン

過程を抑制するが，プロレニン受容体に結合して活性型となったプロレニンが担うRA系には影響しない。

2. キニン（ブラジキニンおよびカリジン）

Arg-Pro-Pro-Gly-Phe-Ser-Pro-Phe-Arg
ブラジキニン
Lys-Arg-Pro-Pro-Gly-Phe-Ser-Pro-Phe-Arg
カリジン

a. プロフィール

キニンと称するブラジキニンおよびカリジンは，疼痛や降圧に関与する生理活性ペプチドである。その生成過程を図7に示す。

血液凝固系が作動する過程で，血液凝固第XII因子〔ハーゲマン（Hageman）因子〕が血管内皮下のコラーゲン線維との接触により活性型（XIIa）となり，血漿中の不活性なプレカリクレインを加水分解することで，血漿カリクレインが生成され

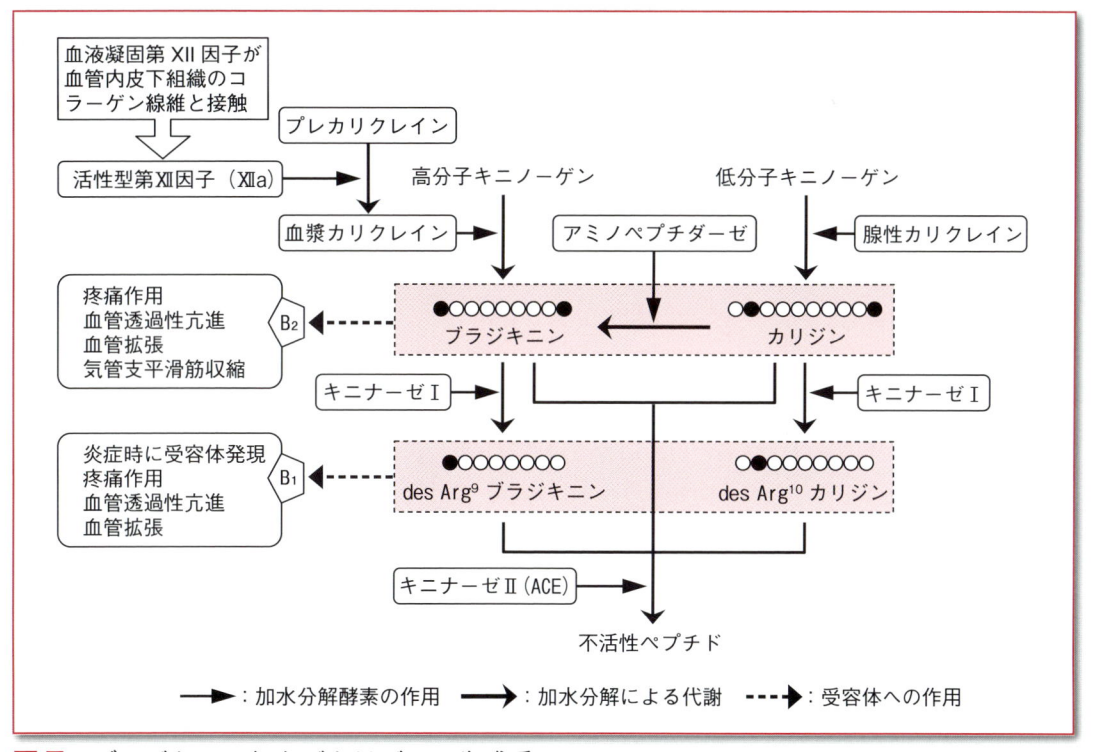

図7 ブラジキニンおよびカリジンの生成系
図中の○や●の数は，キニン系を構成するアミノ酸数を示す。とくに●はアルギニン残基を示す。

る。これが高分子キニノーゲン（分子量約10万）を加水分解し，アミノ酸9個のブラジキニンを生成する。一方，組織（膵臓，顎下腺，腎臓，血管組織など）の腺性カリクレインは，低分子キニノーゲン（分子量約5万）を加水分解してアミノ酸10個のカリジンを生成する。なお，カリジンはアミノペプチダーゼの作用によりブラジキニンへと代謝される。

ブラジキニンとカリジンのC末端のアルギニン（Arg）残基が，血液中や組織に存在するキニナーゼIによりそれぞれ切断されると，生理活性を有するdes Arg^{9}ブラジキニンとdes Arg^{10}カリジンが生成する。これら4種のキニンは血管内皮に存在するキニナーゼII（アンギオテンシン変換酵素と同一）により不活性化される。

b. 生理作用

キニンの受容体としてB$_1$およびB$_2$受容体[*16]があり，いずれもGqを介して細胞内に刺激を伝達する。ブラジキニンとカリジンは主にB$_2$受容体に，desArg^{9}ブラジキニンとdes Arg^{10}カリジンは主にB$_1$受容体に，それぞれ作用する。以下にはキニンの作用として，主にブラジキニンの作用を記す。

❶ 疼痛作用

生体への侵害刺激などで生成されたブラジキニンは，知覚神経（侵害受容線維終末）のB$_2$受容体を介して痛みを中枢へ伝える。この知覚神経への刺激は，軸索反射を介した神経ペプチドの分泌により血管拡張を誘起する。また，ブラジキニンは，マクロファージなどの炎症細胞からのプロスタグランジンE$_2$（PGE$_2$：prostaglandin E$_2$，後述）の生成を促進し，このPGE$_2$がブラジキニンの疼痛作用を増強する。

❷ 血管系への作用

ブラジキニンが血管内皮細胞のB$_2$受容体を刺激すると，血管平滑筋細胞弛緩作用[*17]を有するNO（後述）とPGI$_2$（後述）の生成が促進され，細動脈では血管が拡張する。また，ブラジキニンは血管内皮細胞自身を収縮させ，血管透過性を亢進させる。

c. 関連疾患

キニンは，疼痛作用，血管透過性の亢進，炎症細胞の活性化などを介して，炎症反応を伴う火傷，関節リウマチ，痛風，急性膵炎，エンドトキシンショックなどの種々の病態に関与している。一方，本態性高血圧症の患者では，尿中カリクレイン量が低下していることから，血中でのキニン生成が減少し，その降圧作用の不足が高血圧の一因として考えられている。

[*16] **B$_1$，B$_2$受容体**
B$_2$受容体は通常発現しているが，B$_1$受容体は誘導型で慢性の炎症時に発現する。

[*17] **血管平滑筋細胞弛緩作用**
ブラジキニンは，気管支，腸管，子宮の平滑筋に対しては収縮作用を示す。

d. 臨床応用

カリクレイン製剤（カリジノゲナーゼ）が，キニン生成の促進を介して末梢血管を拡張させるため，高血圧症に用いられる．一方，急性膵炎の発症進展過程の一部にはキニンが関与することから，カリクレインに対して阻害作用を示すタンパク質分解酵素阻害薬のガベキサートメシル酸塩がその治療に用いられる．なお，キニンの受容体を標的とした薬物は，今のところ臨床応用されていない．

3. エンドセリン

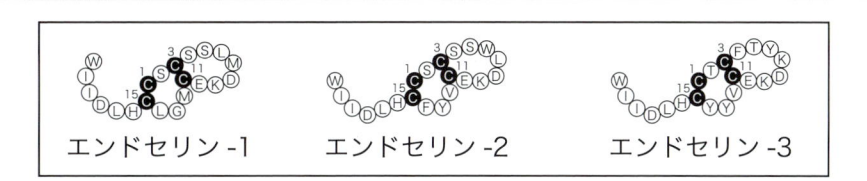

a. プロフィール

エンドセリン（ET：endothelin）には，ET-1，-2，-3の3種類があり，いずれもアミノ酸21個からなる．ET-1の生成は主に血管内皮細胞で行われる．細胞内で転写・翻訳により生成されたprepro ET-1からいったんbig ET-1が生成された後，エンドセリン変換酵素-1a（ECE-1a：endothelin-converting enzyme 1a）によりET-1となり分泌される．また，big ET-1も細胞外に分泌され，内皮細胞や血管平滑筋細胞の形質膜上でECE-1bの作用によりET-1へと変換される．ET-1の生成過程の概略を図8に示す．

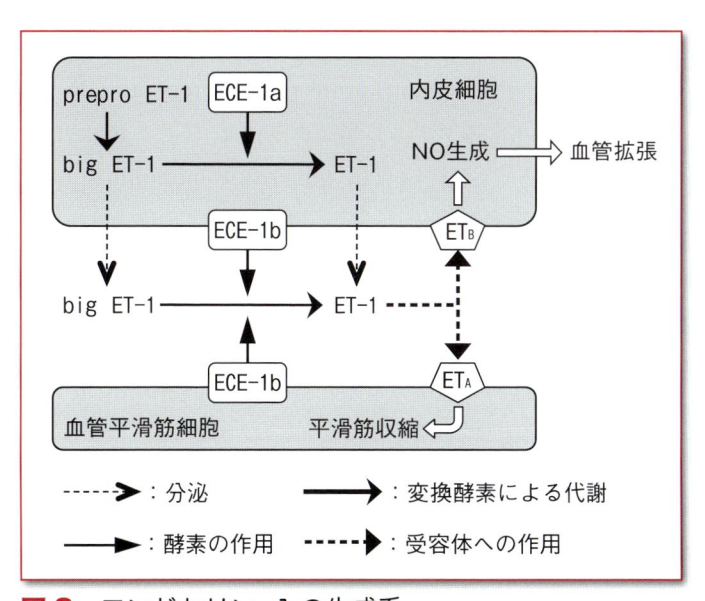

図8 エンドセリン-1の生成系

b. 生理作用

ET の受容体には ET$_A$ 受容体と ET$_B$ 受容体が存在しており，ET$_A$ 受容体は ET-1 と ET-2 に高親和性[*18]であり，ET$_B$ は 3 種の ET に同程度の親和性を示す。ET-1 は，血管系においては主に血管平滑筋細胞の ET$_A$ 受容体への刺激を介して，大動脈血管や肺血管を収縮させる。なお，ET-1 が血管内皮細胞の ET$_B$ 受容体を刺激すると，NO（後述）の産生・遊離が起こり，上述の作用とは逆の NO の作用を介した血管拡張作用を示す。

c. 関連疾患・臨床応用

肺動脈圧の上昇を認める肺高血圧症のうち，特に肺動脈性肺高血圧症の病態には，ET-1 による肺血管収縮が関与している。その治療には，血管拡張を目的として，非選択的 ET 受容体遮断薬であるボセンタン水和物や ET$_A$ 受容体遮断薬であるアンブリセンタンが用いられる。

4. 利尿ペプチド

利尿作用を有する生理活性ペプチドとして，心房性ナトリウム利尿ペプチド〔ANP：atrial（A-type）natriuretic peptide〕[*19] は心房に，脳性ナトリウム利尿ペプチド〔BNP：brain（B-type）natriuretic peptide〕は名称の由来とは異なり脳よりも心臓（心室）に，C 型ナトリウム利尿ペプチド（CNP：C-type natriuretic peptide）は脳や血管内皮細胞で産生され，3 種類とも類似した構造もつ（図 9）。

利尿ペプチドの受容体[*20]として，ANP と BNP を主なリガンドとする A 型受容体（NPR-A：natriuretic peptide receptor A）と，CNP が主に結合する B 型受容体（NPR-B：natriuretic peptide receptor B）があり，いずれも細胞内ドメインに存在するグアニル酸シクラーゼ（GC：guanylate cyclase）によるサイクリック GMP（cGMP：cyclic guanosine monophosphate）の生成を介して細胞内に刺激を伝達する。

ANP や BNP は，主に利尿作用を示すことで，レニン - アンギオテンシン - アルドステロン系による Na$^+$ および水の貯留に拮抗し，また，血管に作用して拡張作用を示す。CNP は，脳内では飲水抑制作用を，また，血管では平滑筋細胞の増殖（血管組織のリモデリング）に対する抑制作用を示す。

[*18] **ET$_A$ 受容体の親和性**
ET-3 には低親和性である
[*19] **心房性ナトリウム利尿ペプチド（ANP：atrial（A-type）natriuretic peptide**
ANP には α 型，β 型，γ 型の 3 種がある。
[*20] **利尿ペプチドの受容体**
C 型受容体（NPR-C）は 3 種の利尿ペプチドをリガンドとするが，GC 活性を示すドメインをもたないことから，刺激を伝達するのではなく，これらペプチドのクリアランスを担うとされている。

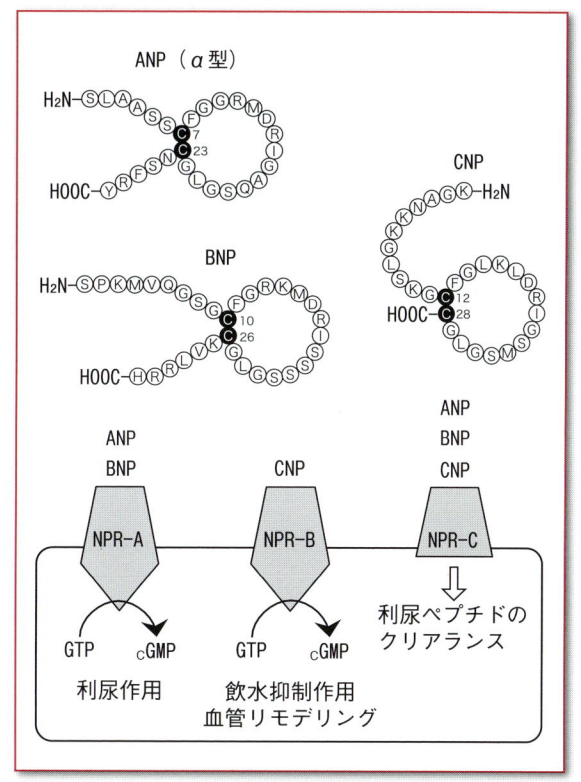

図9 利尿ペプチドとその受容体
図中の○や●の数はアミノ酸数を示す。特に●●は2つのシステイン残基（ジスルフィド結合している）を示す。

なお，心不全において，その症状の程度に応じた血中BNP濃度の上昇が認められるため，心不全のマーカーとしてBNPは用いられる。また，心不全の治療には，α型ヒト心房性ナトリウム利尿ポリペプチド（α型ANP）製剤であるカルペリチドが用いられる。

III. 脂質

1. エイコサノイド

アラキドン酸　　PGH$_2$　　5-HPETE

a. プロフィール

　刺激応答細胞の多くは，活性化に伴い脂肪酸であるアラキドン酸の遊離反応を誘起し，その代謝物であるプロスタグランジン（PG：prostaglandin）やロイコトリエン（LT：leukotriene）を生成・放出する．これらはエイコサノイドと総称される脂質性メディエーターとして，さまざまな生体反応を引き起こす．

　アラキドン酸の遊離反応は，細胞質に存在するホスホリパーゼA_2（PLA_2：phospholipase A_2）が小胞体膜（または核膜）のグリセロリン脂質の2位にエステル結合で結合しているアラキドン酸を加水分解することにより担われている．遊離されたアラキドン酸は，シクロオキシゲナーゼ-1（COX-1：cyclooxygenase-1，構成型）またはCOX-2（誘導型）の作用によりPGG_2，さらにはPGH_2へと代謝され，PGH_2から種々のPG合成酵素によりPGE_2などさまざまなPGが生成される．なお，血小板では主にトロンボキサンA_2（TXA_2：thromboxane A_2）と称するエイコサノイドがTXA_2合成酵素によりPGH_2から生成される．

　これらの生成過程に加えて，アラキドン酸に5-リポキシゲナーゼ（5-LOX：5-lipoxygenase）が5-リポキシゲナーゼ活性化タンパク質（FLAP：5-lipoxygenase activating protein）とともに作用すると，5-ヒドロペルオキシエイコサテトラエン酸（5-HPETE：hydroperoxy-eicosatetraenoic），LTA_4へと代謝される．LTA_4からは，種々のLT類が生成される．特にLTC_4は，LTD_4，LTE_4の順に代謝されるが，いずれも構造上システイン残基をもつことから，システイニルロイコトリエン（CysLT：cysteinyl leukotriene）と称される．

　このようなアラキドン酸の遊離反応を初発としたエイコサノイドの生成過程をアラキドン酸カスケードと称する．この過程と，生成されるエイコサノイドを図10に示す．なお，細胞が有するPGやLTの合成酵素の違いから，細胞によって生成されるエイコサノイドは異なる．

b. 生理作用

　PGの受容体には，PGD_2受容体（DP_1），PGE_2受容体（EP_1，EP_2，EP_3，EP_4），$PGF_{2\alpha}$受容体（FP），PGI_2受容体（IP），TXA_2受容体（TP）があり，一方，LTの受容体には，LTB_4受容体（BLT_1）と，LTC_4，LTD_4，LTE_4の受容体（$CysLT_1$，$CysLT_2$）がある（図10）．これらは7回膜貫通型であり，いずれもGタンパク質を介して細胞内に刺激を伝達する．各エイコサノイドの主な作用を，平滑筋への作用とそのほかの作用に分けて図10に示し，それらのうち，代表的な作用については以下に記す．

❶ 血管系などの平滑筋への作用

　血管収縮作用を示すエイコサノイドは，PGD_2（肺血管），$PGF_{2\alpha}$，TXA_2であり，血管拡張作用を示すのは，PGD_2（腸間膜血管），PGE_2，PGI_2である．なお，PGE_2やPGI_2は腎糸球体輸入細動脈を拡張することで，糸球体濾過量を増大させ，利尿

		PGD₂	PGE₂				PGF₂α	PGI₂	TXA₂	LTB₄	LTC₄, LTD₄, LTE₄	
受容体		DP₁ (Gs)	EP₁ (Gq)	EP₂ (Gs)	EP₃ (Gi)	EP₄ (Gs)	FP (Gq)	IP (Gs)	TP (Gq)	BLT₁ (Gi, G₁₆)	CysLT₁ (Gq)	CysLT₂ (Gq)
平滑筋		・血管拡張（腸間膜） ・血管収縮（肺） ・気管支収縮*	・血管拡張 ・気管支拡張 ・子宮収縮				・血管収縮 ・気管支収縮* ・子宮収縮	・血管拡張	・血管収縮 ・気管支収縮		・気管支収縮	
平滑筋以外		・睡眠誘発 ・アレルギー炎症惹起	・発熱 ・痛覚過敏 ・胃酸分泌抑制 ・血管透過性亢進				・眼圧低下	・血小板凝集抑制 ・胃酸分泌抑制 ・痛覚過敏	・血小板凝集作用	・好中球遊走作用 ・痛覚過敏	・血管透過性亢進	

アラキドン酸カスケード：2-アラキドノイルグリセロリン脂質 → PLA₂ → アラキドン酸 → COX-1,-2 → PGG₂ → PGH₂ → (PGD₂, PGE₂, PGF₂α, PGI₂, TXA₂)；アラキドン酸 → FLAP/5-LOX → 5-HPETE → LTA₄ → (LTB₄, LTC₄, LTD₄, LTE₄)

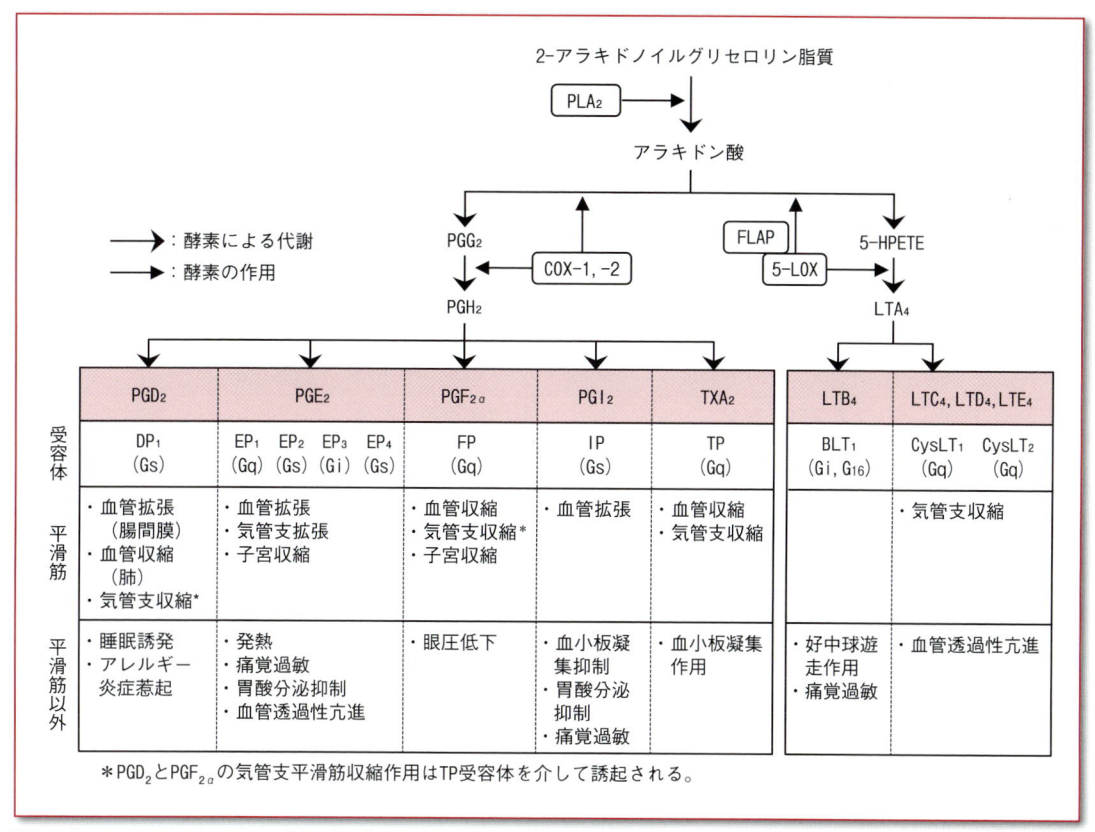

→：酵素による代謝
→：酵素の作用

＊PGD₂とPGF₂αの気管支平滑筋収縮作用はTP受容体を介して誘起される。

図10 エイコサノイドの生成系およびその受容体や作用

受容体の表記中のカッコ内は共役するGタンパク質を示す。
FLAP：5-リポキシゲナーゼ活性化タンパク質

作用を示す。血管系へのほかの作用として，PGE₂，LTC₄，LTD₄，LTE₄は血管透過性亢進作用を示す。

一方，気管支収縮作用を示すのは，PGD₂，PGF₂α，TXA₂，LTC₄，LTD₄，LTE₄であり，PGE₂は気管支を拡張させる。なお，PGE₂とPGF₂αには子宮収縮作用がある。

❷ **血小板への作用**

TXA₂は強力な血小板凝集作用を示す。止血機構が作動する過程では，活性化血小板から生成・遊離したTXA₂は，別途放出されたセロトニンとともに周囲の血小板の活性化することで，多数の活性化血小板からなる凝集塊（血小板血栓）が形成される（「I. アミン類 2. セロトニン」の項参照）。一方，内皮細胞から生成・遊離したPGI₂は血小板凝集を抑制する。

❸ **胃粘膜や神経系への作用**

PGE₂とPGI₂は，胃酸分泌の抑制，粘液分泌の促進，胃粘膜の血管拡張（血流増加）などの作用を示し，胃粘膜に対して保護的に働く。また，PGE₂とPGI₂は，知

表5 エイコサノイドの生成・作用に対する阻害薬とその適応症

TXA$_2$合成阻害薬	気管支喘息：オザグレル塩酸塩水和物
TXA$_2$受容体遮断薬	気管支喘息：セラトロダスト 鼻炎：ラマトロバン
LT受容体遮断薬	気管支喘息・鼻炎：プランルカスト水和物，モンテルカストナトリウム 気管支喘息：ザフィルルカスト

表6 PGおよびその誘導体の製剤

	PG	一般名	適応など
子宮用	PGE$_2$	ジノプロストン	陣痛誘発・促進
	PGF$_{2\alpha}$	ジノプロスト	陣痛誘発・促進，治療的流産
	PGE$_1$	ゲメプロスト	治療的流産
消化器系	PGE$_1$	ミソプロストール	NSAIDsに起因した胃・十二指腸潰瘍の治療
	PGE$_2$	エンプロスチル	胃潰瘍の治療
血管系	PGE$_1$	アルプロスタジル	慢性動脈閉塞症や肺動脈性肺高血圧症において，血管拡張を期待して用いられる
		リマプロストアルファデクス	
	PGI$_2$	ベラプロストナトリウム	慢性動脈閉塞症での潰瘍の治療
		エポプロステノールナトリウム	肺動脈性肺高血圧症に用いる

NSAIDs：非ステロイド性抗炎症性薬

覚神経（侵害受容線維終末）の痛覚に対する感受性を上げて，ブラジキニンの疼痛作用を増大させる。

　PGE$_2$は視床下部（体温調節中枢）において体温の設定温度を上げることで，発熱を促進させる。また，PGD$_2$は睡眠誘導作用を示す。

c. 関連疾患・臨床応用

　発熱を伴う炎症や疼痛にはPGE$_2$など種々のPGが関与しており，このような症状に対して，COX-1およびCOX-2の両者の阻害薬であるアスピリン，ジクロフェナクナトリウム，ロキソプロフェンナトリウム水和物などが，またCOX-2選択的阻害薬であるセレコキシブなどが用いられる。

　アレルギー性の気管支喘息や鼻炎には，TXA$_2$やLTの気管支収縮作用が関与していることから，その治療には，TXA$_2$合成阻害薬，TXA$_2$受容体遮断薬，LT受容体遮断薬が用いられる（**表5**）。また，PGやその誘導体の製剤が，それぞれの作用を期待して，さまざまな治療に用いられている（**表6**）。

2. 血小板活性化因子

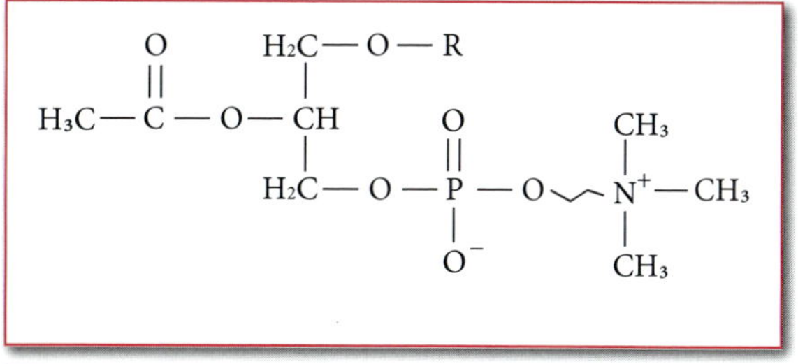

血小板活性化因子（PAF：platelet-activating factor）とは，1-O-アルキル-2-アセチル-グリセロ-3-ホスホコリン（図11）のことであり，強力な血小板凝集作用をもつ脂質性メディエーターである。

図11 PAFの構造

PAFは，好中球，好塩基球，マクロファージ，肥満細胞，血管内皮細胞など種々の細胞で生成され，放出される。その生成は，1-O-アルキル-2-アシル-グリセロ-3-ホスホコリン（ホスファチジルコリンの分子種の1つ）から，PLA_2の作用により生成された1-O-アルキル-2-リゾ-グリセロ-3-ホスホコリン（リゾPAF）に，アセチルトランスフェラーゼが作用することにより担われている。なお，PAFは，PAFアセチルヒドロラーゼ[21]の作用によりリゾPAFへと加水分解され，失活する。

PAFは，Gタンパク質共役型の7回膜貫通型受容体を介して，血小板凝集作用，血管拡張作用，血管透過性亢進作用（ヒスタミンより強力），気管支平滑筋収縮作用，白血球（好酸球）遊走作用を示す。なお，アナフィラキシーショック時にみられる血圧低下に，PAFが関与していると考えられている。

H_1受容体拮抗薬であるケトチフェンフマル酸塩やオキサトミドには抗PAF作用もあり，これらの抗アレルギー薬としての効果の一部に，PAFの作用に対する抑制効果が考えられる。

3. 内因性カンナビノイド

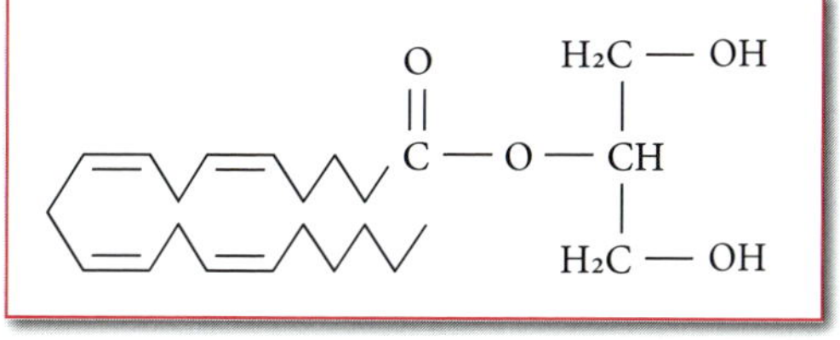

幻覚作用などを示すマリファナの成分として，Δ^9-テトラヒドロカンナビノールなどのカンナビノイドが知られており，内因性の物質として，当初はN-アラキドノイルエタノールアミン（アナンダミドとも称する）が想定され

図12 2-AGの構造

---

[21] PAFアセチルヒドロラーゼ
血漿型と組織型がある。

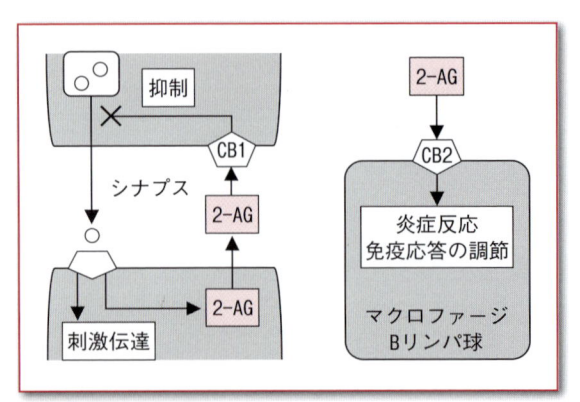

図13 2-AG とその受容体
○は神経伝達物質を示す。

ていた。しかし現在は，2-アラキドノイルグリセロール（2-AG：2-arachidonoyl-glycerol，図12）[*22]が内因性カンナビノイドであるとされている。

2-AG の受容体として，CB1 受容体と CB2 受容体があり，いずれも Gi/Go を介して細胞内に刺激を伝達する（図13）。CB1 受容体は，脳，精巣，肺などに存在しており，特に脳に多い。中枢での CB1 受容体を介した 2-AG の作用として，たとえばグルタミン酸などの神経伝達物質が後シナプス細胞に作用すると，2-AG が生成されてシナプス間隙に放出され，シナプス前膜の CB1 受容体に作用して神経伝達の放出を抑制するという負のフィードバック的な作用がある。一方，CB2 受容体は，B リンパ球，マクロファージ，ナチュラルキラー細胞などに多く発現しており，免疫応答や炎症反応に促進的に関与していると考えられている。

4. リゾリン脂質

リゾリン脂質は，ホスファチジルコリン（PC：phosphatidylcholine）などのグリセロリン脂質の2位にエステル結合で結合している脂肪酸が，PLA_2 の作用により加水分解を受けることで生成される。リゾホスファチジルコリン（LPC：lysophosphatidylcholine）をはじめ種々のリゾリン脂質のうち，特にリゾホスファチジン酸（LPA：lysophosphatidic acid）は，マイトジェン作用[*23]をもつ脂質性メディエーターである。その生成過程の1つとして，ホスファチジルコリンから，PLD の作用により生成されたホスファチジン酸（PA：phosphatidic acid）に，PLA_2 が作用す

[*22] **2-アラキドノイルグリセロール（2-AG：2-arachidonoylglycerol）**
2-AG は，細胞膜の 2-アラキドノイルホスファチジルイノシトールから，PLC の作用により生成された 2-アラキドノイルジアシルグリセロールに，ジアシルグリセロールリパーゼが作用することにより生成される。

[*23] **マイトジェン作用**
細胞の有糸分裂（増殖）を誘起する物質をマイトジェンといい，リゾホスファチジン酸には，有糸分裂を誘起する作用がある。なお，マイトジェンとは，狭義にはリンパ球を幼若化し分裂を誘起する物質（インターロイキン-2 や植物由来のレクチンなど）を指す。

ることにより LPA が生成される経路がある．また，血液中で，LPC にリゾホスホリパーゼ D（オートタキシンとも称する）が作用することでも LPA が生成される．

LPA の受容体として，LPA1（EDG2）受容体，LPA2（EDG4）受容体，LPA3（EDG7）受容体があり，G タンパク質を介して LPA の刺激が細胞内伝達されると，主に細胞の増殖や遊走が促進されることになる．この作用により，LPA は脳神経系の発達や分化，胎児の血管形成，創傷治癒など，さまざまな生理的な役割を担う．またその一方で，LPA は，乳がん，肺がん，脳腫瘍などの腫瘍形成や，動脈硬化，肺線維症，神経因性疼痛などの疾患の進展過程にも関与すると考えられている．

5. セラミド

セラミドは，スフィンゴ脂質の一種であり，細胞膜脂質二重層を構成する主要なリン脂質の1つであるスフィンゴミエリンの生合成過程で生成される（図14, 15）．この生成過程では，パルミトイルコエンザイム A（CoA：coenzyme A）とセリンの縮合および還元によりスフィンガニンが生成され，そのアミノ基に長鎖脂肪酸（アシル CoA）が転移した後，さらに不飽和化反応を経てセラミドが生成する．このセラミドにホスホリルコリン基が転移するとスフィンゴミエリンが生成する．一方，セラミドに糖やシアル酸が結合すると，ガングリオシドなどのスフィンゴ糖脂質が生成する．なお，セラミド（図16）は，スフィンゴミエリナーゼの作用によるスフィンゴミエリンの加水分解からも生じ，また，セラミダーゼの作用を受けることによりスフィンゴシン（図17）へと代謝される．

セラミドは，種々の細胞において刺激下に活性化されたスフィンゴミエリナーゼの作用により生成され，細胞の分化，増殖，アポトーシスに関与するシグナル伝達物質としての役割を担っている．このような刺激に伴う細胞応答に加えて，特に表皮に存在する角化細胞で生成されたセラミドは，細胞外に排出された後，角質細胞間脂質となり，皮膚のバリア機能や水分保持機能（保湿機能）を担う．

アトピー性皮膚炎の患者の皮膚では，健常者の皮膚に比し，角質でのセラミド含量が低下しており，このことが乾燥肌などの症状に関与している．このセラミドの低下の一因として，スフィンゴミエリンデアシラーゼ活性の亢進[*24]が考えられている（図14）．

IV. サイトカイン

サイトカインは，種々の細胞から放出されるタンパク質性の生理活性因子で，ほ

[*24] スフィンゴミエリンデアシラーゼ活性の亢進
亢進によりスフィンゴミエリンからスフィンゴシルホスホリルコリンへの代謝が促進されると，結果的にスフィンゴミエリナーゼの作用によるスフィンゴミエリンからセラミドへの代謝が低下することになる．

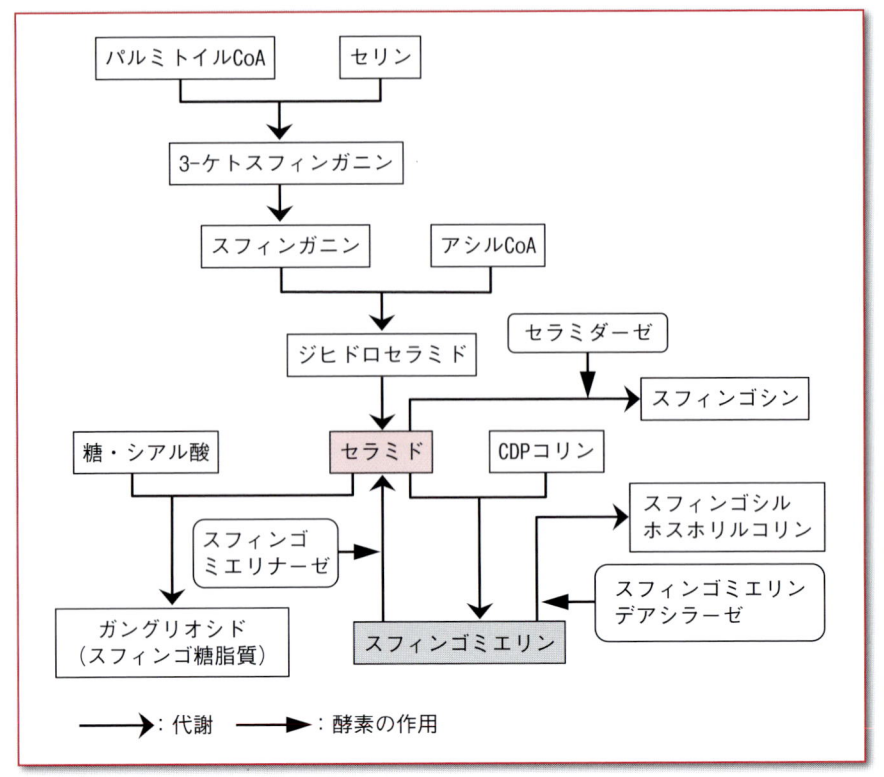

図14 セラミドの生成系

図15 スフィンゴミエリンの構造

図16 セラミドの構造

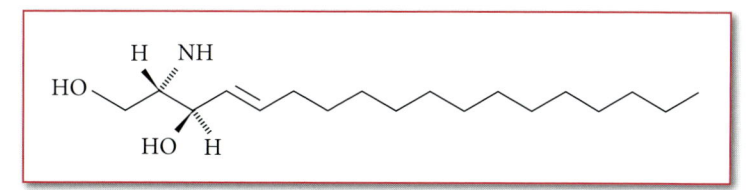

図17 スフィンゴシンの構造

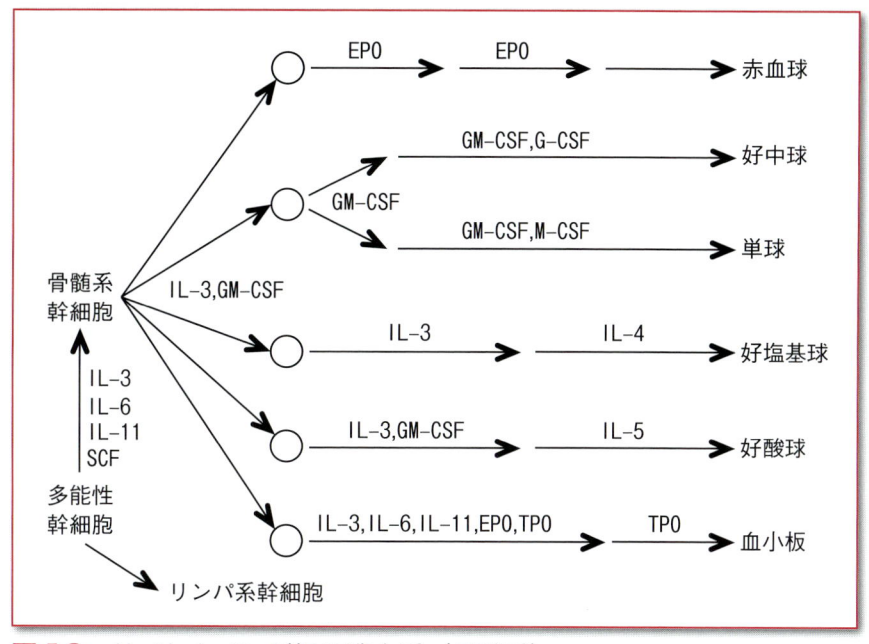

図18 サイトカインが担う造血系（骨髄系）
矢印に付したサイトカインにより各分化過程が担われる。○や矢印間は前駆細胞など分化途中の細胞を示す。なお，リンパ系は省略した。
SCF：幹細胞成長因子（stem cell factor）

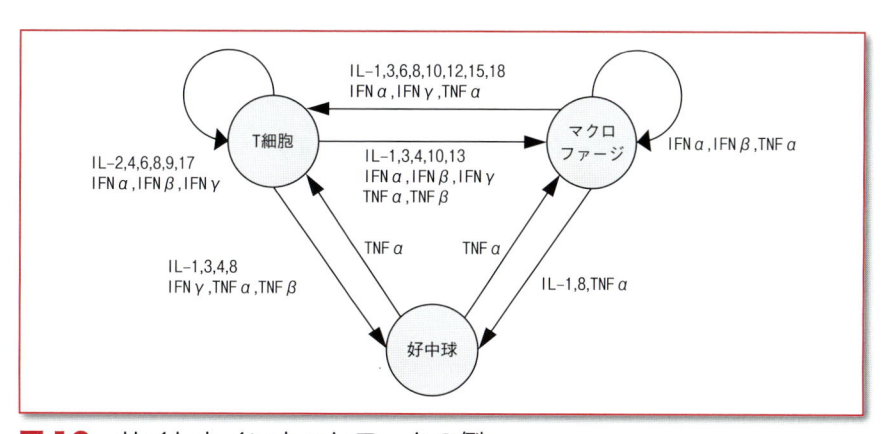

図19 サイトカインネットワークの例
各細胞から放出された種々のサイトカインは自己または多種の細胞に作用する。

かの細胞あるいは自己の特異的受容体を介してパラクリンあるいはオートクリン的にさまざまな生理活性を示す。

その作用としては，細胞の機能調節，生理活性物質の生成・分化・増殖・遊走などであり，たとえば，骨髄系幹細胞からの各血球細胞への分化・増殖（図18），免疫系を担う種々のリンパ球の分化・増殖，炎症細胞が担う組織の修復（リモデリング）などである。サイトカインは，これらの作用を誘起することで生体の恒常性の維持や，免疫応答や炎症反応などの生体防御系に深く関与している。

サイトカインが誘起する作用（細胞応答）に関して，ある1つの作用は種々のサイトカインの単独のみならず複数の協調的な刺激により誘起される場合があり，また，1つのサイトカインの作用は1つとは限らず多様である。さらに多くの場合，ある細胞から種々のサイトカインが放出されると，各サイトカインは，同種および他種の細胞において，細胞応答の1つとして同一または別のサイトカインの生成を誘起する。この生成されたサイトカインは，さらに，同種および他種の細胞に作用して細胞応答を誘起する。このような，複数の細胞間の相互作用を担うサイトカインを中心とした情報伝達ネットワークが形成されている（図19）。

主なサイトカインを表7に示す。また，そのうちの代表的なものの特徴を次に概説する。

❶ インターロイキン

インターロイキン（IL：interleukin）にはIL-1，IL-2など数十種が存在しており，主に造血を担うとともに，炎症反応や免疫応答において促進的または抑制的に関与している。

IL-1にはIL-1αとIL-1βがあり，両者は異なる遺伝子に由来しているが，いずれもIL-1受容体タイプIを介して同様な生理活性を示す。IL-1は，主に感染に伴う刺激によりマクロファージなどから生成・放出され，急性期の炎症反応の惹起に関与する。IL-6もIL-6受容体を介して同様に炎症反応を担っており，また，IL-8は白血球の遊走因子（ケモカインと称する）として炎症反応に関与している。な

表7 主なサイトカイン（カッコ内は略称を示す）

インスリン様成長因子（IGF）	血小板由来増殖因子（PDGF）
インターフェロン（IFN）	コロニー刺激因子（CSF）
インターロイキン（IL）	腫瘍壊死因子（TNF）
エリスロポエチン（EPO）	上皮成長因子（EGF）
角質細胞増殖因子（KGF）	線維芽細胞増殖因子（FGF）
幹細胞成長因子（SCF）	単球走化性タンパク質（MCP）
肝細胞増殖因子（HGF）	トランスフォーミング成長因子（TGF）
血管内皮細胞増殖因子（VEGF）	マクロファージ炎症性タンパク質（MIP）

表中のサイトカインのなかには，ILのようにIL-1β，IL-6，IL-17など，さらにサブタイプが存在する場合がある。

お，IL-1βやIL-6は，炎症性疾患である関節リウマチの増悪化に関与しているが，IL-6受容体に対する抗体製剤（トシリズマブ）が治療薬として用いられている。一方，IL-4，IL-10，IL-11，IL-13は，炎症性のサイトカインの生成を抑制するなど，炎症反応に対して抑制性の因子として働く。

❷ インターフェロン

インターフェロン（IFN：interferon）にはIFNα，IFNβ，IFNγがあり，さらに前2者にはIFNα-2bやIFNβ-1aなどのサブタイプが十数種ある。また，IFNαとIFNβは主にウイルス感染や細菌感染に伴う刺激によりマクロファージや線維芽細胞から生成・放出され，I型IFN受容体を介して抗ウイルス活性や抗腫瘍効果を示す。一方，IFNγは感作抗原，マイトジェン，IL-18などの刺激を受けたCD4陽性T細胞（Th1細胞），CD8陽性T細胞（細胞傷害性T細胞），ナチュラルキラー細胞から生成・放出され，II型IFN受容体を介して抗ウイルス活性，抗腫瘍効果，マクロファージの活性化，ナチュラルキラー細胞の作用増強，Th2細胞の抑制など多様な作用を示す。

IFNの製剤として，天然型と遺伝子組換え型のIFNα，IFNβ，IFNγが，肝疾患（C型慢性肝炎，初期肝硬変），悪性腫瘍，多発性硬化症の再発予防などに用いられている。

❸ 腫瘍壊死因子

腫瘍壊死因子（TNF：tumor necrosis factor）とは通常TNFαを指し，そのほかにTNFβ（リンホトキシン-αとも称する）がある。TNFαは，主にマクロファージにおいて，いったん細胞膜結合型として生成され，TNFα変換酵素の作用により膜結合型から遊離され，ホモ3量体として血中へ移行する。

TNFαは，さまざまな細胞に作用して，抗腫瘍活性というよりも，主に炎症反応や免疫応答を担う。IL-1βやIL-6と同様に，TNFαは炎症性疾患である関節リウマチの増悪化に関与しており，TNFαに対する抗体製剤（インフリキシマブ，アダリムマブ，ゴリムマブ）や可溶性TNF受容体とIgGの一部からなる融合タンパク質（エタネルセプト）が治療薬として用いられている。

TNFαが関与するほかの炎症性疾患としては，生活習慣病でもあるメタボリックシンドロームであり，IL-6とともに，本病態での肝細胞や骨格筋細胞におけるインスリン抵抗性の発現に関与している。

❹ 増殖因子（成長因子）

生体内には，細胞の増殖を促進する種々のサイトカインがあり，各増殖因子は，多くの場合，特定の細胞の増殖を促す。主な増殖因子として，肝細胞増殖因子（HGF：hepatocyte growth factor），血管内皮細胞増殖因子（VEGF：vascular endothelial growth factor），血小板由来増殖因子（PDGF：platelet-derived growth factor），上皮成長因子（EGF：epidermal growth factor），トランスフォーミング増殖因子（TGF：transforming growth factor）などがある。

HGFは，肝細胞のみならず上皮細胞や内皮細胞にも増殖因子として作用する。HGFは，通常は一本鎖の不活型であるが，組織の傷害に伴いHGFアクチベーターと称するプロテアーゼにより二本鎖の活性型となり，損傷組織の修復を担っている。

VEGFは，血管内皮細胞の特異的な増殖因子であり，血管新生を担う。組織が低酸素状態に陥るような病態である固形腫瘍の形成部や糖尿病性網膜症の毛細血管では，VEGFの発現が増大しており，赤血球（酸素）を呼び込むための血管新生が亢進している。VEGFに対する抗体製剤（ベバシズマブ）は，外科的治療が不能な結腸・直腸がんや乳がんなどの治療に用いられている。

PDGFは，活性化血小板から分泌される増殖因子であり，特に，動脈硬化巣での血管平滑筋細胞の内膜への遊走および増殖に関与しており，血管壁の肥厚をもたらすと考えられている。

EGFは，上皮成長因子受容体（EGFR：epidermal growth factor receptor，1型〜4型がある）に結合し，受容体が有するタンパク質チロシンキナーゼの活性亢進を介して細胞の増殖を促進する。このEGFRの過剰発現や変異が制御不能な細胞増殖をもたらし，悪性腫瘍（大腸がん，非小細胞肺がん，乳がんなど）の要因となる。ヒトのEGFRに対する抗体製剤（セツキシマブ，パニツムマブ）が結腸・直腸がんに，EGFRのチロシンキナーゼ阻害薬（ゲフィチニブ，エルロチニブ塩酸塩）は非小細胞肺がんにそれぞれ用いられる。また，特に乳がんでは，EGFRのうちEGFR2型（HER2：human epidermal growth factor receptor type2）の過剰発現が認められる場合があり，乳がんのがん化学療法にHER2に対する抗体製剤（トラスツズマブ）や，EGFR1型とHER2のチロシンキナーゼ阻害薬（ラパチニブトシル酸塩水和物）が用いられる。

TGFにはTGFαとTGFβがあるが，TGFαは上皮成長因子と同じ受容体を介して乳腺上皮細胞や線維芽細胞の増殖を促進し，一方，TGFβは線維芽細胞の増殖には促進的に作用するが，上皮細胞や内皮細胞の増殖には抑制的に働く。また，TGFβは，肝星細胞（伊東細胞）や腎メサンギウム細胞でのコラーゲンやフィブロネクチンなどの細胞外マトリックスタンパク質の産生を亢進させることから，肝線維化や糸球体硬化症の発症に関与していると考えられている。

❺ コロニー刺激因子

造血過程は骨髄系とリンパ系に大別されるが，コロニー刺激因子（CSF：colony-stimulating factor）は骨髄系由来の血球細胞の産生過程のうち，特に白血球（好中球，好酸球，好塩基球，単球）へと成熟する前駆細胞の分化過程に関与している（図18）。CSFには，顆粒球コロニー刺激因子（G-CSF：granulocyte colony-stimulating factor），マクロファージコロニー刺激因子（M-CSF：macrophage colony-stimulating factor），顆粒球・マクロファージコロニー刺激因子（GM-CSF：granulocyte-macrophage colony-stimulating factor）がある。特に，G-CSFは，再生不良性貧血やがん化学療法に伴う白血球減少症の治療に有用であり，その製剤として，遺伝子組換え体のフィ

ルグラスチム，レノグラスチム，ナルトグラスチムがある。

❻ エリスロポエチン

エリスロポエチン（EPO：erythropoietin）は，主に赤血球の造血を促進する因子である（図18）。また，EPO は腎臓で生成されることから，慢性腎不全の末期ではその生成が低下するために，貧血が生じる（腎性貧血）。この貧血の治療薬として，遺伝子組換え体のエポエチンアルファ，エポエチンベータ，ダルベポエチンアルファがある。

❼ ケモカイン

サイトカインのうち，ケモカインは，単球，好中球，種々のリンパ球などの炎症や免疫系を担う細胞を血中から組織へと遊走させる作用を有しており，50 種類以上のケモカインが同定されている。ケモカインは，構造上システインの配列の違いからCC，CXC，C，CX3C の4種類に分類される（X はほかのアミノ酸を示し，CX3C は3つのアミノ酸があることを意味する）。代表的なケモカインとして，IL-8（CXC）はその受容体である CXCR1 や CXCR2 を，単球走化性タンパク質-1（MCP-1：monocyte chemotactic protein-1）は CCR2 を，マクロファージ炎症性タンパク質-1α（MIP-1α：macrophage inflammatory protein-1α，CC）は CXCR1 や CXCR5 をそれぞれ介して，炎症・免疫細胞の遊走を誘起する。

V. 一酸化窒素

一酸化窒素（NO：nitric oxide）は，血管内皮細胞由来の血管弛緩因子であり，アセチルコリン，ヒスタミン，ブラジキニンなどの刺激により，内皮細胞で生成される。刺激に伴い NO 合成酵素[25]（NOS：nitric oxide synthetase）が活性化されると，その作用によりアルギニンから NO とシトルリンが生成される。この過程で生成された NO は，細胞外へと拡散して血管平滑筋細胞へと移行すると，細胞質のグアニル酸シクラーゼを活性化することで，cGMP の生成と，それに続くプロテインキナーゼ G の活性化を介して，細胞内 Ca^{2+} 濃度を低下させ，結果的に血管平滑筋を弛緩させる。

血管内皮細胞は，血管平滑筋の緊張の調節や，血栓形成の抑制，血管透過性の調節などにおいて重要な役割を果たしていることから，内皮細胞の異常は血管の機能異常をもたらすことが多い。特に，糖尿病，脂質異常症，高血圧症に伴う動脈硬化症の発症過程において，内皮細胞の機能障害に起因した NO の生成低下が関与している。

NO に関連する薬物として，硝酸薬であるニトログリセリンや硝酸イソソルビドなどは，体内で NO となり冠動脈などの拡張作用を示すので，狭心症の治療に用いられる。

---

[25] 内皮細胞の NOS は特に内皮型 NOS（eNOS：endothelial nitric oxide synthetase）と称する

必須問題

問1 脱炭酸によりヒスタミンとなるアミノ酸はどれか。1つ選べ。

1 トリプトファン
2 チロシン
3 ヒスチジン
4 アルギニン
5 グルタミン酸

【解　　説】ヒスタミンは，貯蔵細胞内での L-ヒスチジンデカルボキシラーゼによる L-ヒスチジンの脱炭酸により生合成される。
【解説箇所】ヒスタミン

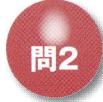

【正　　解】3

問2 ヒスタミンが示す生理作用として誤っているのはどれか。1つ選べ。

1 血圧上昇
2 毛細血管透過性亢進
3 気管支平滑筋収縮
4 胃酸分泌促進
5 腺分泌促進

【解　　説】ヒスタミンは，血管内皮細胞の H_1 受容体を介して一酸化窒素（NO）を産生・遊離させる。NO は，血管平滑筋細胞を弛緩させるため，血圧が低下する。
【解説箇所】ヒスタミン

【正　　解】1

問3 以下の構造で表される生理活性物質はどれか。

HO—[5-hydroxyindole with CH₂CH₂NH₂ at 3-position]

1 プロスタグランジン
2 ロイコトリエン
3 トロンボキサン
4 セロトニン
5 ヒスタミン

> 【解　　説】セロトニン（5-ヒドロキシトリプタミン）は，細胞内でのトリプトファンの水酸化による5-ヒドロキシトリプトファンの生成と，その脱炭酸により生合成される。
> 【解説箇所】セロトニン
> 　　　　　　　　　　　　　　　　　　　　　　　【正　解】4

問4 セロトニンが示す生理作用として誤っているのはどれか。1つ選べ。

1 脳血管平滑筋収縮
2 腸管平滑筋収縮
3 血小板凝集促進
4 制吐
5 アセチルコリン遊離促進

> 【解　　説】セロトニンは，延髄第四脳室底の最後野にある化学受容器引金帯（CTZ：chemoreceptor trigger zone）の5-HT₃受容体を介して嘔吐中枢を刺激し，悪心・嘔吐を引き起こす。
> 【解説箇所】セロトニン
> 　　　　　　　　　　　　　　　　　　　　　　　【正　解】4

問5 アンギオテンシノーゲンをアンギオテンシンⅠに変換する酵素はどれか。1つ選べ。

1 カリクレイン
2 キニナーゼⅠ
3 レニン
4 キマーゼ
5 アンギオテンシン変換酵素

【解　説】レニンは，タンパク質分解酵素であり，腎臓の傍糸球体細胞から血液中へ分泌される。レニンは，肝臓や脂肪組織から分泌されたアンギオテンシノーゲンを加水分解することにより，アミノ酸10個のアンギオテンシンⅠを生成させる。
【解説箇所】アンギオテンシンⅡ

【正　解】3

問6 アンギオテンシンⅡの生理作用として誤っているのはどれか。1つ選べ。

1 血管収縮
2 アドレナリン分泌促進
3 血中 Na^+ 低下
4 血中 K^+ 低下
5 心筋肥大

【解　説】アンギオテンシンⅡは AT_1 受容体を介して副腎皮質球状帯でのアルドステロンの生成・分泌を促進する。アルドステロンは遠位尿細管での Na^+ と水の再吸収を促進するため，血中 Na^+ 濃度が上昇する。
【解説箇所】アンギオテンシンⅡ

【正　解】3

問7 レニン阻害薬はどれか。1つ選べ。

1 トランドラプリル
2 イルベサルタン
3 アムロジピン
4 アリスキレン
5 エプレレノン

【解　説】トランドラプリルはアンギオテンシン変換酵素阻害薬，イルベサルタンは AT_1 受容体拮抗薬，アムロジピンはカルシウム拮抗薬，エプレレノンはアルドステロン受容体遮断薬（K保持性利尿薬）。
【解説箇所】アンギオテンシンⅡ

【正　解】4

問8 ブラジキニンが示す生理作用として誤っているのはどれか。1つ選べ。

1 毛細血管透過性亢進
2 血管平滑筋収縮
3 気管支平滑筋収縮
4 腸管平滑筋収縮
5 発痛

【解　説】ブラジキニンが血管内皮細胞の B_2 受容体を刺激すると，血管平滑筋細胞弛緩作用を有する一酸化窒素（NO）と PGI_2 の生成が促進され，細動脈では血管が拡張する。
【解説箇所】キニン（ブラジキニンおよびカリジン）

【正　解】2

問9 ブラジキニンを不活化する酵素はどれか。1つ選べ。

1 血漿カリクレイン
2 腺性カリクレイン
3 キニナーゼⅠ
4 キニナーゼⅡ
5 キマーゼ

【解　説】高分子キニノーゲンに血漿カリクレインが作用してブラジキニンが生成し，これにキニナーゼⅠが作用して des Arg⁹ ブラジキニンが生成される。一方，低分子キニノーゲンに腺性カリクレインが作用してカリジンが生成し，これにキニナーゼⅠが作用して des Arg⁹ カリジンが生成される。これら4種のキニンはキニナーゼⅡ（アンギオテンシン変換酵素と同一）により不活性化される。
【解説箇所】キニン（ブラジキニンおよびカリジン）

【正　解】4

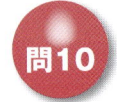

問10 エンドセリン-1 が示す生理作用はどれか。1つ選べ。

1 肺血管収縮
2 大静脈血管拡張
3 気管支拡張
4 アンギオテンシンⅡ生成
5 利尿

【解　説】エンドセリン-1 は，血管系においては主に血管平滑筋細胞の ET_A 受容体への刺激を介して大動脈血管や肺血管を，また，ET_B 受容体を介して大静脈血管をそれぞれ強力に収縮させる。
【解説箇所】エンドセリン

【正　解】1

問11 エイコサノイドはどれか。1つ選べ。

1 インターロイキン
2 プロスタグランジン
3 アンギオテンシンⅡ
4 ブラジキニン
5 エンドセリン

【解　説】エイコサノイドとは，アラキドン酸の代謝物であるプロスタグランジンやロイコトリエンなどの脂質性メディエーターの総称であり，さまざまな生体反応を引き起こす。
【解説箇所】エイコサノイド
【正　解】2

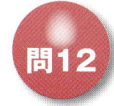

問12 多核白血球（好中球）の遊走促進作用を示すエイコサノイドはどれか。1つ選べ。

1 プロスタグランジン E_2（PGE_2）
2 プロスタグランジン I_2（PGI_2）
3 ロイコトリエン B_4（LTB_4）
4 ロイコトリエン D_4（LTD_4）
5 トロンボキサン A_2（TXA_2）

【解　説】ロイコトリエン B_4 は，好中球の走化性因子として働くエイコサノイドである。
【解説箇所】エイコサノイド
【正　解】3

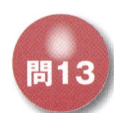

問13 プロスタグランジン類やロイコトリエン類の前駆物質となる脂肪酸はどれか。

1 オレイン酸
2 リノール酸
3 アラキドン酸
4 α-リノレン酸
5 エイコサペンタエン酸

> 【解　説】問11解説参照
> 【解説箇所】エイコサノイド
>
> 【正　解】3

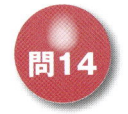

問14 気管支平滑筋収縮作用をもつ脂質はどれか。1つ選べ。

1 リゾホスファチジン酸（LPA）
2 セラミド
3 プロスタグランジン I₂（PGI₂）
4 2-アラキドノイルグリセロール（2AG）
5 血小板活性化因子（PAF）

> 【解　説】PAFは，GTP結合タンパク質共役型の7回膜貫通型受容体を介して，血小板凝集作用，血管拡張作用，血管透過性亢進作用（ヒスタミンより強力），気管支平滑筋収縮作用，白血球（好酸球）遊走作用を示す。
> 【解説箇所】血小板活性化因子
>
> 【正　解】5

問15 ケモカインとして働くサイトカインはどれか。1つ選べ。

1 インターロイキン-1（IL-1）
2 インターロイキン-2（IL-2）
3 インターロイキン-8（IL-8）
4 インターフェロンγ（IFNγ）
5 腫瘍壊死因子α（TNFα）

【解　説】IL-8は白血球の遊走因子として炎症反応に関与しており，ケモカインと称される。
【解説箇所】サイトカイン

【正　解】3

問16 炎症反応に対して抑制的に作用するサイトカインはどれか。1つ選べ。

1 インターロイキン-1（IL-1）
2 インターロイキン-6（IL-6）
3 インターフェロン-10（IFN-10）
4 インターフェロンγ（IFNγ）
5 腫瘍壊死因子α（TNFα）

【解　説】IL-4, IL-10, IL-11, IL-13は，抗炎症性のサイトカインとして働く。
【解説箇所】サイトカイン

【正　解】3

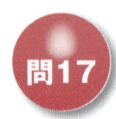

問17 マクロファージから産生される炎症性サイトカインとして最も適切なのはどれか。

1 インターロイキン-2（IL-2）
2 インターロイキン-4（IL-4）
3 コロニー刺激因子（G-CSF）
4 インターフェロンγ（IFNγ）
5 腫瘍壊死因子α（TNFα）

【解　　説】腫瘍壊死因子α（TNFα）は，主にマクロファージから遊離され，炎症反応や免疫応答を担う。また，関節リウマチの増悪化や，インスリン抵抗性の発現にも関与している。
【解説箇所】サイトカイン

【正　解】5

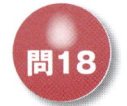

問18 赤血球の産生を促進する因子として，最も適切なのはどれか。

1 幹細胞成長因子
2 トロンボモジュリン
3 トロンボポエチン
4 エリスロポエチン
5 トランスフォーミング増殖因子β（TGFβ）

【解　　説】幹細胞成長因子はほとんどの血球細胞の産生に関与しているので，題意からはエリスロポエチンが適切である。
【解説箇所】サイトカイン

【正　解】4

問19 白血球減少症の治療に用いられる顆粒球コロニー刺激因子（G-CSF）の遺伝子組換え体はどれか。

1 ロミプロスチム
2 フィルグラスチム
3 ダルベポエチンアルファ
4 ミリモスチム
5 エルトロンボパグオラミン

> 【解　　説】ロミプロスチムとエルトロンボパグオラミンはトロンボポエチン受容体刺激薬，ダルベポエチンアルファはエリスロポエチンの遺伝子組換え体，ミリモスチムはマクロファージコロニー刺激因子の遺伝子組換え体。
> 【解 説 箇 所】サイトカイン
> 　　　　　　　　　　　　　　　　　　　　　　　　　【正　　解】2

問20 組織が低酸素状態となる病態での血管新生に関与する因子はどれか。

1 トランスフォーミング増殖因子 β（TGFβ）
2 血小板由来増殖因子（PDGF）
3 血管内皮細胞増殖因子（VEGF）
4 エリスロポエチン（EPO）
5 腫瘍壊死因子 α（TNFα）

> 【解　　説】組織が低酸素状態に陥るような病態である固形腫瘍の形成部や糖尿病性網膜症の毛細血管では，VEGFの発現が増大しており，赤血球（酸素）を呼び込むための血管新生が亢進している。
> 【解 説 箇 所】サイトカイン
> 　　　　　　　　　　　　　　　　　　　　　　　　　【正　　解】3

理論問題

問1 ヒスタミン受容体について，正しいのはどれか。すべて選べ。

1 ヒスタミンは，H₁受容体を刺激して気管支や腸管の平滑筋を収縮させる。
2 血管内皮細胞のH₁受容体の刺激に伴い産生された一酸化窒素（NO）は，細動脈が弛緩させる。
3 細静脈の収縮は，H₂受容体を介した血管平滑筋細胞の収縮で起こる。
4 ヒスタミンは，H₂受容体を介して壁細胞のプロトンポンプを活性化し，胃酸の分泌を亢進させる。
5 ヒスタミン含有（作動）神経のH₃受容体の刺激は，その神経からのヒスタミンの分泌を促進する。

【解　説】1　正。2　正。3　誤：H₂受容体を介した血管平滑筋細胞の弛緩により細静脈が拡張する。4　正。5　誤：ヒスタミン含有（作動）神経のH₃受容体の刺激は，ヒスタミンの分泌を抑制する。
【解説箇所】ヒスタミン

【正　解】1, 2, 4

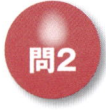

問2 セロトニンについて，正しいのはどれか。すべて選べ。

1 セロトニンは，主に胃のエンテロクロマフィン様細胞に貯蔵されている。
2 セロトニンは，5-HT₂A受容体を介して消化管平滑筋を収縮させる。
3 松果体内のセロトニンは，概日リズムに関与するメラトニンの前駆物質となる。
4 セロトニンは，化学受容器引金帯の5-HT₃受容体を介して嘔吐中枢を抑制する。
5 5-HT₁A受容体作動薬は，セロトニンの作用不足が関与する心身症などでの抑うつや不安の治療に用いられる。

【解　説】1　誤：セロトニンは，主に消化管粘膜のエンテロクロマフィン細胞に貯蔵されている。2　正。3　正。4　誤：セロトニンは，化学受容器引金帯の5-HT₃受容体を介して嘔吐中枢を刺激する。また，セロトニンは腸管神経系の求心性腹部迷走神経に存在する5-HT₃受容体を介して延髄の嘔吐中枢へ刺激を伝達する。5　正
【解説箇所】セロトニン

【正　解】2, 3, 5

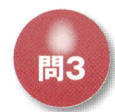

問3 レニンおよびアンギオテンシンについて，正しいのはどれか。すべて選べ。

1 アンギオテンシンⅡは，アンギオテンシノーゲンのレニンによる加水分解で生成される。
2 プロレニンはその受容体に結合することで活性型となり，アンギオテンシノーゲンを加水分解する。
3 組織でのアンギオテンシンⅡの生成には，アンギオテンシン変換酵素やキマーゼが関与する。
4 メタボリックシンドロームでの高血圧には，脂肪組織でのレニンの生成亢進が関与している。

【解　説】1　誤：アンギオテンシンⅡは，アンギオテンシンⅠからアンギオテンシン変換酵素の作用により生成される。2　正。3　正。4　誤：肥満に伴う脂肪組織でのアンギオテンシノーゲンの生成亢進が，メタボリックシンドロームでの高血圧に関与している。
【解説箇所】アンギオテンシンⅡ

【正　解】2, 3

問4 アンギオテンシンについて，正しいのはどれか。すべて選べ。

1 アンギオテンシンⅡは，AT₁受容体を介して直接血管平滑筋を弛緩させる。
2 アンギオテンシンⅡは，AT₁受容体を介して副腎皮質球状帯でのアルドステロンの生成・分泌を促進する。
3 アンギオテンシンⅡによる心筋や血管組織の病的な再構築（リモデリング）が，心肥大や血管肥厚の要因となる。
4 レニン阻害薬は，アンギオテンシンⅠからアンギオテンシンⅡへの変換を阻害する。

【解　説】1　誤：アンギオテンシンⅡは，AT₁受容体を介して血管平滑筋を収縮させる。2　正：アルドステロンの作用の増強により循環血液量の増加し，心拍出量が増加する。3　正。4　誤：レニンを阻害することで，アンギオテンシノーゲンからアンギオテンシンⅠの生成を抑制する。しかしながら，（プロ）レニン受容体に結合して活性型となったプロレニンが担うレニン-アンギオテンシン系には影響しない。
【解説箇所】アンギオテンシンⅡ

【正　解】2, 3

問5 ブラジキニンについて，正しいのはどれか。すべて選べ。

1 ブラジキニンは，キニナーゼⅠによる高分子キニノーゲンの加水分解により生成される。
2 ブラジキニンは，知覚神経（侵害受容線維終末）の B_2 受容体を介して痛みを中枢へ伝える。
3 ブラジキニンの刺激により炎症細胞から生成されたプロスタグランジン E_2 は，ブラジキニンの疼痛作用を抑制する。
4 ブラジキニンは，血管内皮細胞での一酸化窒素とプロスタグランジン I_2 の生成を促進し，細動脈を拡張させる。

【解　説】1　誤：ブラジキニンは，血漿カリクレインによる高分子キニノーゲンの加水分解により生成される。2　正。3　誤：プロスタグランジン E_2 は，ブラジキニンの疼痛作用を増強する。4　正。
【解説箇所】キニン（ブラジキニンおよびカリジン）
【正　解】2，4

問6 エイコサノイドについて，正しいのはどれか。すべて選べ。

1 プロスタグランジン E_2 は腎糸球体輸入細動脈を拡張することで，糸球体ろ過量を増大させ，利尿作用を示す。
2 トロンボキサン A_2 およびロイコトリエン C_4 は気管支を収縮し，プロスタグランジン E_2 は気管支を拡張させる。
3 プロスタグランジン E_2 は視床下部（体温調節中枢）において体温の設定温度を下げ，プロスタグランジン D_2 は睡眠誘導作用を示す。
4 トロンボキサン A_2 およびプロスタグランジン I_2 は強力な血小板凝集作用を示す。

【解　説】1　正。2　正。3　誤：プロスタグランジン E_2 は視床下部（体温調節中枢）において体温の設定温度を上げることで，発熱を促進させる。4　誤：内皮細胞から生成・遊離したプロスタグランジン I_2 は血小板凝集を抑制する。
【解説箇所】エイコサノイド
【正　解】1，2

問7 脂質性の生理活性物質について，正しいのはどれか。すべて選べ。

1 血小板活性化因子は，血管拡張作用，血管透過性亢進作用，気管支平滑筋拡張作用を示す。
2 リゾホスファチジン酸は，細胞の増殖を促進させるが，細胞の遊走作用はない。
3 2-アラキドノイルグリセロールは，内因性カンナビノイドとしてCB1受容体に作用する。
4 セラミドは，細胞内でシグナル伝達物質として作用することに加え，細胞外で角質細胞間脂質として皮膚のバリア機能にも関与している。

【解説】1　誤：血小板活性化因子は気管支平滑筋収縮作用を示す。2　誤：リゾホスファチジン酸は，細胞の増殖や遊走を促進する。3　正。4　正。
【解説箇所】血小板活性化因子，内因性カンナビノイド，リゾリン脂質，セラミド

【正解】3，4

問8 サイトカインについて，正しいのはどれか。すべて選べ。

1 顆粒球コロニー刺激因子（G-CSF）は好中球の分化増殖作用を示し，白血球減少症の治療に用いられる。
2 エリスロポエチンは腎臓で生成され，リンパ球の分化増殖作用を示す。
3 腫瘍壊死因子α（TNFα）は，抗腫瘍作用を示すとともに，抗炎症作用も有する。
4 インターフェロンγは，マクロファージの活性化に加えて，抗ウイルス活性や抗腫瘍効果などの作用を示す。

【解説】1　正。2　誤：エリスロポエチンは，主に赤血球の造血を促進する因子である。3　誤：TNFαは，主にマクロファージが産生し，炎症（関節リウマチなど）に関与する炎症性サイトカインである。4　正。
【解説箇所】IV．サイトカイン

【正解】1，4

問9 サイトカインについて，正しいのはどれか。すべて選べ。

1 インターロイキン（IL）のうち，IL-8 は抗炎症作用を示し，IL-10 はケモカインとして働く。
2 IL-1β や IL-6 は，炎症性疾患である関節リウマチの増悪化に関与する。
3 血管内皮細胞増殖因子は血管新生を担うが，組織が低酸素状態になるとその産生は抑制される。
4 トランスフォーミング増殖因子 β は，細胞外マトリックスタンパク質の産生を亢進させることから，肝臓や腎臓などの組織の線維化に関与している。

【解　説】1　誤：IL-8 はケモカインであり，IL-10 は抗炎症作用を示す。2　正。3　誤：血管内皮細胞増殖因子は，低酸素状態に陥った組織で産生され，赤血球（酸素）を呼び込むための血管新生を担う。4　正。
【解説箇所】IV．サイトカイン

【正　解】2，4

問10 オータコイドについて，正しいのはどれか。すべて選べ。

1 オータコイドは，神経伝達物質よりも作用を及ぼす範囲が広く，全身性に作用する。
2 エンドセリン-1 は，ET_A 受容体または ET_B 受容体を介して血管平滑筋を収縮させる。
3 心房性ナトリウム利尿ペプチドは，A 型受容体（NPR-A）を介して利尿作用を示す。
4 エイコサノイドと血小板活性化因子はオータコイドとして働き，その受容体には GTP 結合タンパク質共役型受容体およびチロシンキナーゼ型受容体がある。
5 ヒスタミン，ブラジキニンなどの刺激により内皮細胞で生成される一酸化窒素は，血管平滑筋細胞のグアニル酸シクラーゼを活性化することで，血管平滑筋を弛緩させる。

【解　説】1　誤：オータコイドは，特定の細胞で産生，分泌され，標的細胞に作用する。その作用範囲は，神経伝達物質に比べて広いが，近傍の組織細胞に対して働く場合が多い（全身性ではない）。2　正。3　正：心房性ナトリウム利尿ペプチドおよび脳性ナトリウム利尿ペプチドは A 型受容体に作用する。一方，C 型ナトリウム利尿ペプチドは，B 型受容体（NPR-B）に作用し，脳内では飲水抑制作用を，また，血管では平滑筋細胞の増殖（血管組織のリモデリング）に対する抑制作用を示す。4　誤：エイコサノイド（プロスタグランジン類，ロイコトリエン類）や血小板活性化因子はオータコイドに分類され，その受容体は GTP 結合タンパク質共役型の 7 回膜貫通型受容体である。5　正。
【解説箇所】エンドセリン，利尿ペプチド，エイコサノイド，血小板活性化因子，一酸化窒素

【正　解】2，3，5

索　引

疾患など（英数）

APG（autoimmune polyglandular syndrome）86
IHP（idiopathic hypoparathyroidism）218
MEN type2（mutiple endocrine neoplasia）84
NTI（non-thyroidal illness）87
PCOS（polycystic ovary syndrome）126
PGA（polyglandular autoimmune syndrome）86
PHP（pseudohypoparathyroidism）218
PTC（papillary thyroid carcinoma）82
SIADH（syndrome of inappropriate secretion of antidiuretic hormone）42, 43
Zollinger-Ellison 症候　1825, 188

疾患など（和文）

悪性リンパ腫　73, 84, 88
アジソン（addison）病　37, 98, **104**
アトピー性皮膚炎　240, 242, 261
アナフィラキシーショック　240, 259
アルドステロン欠乏症　104
アルドステロン症　103
　　原発性―　103
　　続発性―　104
アレルギー性鼻炎　240, 242
下垂体性小人症　35, 130
（下垂体）巨人症　35
褐色細胞腫　110
関節リウマチ　105, 225, 252, 265
機能性腺腫　82
クッシング症候群　**25**, 103
　　下垂体性の―　37
　　副腎腫瘍による―　37
クラインフェルター（Klinefelter）症候群　125
グレーブス（Graves）病　31, **74**
クレチン病　79, 80, 81
高 PRL 血症　28, 39
甲状腺炎
　　亜急性―　73, 74
　　急性化膿性―　74
　　破壊性―　74
　　慢性―　73, 79, 81

無痛性―　73, 74
甲状腺がん
　　小児―　84
甲状腺機能亢進症　20, 31, 70, 74, 79, 89, 95
　　妊娠一過性―　73
　　薬剤性（医原性）―　73
甲状腺機能低下症　70, 79, 80, 81, 86, 87, 89, 90
　　潜在性―　79, 86
　　中枢性―　73
　　薬剤性―　73
甲状腺腫　73, 74, 75, 78, 82, 87, 89, 90
　　中毒性結節性―　74
　　びまん性―　75
　　―瘤　87
更年期障害　133, 134, 135, 136
抗利尿ホルモン不適合分泌症候群　42, 43
骨粗しょう症　76, 88, 128, 129, 130, 133, 137, 214, 218, 220, 221, 223, 225, 226, 227, 228, 229
　　原発性―　225, 226
　　ステロイド性―　225, 226
　　続発性―　225
　　退行期―　225, 226
　　男性における―　225
　　妊娠後―　225
　　閉経後（の）―　135, 136, 218, 225, 226, 227
シーハン（Sheehan）症候群　79, 80
子宮筋腫　23, 135
子宮内膜がん　135, 143
子宮内膜症　23, 127, 135, 140
脂肪萎縮症　209
神経芽細胞腫　110
腎性糖尿　162
腎不全　82, 87, 216, 221, 224
膵島炎　165, 166
髄様がん　82, 84
　　―の腫瘍マーカー　87
性腺機能低下症　134
　　下垂体性の―　32
　　原発性―　125
　　視床下部性―　22
　　続発性―　125
　　卵巣性の―　134
性早熟症　126, 135
腺腫様甲状腺　73, 82, 87

先天性副腎皮質過形成　104, 126
　　塩喪失型―　107
前立腺がん　127, 128, 135, 136
前立腺肥大症　126, 127, 128, 140
ソマトスタチノーマ（症）　27
ゾリンジャー・エリソン（Zollinger-Ellison）症候　188
ターナー（Turner）症候群　22, 134
多腺性自己免疫症候群　86
多発性内分泌腫瘍症2型（MEN type2: mutiple endocrine neoplasia）84
多嚢胞性卵巣症候群　126
低 T_3 症候群（low T3 syndrome）87
統合失調症　245, 246
　　―での陰性症状　246
　　―での陽性症状　245
糖尿病　76, 85, 91, **165**
　　1型―　85, 159, 165, 166, 168, 169, 175
　　2型―　157, 159, 166, 168, 169, 177, 178
　　インスリン依存性―　165
　　インスリン非依存性―　165
　　急性―症候群　175
　　―性ケトアシドーシス　168
　　―性腎症　168
　　―性末梢神経障害　174
　　―性網膜症　168
　　妊娠―　166
動揺病　241
ナルコレプシー　17, 43, 45
乳頭がん　73, 82, 84, 88
尿崩症　43
　　腎性―　43
　　中枢性―　43
粘液水腫性クリーゼ　86
粘液水腫性昏睡（myxedema coma）86
橋本病　31, 73, 79, 81, 85, 86, 88
バセドウ病（Basedow）　31, 73, **74**, 75, 76, 77, 85, 90, 92
ハンチントン（Huntington）舞踏病　27
肥満症　47
　　異常な食欲を伴う―　199
ビタミン D 過剰症　224
ビタミン D 欠乏症　223
副甲状腺機能亢進症　216
　　原発性―　216
　　続発性（二次性）―　216
副甲状腺機能低下症　217, 224
　　偽性―　218

続発性— 218
　　特発性— 218
不妊症 32, 39, **138**
　　黄体機能不全による— 139, 140
　　男子— 127
　　卵巣機能不全による— 141
プランマー（Plummer）病 73, 74, 82
本態性高血圧 250, 252
末梢神経障害 168, 169, 173, 174
未分化がん 82
無顆粒球症 63
無月経 39, 76, 134, 135, 137, 139, 140
　　原発性— 134
　　続発性— 134
　　乳汁漏出—症候群 28
メタボリックシンドローム 249, 250, 265
　　—での高血圧 249
メニエール（Ménière）病 241
ラロン（Laron）型小人症 35
濾胞性腫瘍 73
濾胞性腺腫 82
濾胞がん 73, 82, 84

薬剤（英文）

MMI（thiamazole） 77
PTU（propylthiouracil） 77
　　—錠 92
TETRAC（tetra-iodothyroacetic acid） 91

薬剤（和文）

アカルボース 173
アリルエストレノール 128, 139, 140
アルファカルシドール 224
アレンドロン酸 229
アログリプチン安息香酸塩 173
エキセナチド 173, 178
エストラジオール安息香酸エステル 135, 140
エストラムスチン・リン酸エステルナトリウム水和物 136
エチニルエストラジオール 135, 139, 140, 142
エパルレスタット 173
エプレレノン 109
エルデカルシトール 226
オキセンドロン 128
オクトレオチド酢酸塩 17, 27
カンレノ酸カリウム 109
グリクラジド 172
グリベンクラミド 172
グリメピリド 172
クロミフェン 137
クロルマジノン酢酸エステル 140
クロルマジノン酢酸エステル・メスト

ラノール 139, 140
ゲストノロンカプロン酸エステル 128
ゴナドレリン酢酸塩 22
コルチコレリン 17, 25
酢酸デスモプレシン 41
ジアゾキシド 174
ジエノゲスト 139, 140
シタグリプチンリン酸塩水和物 173
ジドロゲステロン 139, 140
シナカルセト塩酸塩 217
スピロノラクトン 109
ソマトレリン酢酸塩 24
ダナゾール 127
タモキシフェン 83, 137
タルチレリン 21
チアマゾール 63, 77, 78, 82
テストステロンプロピオン酸エステル 127
デソゲストレル 139, 140, 142
テトラコサクチド酢酸塩 37
テリパラチド 218, 230
　　—注射剤 230
　　—の骨形成促進 218
トリロスタン 108
ナンドロロン 130
ノルエチステロン 139, 140, 142
　　—・メストラノール 139
ノルゲストレル 139, 140
バゼドキシフェン 83, 136
　　—酢酸塩 227
ピオグリタゾン塩酸塩 172, 207
ビカルタミド 128
ビスホスホネート 213, 228, 229
　　—系薬物 229
　　—製剤 228
　　—薬 218
ヒトチロトロピンアルファ 89
ヒドロキシプロゲステロンカプロン酸エステル 139, 140
ビルダグリプチン 173
ブセレリン酢酸塩 17, 23, 83
ブラルモレリン塩酸塩 17, 24
フルオキシメステロン 127
フルタミド 128
プロチレリン 20, 89
プロピルチオウラシル 63, 77
ボグリボース 173
ミトタン 108
メスタノロン 130
メストラノール 135, 139, 140, 142
メチラポン 108
メチルテストステロン 127, 130
メテノロン 129, 130
　　—エナント酸エステル 129
　　—酢酸エステル 129
メトホルミン塩酸塩 172
メドロキシプロゲステロン酢酸エステル 139, 140
メナテトレノン 229

ラロキシフェン塩酸塩 218, 227
リセドロン酸 229
リュープロレリン酢酸塩 17, 23, 83
リラグルチド 173, 178
レボノルゲストレル 139, 140, 141, 142

和文索引

● ● ● ● ● あ ● ● ● ● ●

アクアポリン 2 42
アディポサイトカイン 203, **204**, 205, 211, 212
　　善玉の— 205
　　—の分泌 204
アディポネクチン 205
　　—欠損マウス 205
　　高分子量型の— 205
　　—産生 207
　　—の血中濃度 207
　　—の作用 206
　　—分泌 173
　　マウスの— 205
アドレナリン 99, 107, 110, 159, 161, 162, 164
　　α および β—作動性 99
　　各種—作用 110
　　各種—受容体サブタイプ 110
　　合成—作動薬 112
　　—作動神経 187
　　—作動性ニューロンシナプス前部 111
　　—生合成概要 109
　　—投与 43
　　—の主な作用 109
　　—の各受容体サブタイプ 109
　　—の合成 107
アドレナリン α 受容体刺激
　　—作用 161
アドレナリン β 受容体刺激 161
　　—作用 161
アブレーション 88, 89
アラキドン酸 102, 256
　　—カスケード 256
　　—遊離反応 256
アルドース還元酵素阻害薬 173
アルドステロン 98, 99, 101, 103, 104, 108, 109, 249, 254
　　抗—薬 106, 109
　　—受容体 109
　　全—量 101
　　—の分泌 104
　　—の分泌量増大 101
　　遊離— 101
　　—様作用 133
アレルギー性気管支喘息 240
アンギオテンシノーゲン 247
アンギオテンシン II 42, 99, 101, 247

285

アンギオテンシノーゲン 98, 248
アンギオテンシン変換酵素（ACE：angiotensin-converting enzyme） 101, 247, 252

● ● ● ● ● い ● ● ● ● ●

胃液分泌抑制ポリペプチド 185, 193
一酸化窒素（NO：nitric oxide） 124, 196, **267**
インクレチン 157, **175**, 176, 177, 178, 185, 193
　―関連薬 177
　―のインスリン分泌促進作用 177
　―の作用 176
　―ホルモン 173
インスリン 158, **159**
　―アナログ製剤 171
　―アミノ酸 171
　―拮抗作用 164
　血中― 168, 172
　高―血症 168
　抗―抗体 169
　抗―作用 34
　合成― 169
　―産生 160
　―産生腫瘍 157
　―受容体異常 167
　―製剤 157, 168, 169, 194
　絶対的―欠乏 166
　速効型―製剤 171
　速効性― 172
　遅効型―製剤 171
　中間型―製剤 171
　―注射 165, 166
　超速効型―製剤 171
　―抵抗性 209
　―抵抗性改善作用 203, 205, 207
　―による低血糖 27
　―の化学 159
　―（の）感受性低下 167
　―（の）作用 163, 166, 174, 204, 209
　―の生合成 159, 160
　―の生理作用 163
　―の相対的不足 166
　―（の）抵抗性 172, 250
　―の標的細胞 166
　―（の）分泌 159, 160, 161, 165, 166, 167, 173, 193, 199
　―の分泌障害または機能障害 157
　―の分泌異常 157
　―の分泌調節因子 161
　―の分泌量 165
　ヒト― 169
　ヒト―遺伝子 169
　ブタ― 169
　―分子 165, 167, 171
　―分子の異常 167
　―分泌促進 111, 173
　―分泌低下 166, 167

　―分泌抑制 111
　―放出 161, 167, 193
　―本体 159
　―遊離 195
　―療法 169, 172, 178
インスリン受容体 34, **163**
インスリン受容体基質−1 12, 163
インスリン様成長因子 12, 34, 264
　―-I 33
陰性症状 245
インターフェロン 264, 265
インターロイキン 83, 260, 264

● ● ● ● ● う ● ● ● ● ●

ウナギカルシトニン
　―の誘導体 220

● ● ● ● ● え ● ● ● ● ●

エストラジオール 32, 83, 130
エストリオール 83, 131, 227
　製剤 136
エストロゲン 83, 127, 131, 132, 134, 135, 137, 138, 139, 140, 213, 226, 227
　―依存性 135, 137
　経口投与可能な―薬 135
　結合型― 136, 227
　結合型―製剤 136
　―欠乏 227
　抗― 83
　抗―作用 137
　合成― 142
　―合成の前駆体 102
　―合成，分泌 32
　抗―薬 137
　―受容体 132, 136, 137
　―製剤 133, 139, 140, 227
　―生成 133
　―低値 134
　天然―製剤 135
　天然の― 131, 135
　内因性―分泌 137
　―（の）作用 34, 136, 228
　―の低下 227
　―のフィードバック 22
　―の負のフィードバック機構 137
　―の分泌増加 135
　半合成― 135
　―分泌 132, 137, 139, 227
　―補充 227
エストロン 131, 132, 136
エフェクター 12
エリスロポエチン 264, 267
　―産生 129
エンドセリン（ET：endothelin） 253

● ● ● ● ● お ● ● ● ● ●

黄体 130, 138
　―維持作用 32
　―期 22, 133, 138

　―機能の抑制 139
　―機能不全 139, 140
　―の構造と機能 38
　―の成熟 130
　―の退行 130
黄体機能不全 139
黄体形成ホルモン（LH：luteinzinghor-mone） 8, 21, 122
黄体ホルモン 130, **138**
　―活性 139
　―作用 130
　―とその誘導体 141
　―の分泌や作用低下による疾患 138
　―様活性 140
黄体・卵胞混合ホルモン錠剤 139, 140
オートクリン 2, 34
　―的 264
オキシトシン 41, 132
　血中―濃度 41
　―受容体 41
　―神経細胞 41
　―の過剰または欠乏 41
　―の感受性 138
　―の急激な収縮作用 41
　―の中間型 40
　―の分泌 41
　―の分泌調節 41
オクレオチド 185, 196
オステオカルシン 223, 229
　―の Gla 化 229
オピオイド受容体 17, 45, 46
オピオイドペプチド 45
オレキシン 17, **43**, 44, 45, 47
　―A 43
　―B 43
　―受容体 43
　―神経 44
　―神経の細胞体 44
　―の覚醒・睡眠制御 43
　―の存在 44

● ● ● ● ● か ● ● ● ● ●

概日リズム 9, 25
化学受容器引金帯 244
核内受容体 99, 102
　―PPAR 172
　―スーパーファミリー 102
　―ペルオキシソーム増殖因子活性化受容体 172
下垂体後葉ホルモン 17, **39**
　―の産生 18
下垂体後葉
　―から分泌 41, 42
下垂体前葉 6, 8, **28**, 63, 69, 99, 100, 104, 132, 138, 142
　―における TSH や PRL の分泌能検査薬 20
下垂体前葉ホルモン 17, 18, 20, 29

―の産生調節　6
―の分泌　18, 20, 29
ガストリン　185, 186, 187, **188**, 189, 190, 191, 194, 197, 240
　―I　189
　―II　189
　―血清―値　189
　血中―値　190, 197
　―産生 G 細胞　196
　―産生腫瘍　27, 188, 190
　―の壁細胞　188
　―の生理作用　189
　―（の）放出　188, 189, 193, 196, 197
　―ファミリー　191
　―遊離　188
　―遊離作用　197
ガストリン分子　189
ガストリン遊離ペプチド　197
活性型ビタミン D　213, 214, 216, 217, 221, 223, 224
　―合成の促進作用　219
　―の合成　224
　―の作用　222
　―の低下　216
活性型ビタミン D 製剤　217, 218, 224, 226
　―投与　226
　―の単独投与　218
カテコールアミン　6, 98, **99**, 100, 107, 108, 161, 175
　血中―基準値　110
　―産生細胞　110
　―代謝物　110
　―の感受性　72
　―の合成　108
　―の最終代謝物　110
　―の作用　161
　―の支配　99
　―分解産物　110
　―分泌　100
カリジン　251, 252
顆粒膜細胞　32, 132, 133
カルシウム感知受容体　214
カルシトニン　65, 72, 87, 213, 214, **219**, 220, 221, 226, 227
　ウナギ―　220, 227
　ウナギの―　220
　サケ―　219, 220, 227
　―の腎臓と骨組織での作用　219
　―の生理的な役割　220
　ヒトの―　219
　―分泌　227
カルシトニン遺伝子関連ペプチド　219
カルシトニン受容体　219, 220, 226
カルシトリオール　221
カルビンディン　223
カルマン（Kallmann）症候群　22
間質細胞〔ライディッヒ（Leydig）細胞〕　32, 122
　精巣―　123
　精巣の―腫瘍　126
　精巣（の）―　123
　膜上の―　32
間質細胞刺激ホルモン　32
カンナビノイド　259
　内因性―　259, 260

●●●●●● き ●●●●●●

キスペプチン　144
基礎代謝　72, 91
　―亢進症状　75
基礎代謝率　72
基底顆粒細胞　185, 186
球状層　99, 101
強化インスリン療法　172
莢膜細胞　123, 132
　卵胞の―　123, 126, 132

●●●●●● く ●●●●●●

グルカゴノーマ　175
グルカゴン　23, 26, 27, 157, 158, 159, 161, 162, 164, **174**, 175, 176, 187, 193, 196, 198
　血中―基準値　175
　―産生　174
　―産生 A 細胞　196
　―の血中への放出　174
　―の抗体　174
　―の作用　174
　―の生成　174
　―（の）分泌　161
　―の分泌　175
　―分泌　193
　―分泌　175, 176
　―分泌抑制　173
　―放出　161
グルカゴン様ペプチド -1　161, 176
グルコース依存性インスリン分泌促進ポリペプチド　161
グルコース輸送担体 2　160
グルココルチコイド　100
グレリン　185, 187, **198**, 199, 200
　―拮抗薬　200
　血漿―濃度　199
　―産生細胞　198
　―産生ニューロン　198
　―受容体　198, 199
　―の組成　192
クロム親和性顆粒　99
クロム親和性細胞　98, 99, 108, 110
　―腫　110
クロマジノン　127, 139

●●●●●● け ●●●●●●

経口避妊薬　121, 135, 139, **142**
血管作動性小腸ペプチド　23, 185, 187, **194**
血小板活性化因子　237, 259

血糖値調節　162
ケモカイン　264, 267

●●●●●● こ ●●●●●●

抗 TSH 受容体抗体　75, 76
抗アンドロゲン薬　127
高インスリン血性低血糖症治療薬　174
交感神経
　―アドレナリン α 受容体刺激　26
　―アドレナリン β 受容体刺激　26
交感神経-副腎髄質系　99
抗甲状腺ペルオキシダーゼ抗体　81
抗甲状腺
　―薬　63, 73, 77, 78, 79, **89**, 90
抗甲状腺マイクロゾーム抗体　81
鉱質コルチコイド　98, 99, **101**, 103
　―作用　105
　―の構造　101
　―の分泌　101
鉱質コルチコイド受容体　103
甲状腺　63, 82, 214
　―関連自己抗体　76
　―機能　31
　―機能検査　77
　―形成異常（異所性）　79
　―原発　88
　―細胞質成分　81
　―残存―組織　88, 89
　―刺激ホルモン受容体抗体　75
　―疾患　73, 74
　―腫　73, 82, 87, 89
　―腫瘍　82, 87
　―シンチグラフィー　74, 77, 87, 89
　―性　79
　―切除後　79
　―全摘術（準全摘）　88
　―増大の最強刺激因子　88
　―組織　70, 74, 88
　―中毒症　74, 75, 90
　―錐体葉　65
　―内　65, 73, 74, 89
　―軟骨　65
　―に作用　31
　―の位置　64
　―の機能　78
　―のサイズ　79
　―の腫瘍性疾患　82
　―の上皮細胞　31
　―の成長　74
　―の濾胞上皮細胞　68
　―培養細胞　76
　―破壊　31
　―末　83
　―薬　78, 82, 88
　―（の）濾胞上皮細胞　66, 69, 75
甲状腺がん　84, 88
　分化型―　89
甲状腺機能低下症

視床下部性— 31
甲状腺刺激ブロッキング抗体　75
甲状腺刺激ホルモン（TSH：thyroid-stimulatinghormone）　3, 8, 20, 29, **30,** 69
甲状腺刺激ホルモン放出ホルモン（TRH）　18, **20,** 69
甲状腺ペルオキシダーゼ　**63,** 66
甲状腺ホルモン　6, 10, 159, 162
　　—過剰状態　74
　　—合成障害　79
　　—作用　65
　　—産生と調節　63
　　—製剤　73, 83
　　—値　79
　　—の活性型　90
　　—の吸収障害時　90
　　—の吸収を阻害する薬剤　83
　　—の血中存在様式　68
　　—の欠乏　79, 86
　　—の合成　66, 70
　　—の合成経路　67
　　—の合成・分泌　66, 70
　　—の合成・放出　30
　　—の産生低下　81
　　—の産生・分泌量　67
　　—の産生・分泌経路　67
　　—の持続産生・分泌　73
　　—の種類　65
　　—の生合成と生合成のメカニズム　65
　　—の代謝　67, 69
　　—の代謝に影響する薬剤　83
　　—の単離　65
　　—の調節　70
　　—の低下　39, 81
　　—のフィードバック作用　76
　　—の負のフィードバック　20
　　—の分泌機能　31
　　—の分泌　31, 66
　　—の調節　69
　　—（の）補充療法　79, 80
甲状腺ホルモン応答配列　70
甲状腺ホルモン（の）受容体　72
合成アンドロゲン　126, **127,** 129
合成黄体ホルモン　121, 139
合成コルチコイド　98, **104,** 106
　　—の構造　106
抗利尿ホルモン　17, 42, 249
骨粗しょう症（の）治療薬　225
コルチコイド産生阻害薬　106, 108
コルチコステロン　100
　　血中—濃度　44
コルチゾル　36, 37, 98, 99, 100, 103, 104, 108, 162, 164
　　—過剰症　108
　　血中—値　103, 104
　　血中—の増加　37
　　—欠乏症状　104
　　—生合成　104

　　—の生成　104
　　—の分泌　104
　　—の慢性分泌過剰　103
　　—分泌量　103
コルチゾール結合グロブリン　100
コルチゾン類　105
コレカルシフェロール　221
コレシストキニン　26, 185, 187, **191**
コレシストキニン-パンクレオチミン　27
コレシストキニン受容体　191
コロイド　63, 64
　　—小滴　67
　　濾胞—　63
コロニー刺激因子　264, 266
　　顆粒球—　266
　　顆粒球・マクロファージ—　266
　　—マクロファージ　266

● ● ● ● ● さ ● ● ● ● ●

サイトカイン　2, 34, **261**
　　炎症性—　227, 276, 281
　　主な—　264
　　—が放出　264
　　—が誘起する作用　264
　　—受容体　34
　　—ネットワーク　263
　　—の作用　264
　　—の産生　102
　　—の生成　264, 265
　　—類　237
細胞内受容体　2
細胞膜受容体　2

● ● ● ● ● し ● ● ● ● ●

子宮内膜　38, 228
　　—のエストロゲン受容体　137
　　—の再構成作用　138
　　—（の）増殖　121, 132
　　—の分泌腺　138
　　—変化　131
シクロオキシゲナーゼ
　　—-1　256
　　—-2　102
自己分泌　2
　　—性　34
視床下部　6, 8, 17, **18,** 19, 20, 21, 22, 23, 24, 25, 26, 27, 28, 29, 31, 35, 36, 37, 39, 40, 41, 42, 44, 46, 47, 63, 122, 125, 126, 130, 134, 137, 143, 144, 194, 195, 197, 198, 199, 238, 244, 249, 258
　　—外側野　43, 44
　　—神経細胞　18, 26
　　—の神経分泌細胞　29
　　—正中隆起　23
　　—の機能異常　126
　　—の機能低下　79
　　—の弓状核　32
　　—の弓状核外側部　198

　　—の室傍核　100
　　—の正中隆起　36
　　—の調節　18
　　—の特定の神経核　18
　　ヒツジの—　24, 25
　　ブタの—　198
視床下部-下垂体系　124
視床下部-下垂体-副腎皮質系　99
視床下部-下垂体-副腎皮質ホルモン—分泌機能検査薬　25
視床下部-下垂体門脈循環　23
視床下部-脳下垂体　17
視床下部ペプチド　23
視床下部ホルモン　17, 18, **19,** 20, 24, 29
視床下部ホルモン-下垂体前葉ホルモン-末梢ホルモン　6
視床下部ホルモンの構造　19
ジヒドロテストステロン　124
ジフラゾン類　105
脂肪細胞　34, 72, 204, 205, 209
　　褐色—　203, 204, 212
　　白色—　203, 204, 212
脂肪組織　158, 163, 175, 181
脂肪滴　204, 212
絨毛栄養膜細胞　130
主席卵胞　130
シュミット（Schmidt）症候群　85
腫瘍
　　下垂体—　79
腫瘍壊死因子　264, 265
　　—α　172
受容体カップリング　191
消化管ペプチド　185, 187
消化管ホルモン
　　—の分泌　27, 55
消化管ホルモン　27, 55, 161, 174, 175, 180, 185, 186, 187, 190, 192, 193, 202
　　—産生腫瘍　27
　　—の産生および遊離　185
　　—の産生と分泌　186
　　—分泌刺激作用　197
ジョードチロシン　67
女性ホルモン　10, 122, **130,** 134
　　—エストロゲン　130
　　—製剤　227
　　—のエストロゲン　8
　　—の産生　130, 134
　　—の重要な前駆物質　138
　　—の投与　135
　　—の分泌　130
　　—薬　135
神経伝達物質　2, 10, 41, 109, 194, 237, 238, 240, 243, 260
新生児マススクリーニング　79
腎不全　267
心房性ナトリウム利尿ペプチド　72, 254

す

膵α細胞　174, 175, 193, 198
膵β細胞　158, 159, 160, 161, 162, 165, 168, 169, 172, 176, 193, 199
　—機能　166, 169
　—のATP感受性K⁺チャネル　174
　—のSU剤受容体結合に依存する経路　172
　—の障害　168
　—の破壊　166, 167
　—の負担　169
　—の分泌機能　169
　—の分泌刺激作用　169
膵臓　20, 26, 27, 41, 111, 215, 240, 252
　—インスリン分泌　174
　—導管細胞　187
　—内分泌細胞　26
膵臓ポリペプチド　46, 158, 185, **193**, 194
膵臓ホルモン　20
膵島　158
　—細胞　196
　—細胞起源の抗原　166
　—内　159
　—ホルモン　161
膵島門脈系　158
ステロイド　**99**, 171, 218
　C19—　125
　C21—　138
　—合成　32, 37
　合成—　128
　—合成阻害作用　108
　—骨格　6, 128
　—代謝異常　126
　タンパク質同化—　128, 129
　非—性　137
ステロイド剤　73
ステロイドホルモン　3, 6, 10, 99, 102, **122**, 132
　—産生　36
　—受容体　102
　性—濃度　144
　—一種　222
スフィンゴミエリン　261
　—デアシラーゼ活性の亢進　261
　—構造　262
　—生合成過程　261
スルホニル尿素剤　169

せ

性腺刺激ホルモン (Gn)　29
性腺刺激ホルモン放出ホルモン (GnRH)　9, 18, **21**, 121, 122
　—誘導体　82
成長ホルモン (GH)　3, 6, 9, 10, 29, **33**, 159, 187, 192
　ヒト—　33
　—分泌機能検査　175

成長ホルモン分泌不全性低身長症　35
成長ホルモン放出ホルモン (GHRH)　18, **23**, 198
正のフィードバック　**8**, 130
　—作用　130
性ホルモン　99, 122
　—作用　229
　—産生低下　226
　—上位の調節ホルモン　122
　—分泌　23
　—分泌と作用　121
　—分泌低下　22
セクレチン　23, 26, 27, 185, 186, **187**, 188, 191, 194
　—群　175
　血中—値　188
　—産生腫瘍　188
　—単離精製中　194
　—構造　187
　—受容体　188
　—精製途上　191
　—分泌低下　188
　—ファミリー　23, 193, 194
摂食促進ペプチド　185, 198
セラミド　237, 261
　—含量　261
　—構造　262
　—生成系　262
　—低下　261
セルトリ (Sertoli) 細胞　32, 122
セロトニン　18, 26, 237, **242**, 243, 244, 245, 246, 247, 257
　—含有（作動性）神経　242, 244
　—含有神経終末　246
　—作動性神経線維　18
　—トランスポーター　242
　—構造　242
　—作用　245, 246, 247
　—受容体　242
　—生合成　242
　—生成能　242
　—代謝　242, 245
　—分泌抑制　246
　—分泌を促進　246
セロトニン再取り込み阻害薬　247
潜在性機能低下症　86
穿刺吸引細胞診 (FNAB : fine needle aspiration biopsy)　87
選択的エストロゲン受容体モジュレーター　83, 136, 218, 227
先端巨大症（末端肥大症）　23, 24, 27, 35

そ

増殖因子　265
　肝細胞—　264, 265
　血管内皮細胞—　264, 265
　血小板由来—　264, 265
　トランスフォーミング—　265
束状層　99

（組織の）再構築（リモデリング）　250
ソマトスタチン　17, 18, 23, 25, 26, 27, 28, 29, 35, 158, 162, 185, 187, 193, **195**, 196, 197
　—14 (SS-14)　26
　—28 (SS-28)　26
　—含量　27
　—産生　187
　—産生腫瘍　27
　—神経　35
　—抑制効果　27
　—分泌　26
　—遊離　191
　抑制性の—　35
　—類似薬　196
ソマトスタチンアナログ製剤　27
ソマトスタチン受容体　26, 196
ソマトメジンC　33

た

胎盤　29, 32, 37, 130, 138, 198, 215
　—移行性　79
　—形成過程　32
　—完成　130
ダウンレギュレーション　13, 22, 220, 246
脱ヨード酵素1型　67, 68
脱ヨード酵素2型　67, 68
タルチレリン水和物　89
男性化作用　121, 123, 124, 128, 129
男性ホルモン　98, 101, **122**, 132, 226
　—作用　122, 129, 130
　—構造　124
　—産生　123
　—低下あるいは欠乏　125
　—分泌　123
　—分泌増加　126
　—誘導体　229
　ヒトの代表的—　122
　—薬　135
　—様作用　139
タンパク質同化作用　34, 124, 128, 129, 130, 229
タンパク質同化ステロイド　**128**, 213, 229
タンパク質同化ホルモン　129

ち

チロイドテスト　81
チロキシン　65
チロキシン結合グロブリン　68
チログロブリン　63, 64
チロシンヒドロキシラーゼ　108, 109

て

低用量ピル　142
デオキシコルチコステロン　101
デキサメタゾン　105
　吉草酸—　107

プロピオン酸— 107
テストステロン 32, 121, 122, 123, 124, 125, 126, 127, 128, 129, 130, 132, 138, 139, 140, 141
　血中— 123
　—合成・分泌 32
　—高値 126
　—上昇 126
　—標的細胞内への取り込み 128
　—分泌 124
テタニー 218
テトラヨードチロニン 65
デヒドロエピアンドロステロン 99, 122

と

糖化ヘモグロビン 167
糖質コルチコイド 9, 10, 25, 36, 98, 99, **100**, 102, 105, 108, 112, 159
　血中の—濃度 36
　—構造 100
　—基礎分泌量 25
　—作用 107
　—（の）産生 36
　—分泌 36
糖質コルチコイド-GRα複合体 103
糖質コルチコイド受容体 102
糖新生 98, 102, **162**
　—抑制 163
糖排泄閾値 162
ドーピング 128
ドパミン 17, 18, 26, **27**, 28, 39, 99, 107, 109, 110, 244, 246
　—含有神経 244
　—含有神経終末 245, 246
　—作動薬 39
　—神経細胞 27
　—産生 39
　—（の）作用 245, 246
　—（の）分泌抑制 246
　—バランス 39
　—分泌 39
　—標的細胞 246
ドパミン D₂ 受容体 27
　—作動薬 28
ドパミン D₂ 受容体部分作動薬 246
ドパミン遮断薬 246
ドパミン受容体遮断薬 28, 39
ドパミン分泌抑制 245, 246
トランスコルチン 100
トランスサイレチン 68
トリヨードチロ酢酸 91
トリヨードチロニン 65

な

内分泌 2, 18, 26, 28, 29, 44
　—異常 126
　—器官 28, 237
　—機能障害 124
　—系 44

細胞— 2
　—疾患 166
　神経— 196
　—性 225
　—腺 18
　—専門医 178
　—臓器 86
　—動態 131
　—分野 67
　—物質 2
　—ホルモン 196
　末梢—腺 18, 29
　—領域 84
内分泌細胞 6, 26, 29, 196
　膵— 194
　非— 29
　閉鎖型— 198
内分泌 2
ナトリウム/ヨードシンポーター 66

に

乳頭がん
　高分化型—症例 88
ニューロペプチド Y 46
妊娠黄体— 130

の

脳 185, 187, 194, 195, 197, 198, 199
脳−消化管ペプチド 187
脳性ナトリウム利尿ペプチド 254
ノルアドレナリン 18, 47, 107, 110, 159, 161
　—再取り込み阻害薬 247
　—作動性神経 100
　—作用 244
　—作用不足 245
　—産生 108
　—分泌 244, 249
　—分泌 100
　—遊離抑制 111
ノルアドレナリン作動性・特異的セロトニン作動性抗うつ薬 247

は

（破骨細胞の）波状縁 219
バソプレシン 6, 17, 36, 39, 40, **42**, 43
　アルギニン— 40
　—感受性 43
　高濃度の— 42
　—受容体 42
　—神経細胞 42
　—注射薬 43
　—投与 43
　—異常分泌 43
　—下垂体後葉からの分泌促進 249
　—基準値 42
　—合成障害 43
　—合成または分泌障害 43

　—シグナル 42
　—（の）分泌 42
　—分泌の促進 42
　—リジン— 40
バニリルマンデル酸 110
パラクリン 34, 264
　—系 187

ひ

ビグアナイド薬 172
ヒスタミン 189, 198, **238**
　—含有（作動性）神経 238
　抗—薬 241
　—刺激 188
　—生成・分泌の抑制 239
　—による三叉神経終末の刺激 240
　—構造 238
　—作用 239
　—生合成 238, 240
　—皮内注射により誘起される三重反応 240
　—分泌 238
　—遊離 189
　遊離抑制 196
ビタミン D 221, 223
　—作用 222
　—受容体 223
ビタミン D₃
　—製剤 224
　プロ— 221
ビタミン D 応答配列 223
ビタミン D 結合タンパク質 221
ビタミン K₂
　—製剤 229
ヒト
　—（の）カルシトニン 220
ヒト下垂体性性腺刺激ホルモン 33
ヒト絨毛性性腺刺激ホルモン (hCG：human chorionic gonadotropin) 32, 74, 130
ヒドロコルチゾン 99, 100, 105
肥満 46, 47, 126, 166, 167, 169, 180, 184, 249
　—解消 169
　—患者 199
　—形態 207
　抗—薬 47
　—細胞 238, 240, 248, 259
　中心性— 103
　—度 167
　非— 167
肥満
　—者 208
ピル **142**
　モーニングアフター— 140

ふ

フィードバック 8, 104
　—機構 17, 18, 22, 31
　—作用 76

―システム　63
　―制御　8
　短環―　25
　長環―　25
フェニルエタノールアミン N- メチルトランスフェラーゼ　107, 109
副甲状腺ホルモン　213, **214**, 230
副腎　25, 37, 99
　―過形成　103
　―機能抑制　106
　―腫瘍　103
　―腺腫　103
　胎児―　133
　―機能　104
　―機能低下　82
　―中心部　99
　―由来　104
　両側―の病変　104
副腎がん　108
　―副腎髄質　98, 99, 100, **107**, 108, 109, 110, 159, 162
　―アドレナリン　162
副腎髄質　99
　副腎性アンドロゲン
　　―過剰分泌　104
　　―構造　101
　　―生理作用　102
副腎性アンドロゲン　98, 99, **101**, 102, 104
副腎皮質　85, 99
　―球状層　98, 101, 103, 104, 249
　―系　99, 100
　―刺激能　24
　―束状層　98, 100, 103
　―機能　37
　―機能検査　37
　―コルチゾール　162
　―細胞　36
　―束状層　36
　―網状層　98, 101, 122
副甲状腺機能亢進症
　一次性―　215
副腎皮質機能不全　37
　―塩喪失型　107
　―急性　105
　―慢性　105
副腎皮質刺激ホルモン（ACTH）　18, 24, 29, 30, **36**, 99, 240
　―分泌　24
副腎皮質刺激ホルモン放出ホルモン（CRH）　18, **24**, 99
副腎皮質ステロイド　87, 108
　―ホルモン　86
副腎皮質ホルモン　25, 37, **100**
　―製剤　37, 98, 105, 107
　―血中の基準値　103
　―研究業績　105
　―コルチゾール　162
　―代謝　82
　―分泌　37

　―分泌低下　104
　―分泌過剰　103
副腎ホルモン　82
　―作用　98
負のフィードバック　8, 31, 104, 125, 246
　―機構　22, 101, 137
　―作用　240, 260
　―調節　20, 35, 101
　―解除　8
　―関係　220
ブラジキニン　237, 250, 251, 252, 267
　―作用　250, 252
　―疼痛作用　252, 258
プラスミノーゲンアクチベータインヒビター　205, 209
プレドニゾロン　105
　吉草酸酢酸―　107
プレプロ
　―オレキシン　43
プロインスリン　159, 160
プロオピオメラノコルチン　36
　―遺伝子　25
プロゲスチン　130, 138, 140
　―活性　138
　合成―　142
プロゲステロン　21, 32, 38, 41, 121, 127, 130, 139, 140
　―産生作用　32
　―濃度　41
　―作用　38
　―分泌　38
　―分泌　134
プロスタグランジン　21, 102, 219, 256
プロラクチノーマ　39
プロラクチン　12
　―受容体　34
　―濃度の低下　44
　―作用　41
　―分泌促進作用　89
　ヒツジ―　38
プロラクチン（PRL）　20, 29
プロラクチン放出ホルモン　18, 27
プロラクチン抑制ホルモン　27
プロレニン　247
　活性型の―　248
　血中の―値　250
　―受容体　248
（プロ）レニン受容体　248, 250, 251

● ● ● ● ● へ ● ● ● ● ●

ベクロメタゾン　105
　プロピオン酸―　107
ベタメタゾン類　105
ペンドリン（pendrin）　66

● ● ● ● ● ほ ● ● ● ● ●

傍分泌　2

　―性　34
傍濾胞細胞　65, 84
ホスホリパーゼ A$_2$　102, 256
勃起障害　124
ホモバニリン酸　110
ボンベシン　185, **197**
　―受容体　197
　―ガストリン分泌刺激作用　197
　―ファミリー　197
　―様物質　197
ボンベシン様ペプチド受容体　197

● ● ● ● ● ま ● ● ● ● ●

マイクロゾームテスト　81

● ● ● ● ● み ● ● ● ● ●

ミネラルコルチコイド　101
未分化転化　87

● ● ● ● ● む ● ● ● ● ●

無機ヨード
　―取り込み　66
　―有機化　66

● ● ● ● ● め ● ● ● ● ●

メタスタチン　144
メタスチン　144
メタボリックシンドローム　203, 204, 212
メチルプレドニゾロン類　105
メルゼブルグの3徴　75

● ● ● ● ● も ● ● ● ● ●

網状層　99
モチライド　185, 192
モチリン　185, **192**
　―作動薬　192
　―（の）受容体　192
　―（の）受容体　192
　―放出　192
　―遊離　192
モノヨードチロシン　67
モメタゾン類　105

● ● ● ● ● よ ● ● ● ● ●

ヨウ化カリウム　88
ヨウ素　63
　―イオン　66, 89
　―化　67, 79, 80
　―化反応　66
　―含有食品　73
　―欠乏性　89
　―中毒　89
　―過剰摂取　64
　―含量　65
　―取り込み　89
　―不足時　89
　―有機化　63, 67
　―不足　64, 89
　放射性―　89

―量 64
ヨウレンチン 89
ヨード
　　―含有医薬品 82
　　―剤 82
　　無機― 88
　　無機―の特性 88
抑制ホルモン
　　―ソマトスタチン 18

ら

ラトケ (Rathke) 嚢 28
　　―茎部 28
ランゲルハンス (Langerhans) 島 158
卵胞ホルモン・黄体ホルモン配合剤 135
卵胞 130
卵胞刺激ホルモン (FSH：follicle-stimulating hormone) 21
卵胞ホルモン 130, **131**
　　―活性 136
　　合成―製剤 136
　　―作用 130, 139
　　―製剤 136
　　―構造 132
　　―発がん性 143
　　―分泌亢進や過剰作用 135
　　―分泌の低下や欠乏 134

り

リゾホスファチジン酸 260
リトルガストリン 185, 189
リバーストリヨードチロニン 68

れ

レジスチン 203, 205, **209**
レチノイド X 受容体 70
レニン分泌促進 111
レニン 42, 247
　　血中(の)―活性 104
　　血中の―活性 250
　　―産生 101
　　―分泌 42
レニン-アンギオテンシン-アルドステロン系 99
レニン-アンギオテンシン-アルドステロン系 249, 254
レニン-アンギオテンシン系 101, 247
レニン阻害薬 250
レプチン 47, **207**
　　血中―濃度 208
　　―抵抗性 208
　　―透過性 208
　　―濃度 208
　　―作用 209
　　―補充療法 209
　　―レムナント 88
　　―除去 88

ろ

ロイコトリエン 102, 241, 256
濾胞 63, 64
　　―型 84
　　―腔 64, 66, 67
　　―腔内 66
　　甲状腺―細胞 65, 92
　　―コロイド 64
　　―星状細胞 29
　　大―型 84
　　―中 67
　　―集合体 214
傍濾胞細胞
　　甲状腺― 219
濾胞上皮細胞 63, 64, 65, 66, 67, 68, 70, 75
　　甲状腺の― 65, 68
　　―内 67
濾胞傍細胞 65

英数索引

α₁ 受容体 109
α₂ 受容体 109
α グルコシダーゼ阻害薬 172, 173
β (アドレナリン) 受容体 109
(プロ) レニン受容体 248

数字

1α,25(OH)₂D₃ 214
1α-水酸化酵素 216
1α-水酸化酵素 221
　　―遺伝子 216
　　―活性 224
　　―遺伝子発現 221
　　―(の) 活性 221
　　―阻害分子 221
　　―発現促進 219
1α-ヒドロキシビタミン D₃ 224
　　―2-AG
　　―構造 259
　　―作用 260
　　―受容体 260
2-AG (2-arachidonoylglycerol) 260
2-アラキドノイルグリセロール 260
5-HIAA 245
5-HIAA (5-hydroxyindoleacetic acid) 242
5-HT₁〜₇ 受容体 242
5-HT 受容体
　　―作動薬 245
　　―遮断薬 245
5-LOX (5-lipoxygenase) 256
5α-還元酵素 123
5-ヒドロキシインドール酢酸 (5-HIAA：5-hydroxyindoleacetic acid) 242
5-リポキシゲナーゼ 256
　　―活性化タンパク質 256, 257
7 回膜貫通型 21, 23, 26, 45, 62, 238, 242, 256, 282
　　―受容体 194, 242, 259, 282
7 回膜貫通型 188
19-ノルテストステロン誘導体
　　合成― **139**
25(OH)D₃
　　血漿―濃度 224
　　―濃度 221
25-ヒドロキシビタミン D₃ 216, 221
75 g 糖負荷試験 167

A

AT₁ (angiotensin II type 1), AT₂ 受容体 249
ACE
　　阻害薬 250
ACE (angiotensin-converting enzyme) 247
ACTH 17, 24, 25, 29, 30, 36, 37, 128
　　―過剰分泌 104
　　下垂体―産生腫瘍 103
　　血中―値 103, 104
　　―産生細胞 25, 36
　　―刺激試験 37
　　―N 端側 36
　　―基準値 37
　　―抗原 36
　　―産生, 分泌 36
　　―生理作用 36
　　―前駆体 25
　　―測定 37
　　―短期 (急性) 効果 36
　　―長期 (慢性) 効果 37
　　―不活性化 36
　　―副腎皮質刺激作用 36
　　―分泌 25
　　―分子 36
　　―分泌 25, 36
　　―分泌細胞 25
　　―分泌予備能 108
ACTH (1-24) の合成ペプチド製剤 37
ACTH (adrenocorticotropic hormone) 24, **36**, 99
ACTH 受容体 37
ADH 42
A-like 細胞 185, 198
Ang-II 受容体遮断薬 250
ANP (atrial (A-type) natriuretic peptide) 254
AQP2 42
AT₁ 受容体 249, 250
AT₂ 受容体 249, 250
A 型受容体 (NPR-A：natriuretic peptide receptor A) 254

B

B₁ 受容体 252
B₂ 受容体 252
BM (basal metabolism) 72

BMR (basal metabolic rate) 72
BNP 254, 255
　　血中―濃度の上昇 255
BNP (brain (B-type) natriuretic peptide) 254
B型受容体 254

● ● ● ● ● C ● ● ● ● ●

CaSR
　　作動薬 217
　　―活性型変異 218
　　―発現低下 216
CaSR (calcium-sensing receptor) 215
CB1受容体 260
CB2受容体 260
CCK 27
　　―1 191
　　―2 189, 191
　　-PZ 27
　　―受容体 189
　　―作用 195
　　―(の) 受容体 189
　　―受容体 191
　　―放出 197
CCK2受容体 185, 192
　　―拮抗薬 190
CCK (cholecystokinin) 187
CEA 87
CGRP (calcitonin gene-related peptide) 219
CNP (C-type natriuretic peptide) 254
COMT 110
COMT (catechol-O-methyltransferase) 108
COX
　　-1 256
　　―(-1およびCOX-2の両者の) 阻害薬 258
　　-2選択的阻害薬 258
COX-2 (cyclooxygenase) 102
COX (cyclooxygenase) 256
CRH 36
CSF (colony-stimulating factor) 266
CT (calcitonin) 214, 219
CTZ (chemoreceptor trigger zone) 244
C型ナトリウム利尿ペプチド 254
C細胞 65, 84
Cペプチド 159, 160
　　血中の―の濃度を測定 167
　　―遺伝子 160

● ● ● ● ● D ● ● ● ● ●

DBP 221
DBP (vitamin D-binding protein) 221
deiodinase type 1 67
deiodinase type 2 67

DFS (disease free survival) 88
DHEA 101
　　――サルフェート 101
　　―硫酸化体 103
DHEA (dehydroepiandrosterone) 99, 122
DHT 124
DHT (5α-dihydro testosterone) 124
DIT (diiodotyrosine) 67
DOP 17, 45
DPP-4阻害薬 173, 177
D細胞 185, 191, 196

● ● ● ● ● E ● ● ● ● ●

E_1 (estrone) 131
E_2 (estrone) 130, 131, 135
　　―基準値 133
　　―系製剤 136
　　血漿中―濃度 130
　　血中―レベル 130
　　―産生部位 132
　　―エストロゲン活性 132
　　―上昇 130
　　―代謝に対する作用 133
E_3 (estriol) 131, 136
　　―基準値 133
ED (erectile dysfunction) 124
Ellsworth-Howard試験 218
EPO 264
EPO (erythropoietin) 267
"escape"現象 220
ET (endothelin) 253
　　―受容体 254
　　非選択的―受容体遮断薬 254
ETA受容体
　　遮断薬 254
　　親和性 254
ETA受容体とETB受容体 254
ETB受容体 254

● ● ● ● ● F ● ● ● ● ●

FGF-23 221
　　―産生抑制 223
　　―受容体 221
FNAB (fine needle aspiration biopsy) 87
FSH 124, 125, 130, 132, 134
　　―刺激 132
　　―受容体 32
　　―製剤 33
　　低―血症 139
　　―作用 132
　　―標的細胞 32
　　―分泌予備能検査 22
FSH (follicle-stimulating hormone) 21, 122
　　―受容体
　　―活性化 132

● ● ● ● ● G ● ● ● ● ●

gastrin-releasing peptide 185, 197
genomic action 91
GH (growth hormone) 33, 192, 198
　　―遺伝子 24
　　下垂体―産生細胞 35
　　下垂体―分泌機能検査薬 24
　　血清―の上昇 199
　　―細胞 23
　　―産生細胞 23, 24
　　―基準値 35
　　―欠損 35
　　―成長促進作用 33, 34
　　―生理作用 33
　　―タンパク質同化作用 34
　　―(の) 分泌 25, 26, 34, 35
　　―分泌・合成および産生細胞の増殖 24
　　―分泌抑制 25
　　―(脈動的) 分泌 23
　　ヒト― 33, 34, 35
　　―分泌刺激因子 27
　　―分泌制御 23
　　―分泌促進物質 198
　　―分泌抑制作用 195
GHRH (growth hormone releasing hormone) 23, 198
　　―GH分泌促進性の― 35
　　―異所性―産生膵腫瘍 23
　　―血中の―の濃度 24
　　―神経 35
　　―作用 24
　　―分泌 24
GHRH受容体 23
　　―異常 24
GH受容体
　　―アンタゴニスト 35
　　―異常 35
　　―細胞膜外部 34
　　―刺激 33
GH放出因子 23
GIP (gastric inhibitory polypeptide) 193, 194
　　血中―値 193
　　―作用 193
　　―放出 193
　　―遊離 193
GIP (glucose-dependent insulinotrophic polypeptide) 175, 176
GLP-1 (glucagon-like-peptide-1) 161, 173, 176
　　―アナログ 173, 177
　　―受容体作動薬 157, 177
glucose dependent insulin releasing polypeptide 185
GLUT (glucose transporter) 160
　　―2 160
　　―4 165
　　―異常 167
GnRH (gonadotropin-releasing

hormone) 10, 82, 122, 124, 125, 144
　—アンタゴニスト　135
　—活性　22
　視床下部の—産生　21
　—前駆体　21
　—ニューロン　144
　—2つの分泌様式　144
　—アミノ酸配列　22
　—血中濃度　22
　—コントロール下　32
　—濃度　9
　ヒト—　21
　—分泌異常　126
　—分泌神経　21
　哺乳類—　22
　—誘導体　83
GnRH 高活性誘導体　22
GnRH 受容体　21
　—脱感作　22
GR (glucocorticoid receptor)　102
　—α　102, 103, 112
　—β　112
G タンパク質共役型 7 回膜貫通受容体　46, 69, 70, 188

● ● ● ● ● ● H ● ● ● ● ● ●
H_1, H_2, H_3, H_4 受容体　238
H_1 受容体　238
　—拮抗薬　259
　—遮断薬　241
H_1 受容体遮断薬　241
H_2 受容体　238
　—遮断薬　241, 242
H_3 受容体　239, 240
H_4 受容体　238, 239, 240
HbA_{1c} (glycosylated hemoglobin)　167
hCG (human chorionic gonadotropin)　32, 74, 130, 138
　—による排卵促進　139
　—交差反応（刺激）性による　73
　—分泌　32
hMG　33
H 細胞　185, 194

● ● ● ● ● ● I ● ● ● ● ● ●
ICSH　32
IFN (interferon)　265
IGF (insulin-like growth factor)　34, 264
　—結合タンパク質　34
IGF–1 (insulin-like growth factor I)　33
　—産性能　35
　—受容体　34
　—製剤　35
　—産生・分泌　34
　—低下　227
　—分泌　34

　—分泌促進　34
　—分泌過剰状態　35
IGF–2
　—受容体　34
　—分泌　34
IgG：immunoglobulin G　75
IL (interleukin)　264
I 細胞　185, 191

● ● ● ● ● ● K ● ● ● ● ● ●
KOP　17, 45
K 細胞　175, 185, 193

● ● ● ● ● ● L ● ● ● ● ● ●
LH (luteinizing hormone)　8, 31, 122
　—および FSH の血中値　32
　下垂体性—　22, 33
　血中—　125, 126
　—作用　132
　—刺激　123
　— と FSH の第一の標的器官　32
　—一過性の大量放出　130
　—濃度　8
　—協力的な作用　130
　—（の）産生　8
　—（の）分泌　138
LH サージ　130, 138
LH 受容体　123
low T_3 syndrome　87
LPA (lysophosphatidic acid)　260
　—（の）受容体　261
LT (leukotriene)　102, 256
LT 受容体
　—遮断薬　258

● ● ● ● ● ● M ● ● ● ● ● ●
MAO (monoamine oxidase)　108, 110
Merseburg の trias　75
MIT (monoiodotyrosine)　67
MMI　77, 79, 80, 89
MOP　17, 45
Mo 細胞　185, 192
MR (mineralocorticoid receptor)　103

● ● ● ● ● ● N ● ● ● ● ● ●
NIS　66
non-genomic action　65, 91
NO：nitric oxide　267
NO 合成酵素 (NOS：nitric oxide synthetase)　267
NPR–A　254
NPR–B　254
NPY
　—受容体　46
　—神経　47
　—ファミリー　46

● ● ● ● ● ● O ● ● ● ● ● ●
OGTT (oral glucose tolerance test)　167

● ● ● ● ● ● P ● ● ● ● ● ●
P_4 (progesteron)　127, 138
　血中—値　139
　合成—誘導体　127
　—受容体　140
　—製剤　139, 140
　—基準値　138
　—主要代謝産物　138
　—（の）分泌　130, 138
　—分泌低下　138
　—誘導体　127, 139, 140
　—レベル　130
P_4 誘導体　139
PAF
　—アセチルヒドロラーゼ　259
　抗—作用　259
　—構造　259
PAF (platelet-activating factor)　259
PAI (plasminogen activator inhibitor)　205
PG
　—およびその誘導体の製剤　258
　—合成酵素　256
　—（の）受容体　256
PG (prostaglandin)　102, 256
PIH　27
　—（ドパミン）　28
　—代謝異常　28
PIH（ドパミン）　17, 28, 39
PMCA1b　223
PNMT (phenylethanolamine-N-methyltransferase)　107
POMC (pro-opiomelanocortin)　17, 25, 30, 36
　—遺伝子　25
PRL (prolactin)　37, 89
　—過剰状態　39
　血中—濃度　28
　—産生　27
　—産生細胞　27, 28
　—基準値　39
　—血中濃度　27
　—検査　39
　—自律性分泌　39
　—分泌能検査薬　20
　—分泌　39
　—分泌細胞　37
PRL 産生下垂体腺腫　39
PRL 受容体　38
PRL 分泌を特異的に促進するペプチド　27
PTH
　—1–34　218
　—作用　216, 217
　—受容体　230
　—濃度の低下　216

—過剰分泌　216, 217
　—過分泌　216
　—間歇投与　215
　—基準値　217
　—(の)作用　214, 215, 227
　—持続的高値　215, 218
　—持続的分泌　223
　—腎臓に対する作用　215
　—分泌　214, 217
　—分泌不全症　221
　—反応性の低下　218
　ヒト—　218
　プレプロ—　214
　プロ—　214
PTH（parathyroid hormone）214
PTH/PTHrP 受容体　230

● ● ● ● ● R ● ● ● ● ●

RANK　224, 225
RANKL　223, 224, 225
　抗—抗体　225
　—受容体 RANK　224
RANKL：receptor activator of nuclear factor-κB ligand　**224**
RANK–RANKL 系　225
remnant　88
rT$_3$（reverse triiodothyronine）68, 87
RXR（retinoid X receptor）70, 71

● ● ● ● ● S ● ● ● ● ●

SERM（selective estrogen receptor modulator）83, 136, 218
SSTR2　185, 196
　作動薬　196
SSTR5　196
SSTR（somatostatin receptor）196
SU
　—受容体　172
SU（sulfonylurea）剤　169, **172**
S 細胞　185, 187

● ● ● ● ● T ● ● ● ● ●

T$_3$（triiodothyronine）31, 65
　F—　68, 69, 76, 79, 80, 81
　血中—　87
　合成—製剤　90
　細胞内—　68
　—製剤　86, 90
　総—　69
　—タンパク質結合型　71
　—結合　70
　—除去　68
　—生物活性　67

　—プロホルモン　67
　—誘導体　91
　—量　67
T$_4$　31, 63, **65**
　F—　68, 69, 76, 79, 80, 81
　—/T$_3$ 比　90
　total—　69
　—換算　67
　血液中の—　87
　—製剤　82, 86, 88, 89
　総—　68, 69
　—タンパク質結合型　71
　—値　82
　—低下　79, 80
　—除去　68
TBG　69
TBG（thyroxine-binding globulin）68
Tg（thyroglobulin）64, **67**
　血清—試験　89
　抗甲状腺—抗体　81
　抗—抗体　81, 85
　—分子　67
TH（tyrosine hydroxylase）108
TNF（tumor necrosis factor）265
　—α　172, 205
TNF 受容体　265
TPO（thyroid peroxidase）66, 263
　—陰性化　79
　抗—抗体　81, 85
TRAb（TSH receptor antibody）75, 76, 79, 80
TRE（thyroid hormone response element）70, 71
TRH（thyrotropin-releasing hormone）8, 20, 63, **69**
　—欠損　79
　視床下部—　20
　—製剤　20
　—産生　8
　—生物活性　20
　—抽出　24
　—中枢神経細胞活性化作用　20
　—分泌　20, 31, 39
　—配列　20
　ヒト視床下部—　20
　—負荷　31, 80
　—負荷試験　31
　—分泌低下　74
　—様の作用　89
TRH 受容体　20
TRH 誘導体　21, **89**
TRPV6　223
TSAb（thyroid stimulating antibody）

　75, 76
TSBAb（thyroid stimulation blocking antibody）75, 76
　—活性　76
TSH（thyroid-stimulating hormone）8, **20**, 63, 79
　遺伝子組換え—　89
　下垂体—産生細胞　20
　下垂体—分泌機能検査　89
　—基礎値　80
　—欠損　79
　血中—の値　78
　—産生性下垂体腺腫　73
　—上昇　79, 80, 81
　—製剤　31
　—値　82
　—濃度　31
　—濃度の測定　74
　—基準値　69
　—結合阻害活性　76
　—検査　31
　—合成・分泌を抑制する薬剤　83
　—(の)産生　69
　—刺激　67
　—発現　92
　—反応性　80
　—分泌　31
　ヒト—　30
　不適切—分泌症候群　73
　—分泌細胞　31
　—分泌不全　73
　—抑制療法　88
TSH が TSH 受容体に結合することを阻害する抗体　75
TSH 産生細胞　73
TTR（transthyretin）68, 69
TXA$_2$（thromboxane A$_2$）257
　—合成阻害薬　258
　—受容体遮断薬　258

● ● ● ● ● V ● ● ● ● ●

VDRE（vitamin D response element）223
VIP（vasoactive intestinal polypeptide）23, 187
　—産生腫瘍　27
　—受容体　195
　—濃度　194
　—体内における分解　194
　—遊離　194

● ● ● ● ● Y ● ● ● ● ●

YAM（young adult mean）225

基礎から学ぶ　内分泌薬学
　　キソ　　マナ　　ナイブン ピ ヤクガク

2013年 3月30日　初版第1刷発行
2015年 3月20日　初版第2刷発行
2015年 7月30日　初版第3刷発行
2017年 6月30日　初版第4刷発行
2021年 3月31日　初版第5刷発行

編　　集＝厚味 厳一
　　　　　アツ ミ　ゲンイチ

発行人＝布川 治

発行所＝エルゼビア・ジャパン株式会社
　　　　〒106-0044 東京都港区東麻布1-9-15 東麻布1丁目ビル
　　　　電話　(03) 3589-5024（編集）　(03) 3589-5290（営業）
　　　　URL　http://www.elsevierjapan.com/

印刷・製本＝株式会社廣済堂

© 2013 Elsevier Japan KK. Printed in Japan
本書のコピー，スキャン，デジタル化等の無断複製は著作権法上の例外を除き禁じられています。違法ダウンロードはもとより，代行業者等の第三者によるスキャンやデジタル化はたとえ個人や家庭内での利用でも一切認められていません。著作権者の許諾を得ないで無断で複製した場合や違法ダウンロードした場合は，著作権侵害として刑事告発，損害賠償請求などの法的措置をとることがあります。＜発行所：エルゼビア・ジャパン株式会社＞

[JCOPY]〈出版者著作権管理機構　委託出版物〉
本書の無断複写は，著作権法上での例外を除き禁じられています。複写される場合は，そのつど事前に，出版者著作権管理機構（電話 03-5244-5088, FAX 03-5244-5089, e-mail: info@jcopy.or.jp）の許諾を得てください。

落丁・乱丁はお取り替え致します。　　　　　　　　　　　　　　　　ISBN978-4-86034-285-2